JN117270

高額な医療費の一部を取り戻すため、助成制度の案内があります。簡単な計算ができるシステムもあります。

Subsidy

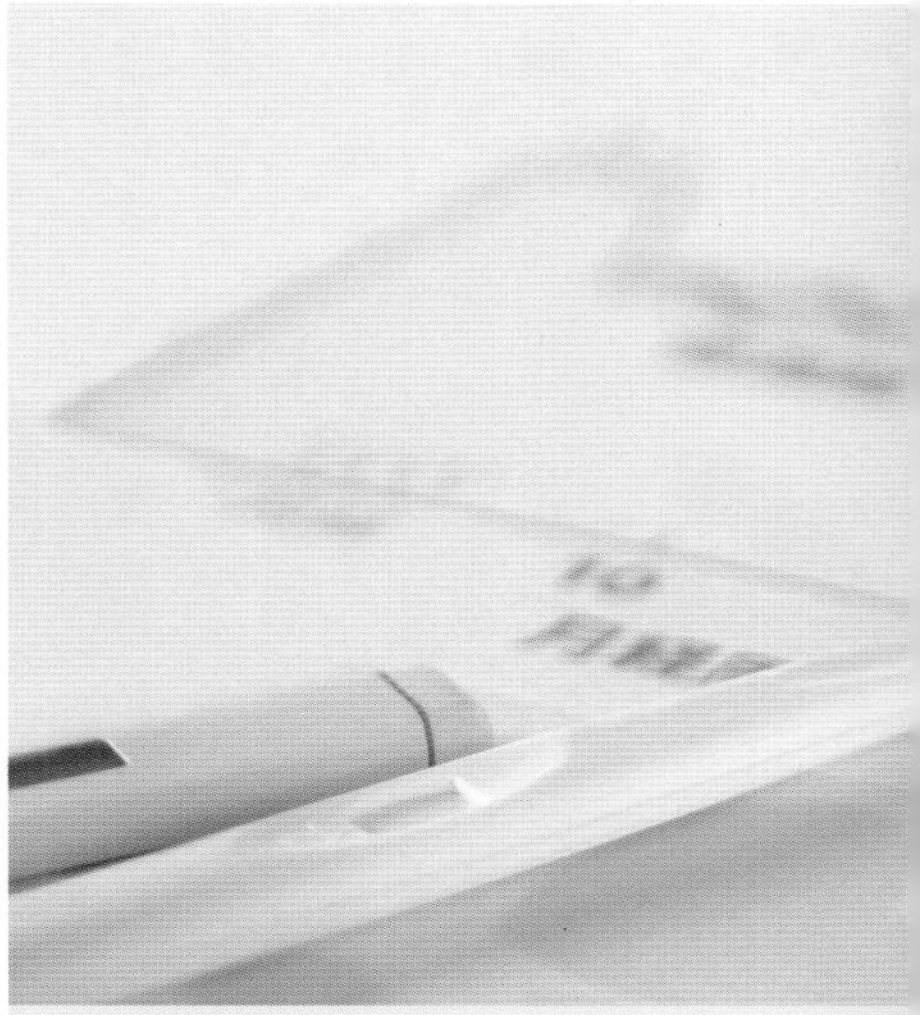

いろいろ悩みも迷いもあるでしょう。その時は無料相談コーナーがありますので、メールを送ってください。

Consultation

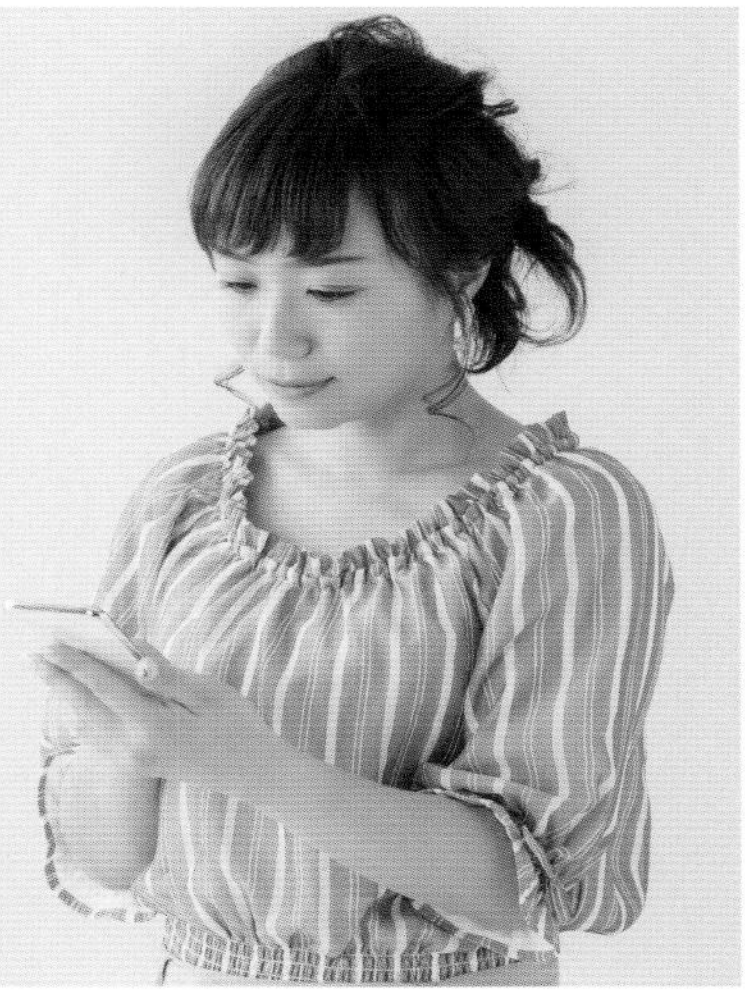

基礎体温は、月経を知るにはとてもよいものです。基礎体温からわかること、わからないことなどお伝えしています。

BBT

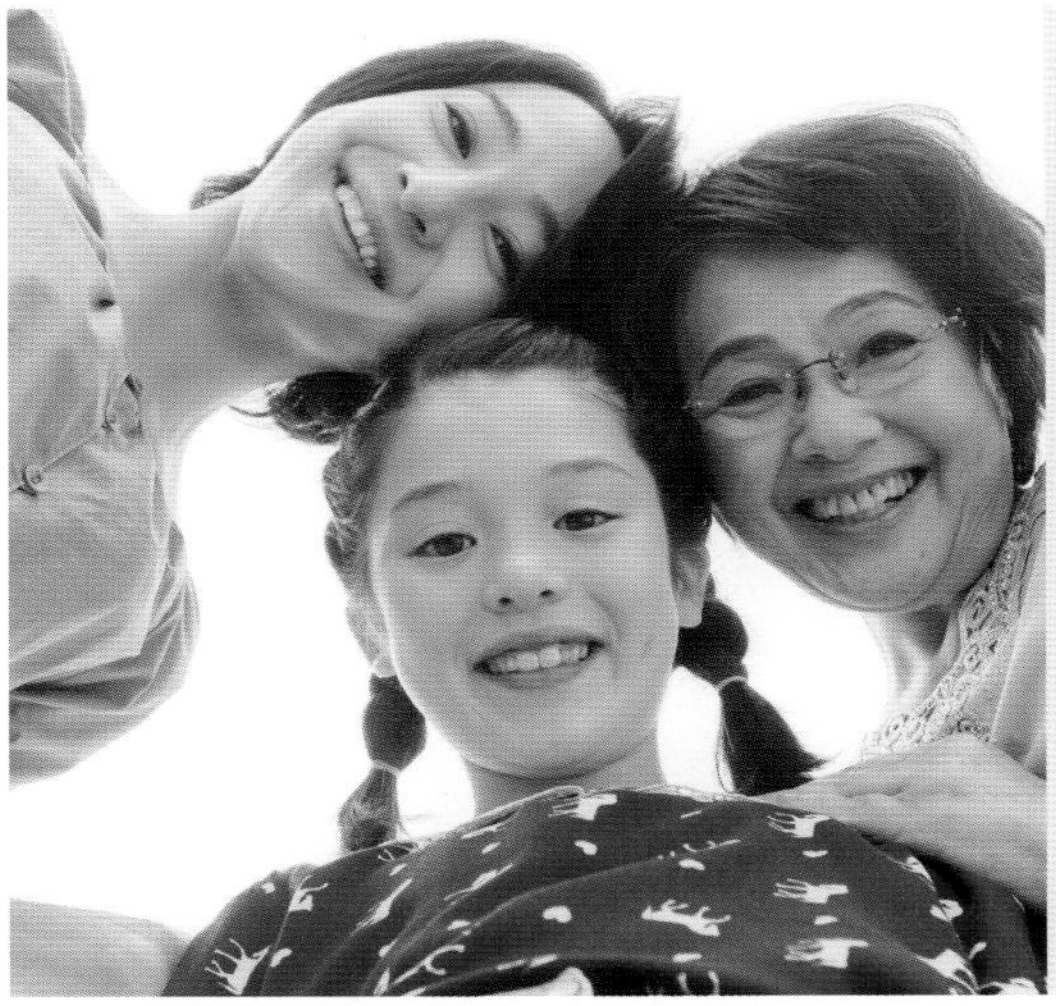

母親、私（自分）、そして子どもへ！受け継がれていく遺伝子の話と卵子の話があります。詳しく説明しているので、覚えておくと後々 GOOD です。

Egg

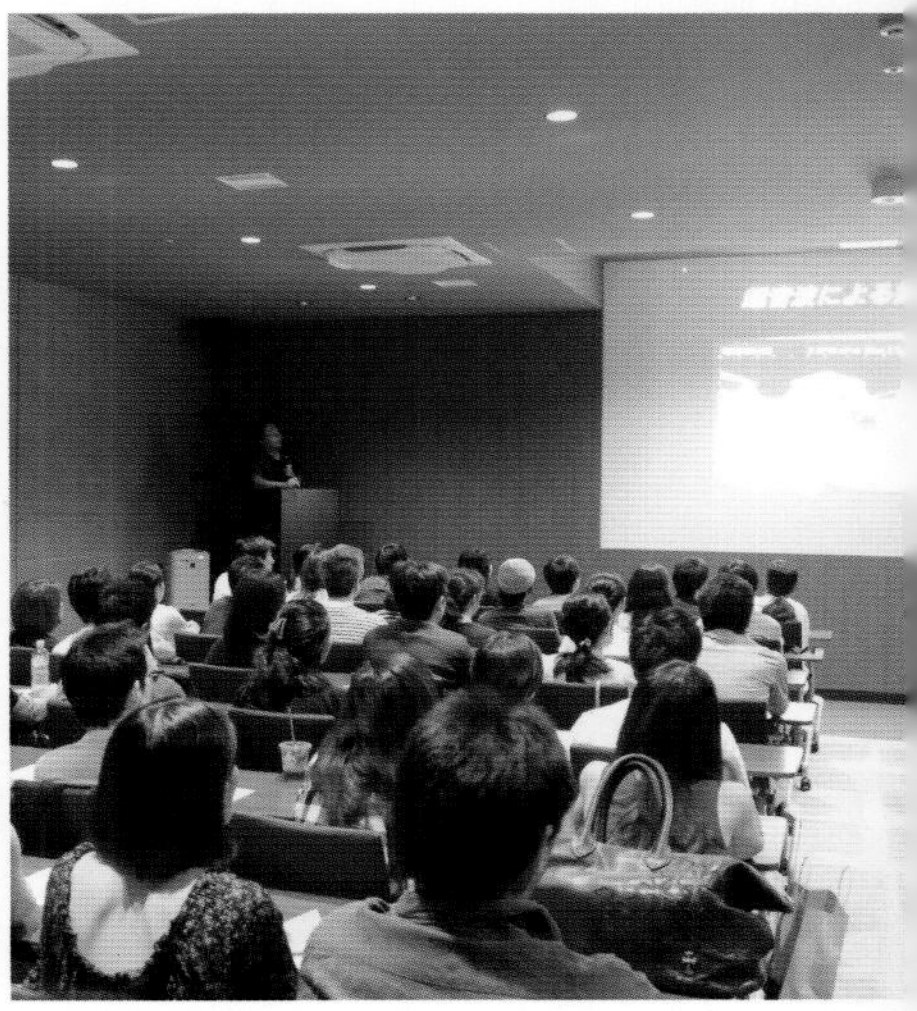

www.funin.info

不妊治療情報センター

funin.info

funin.info

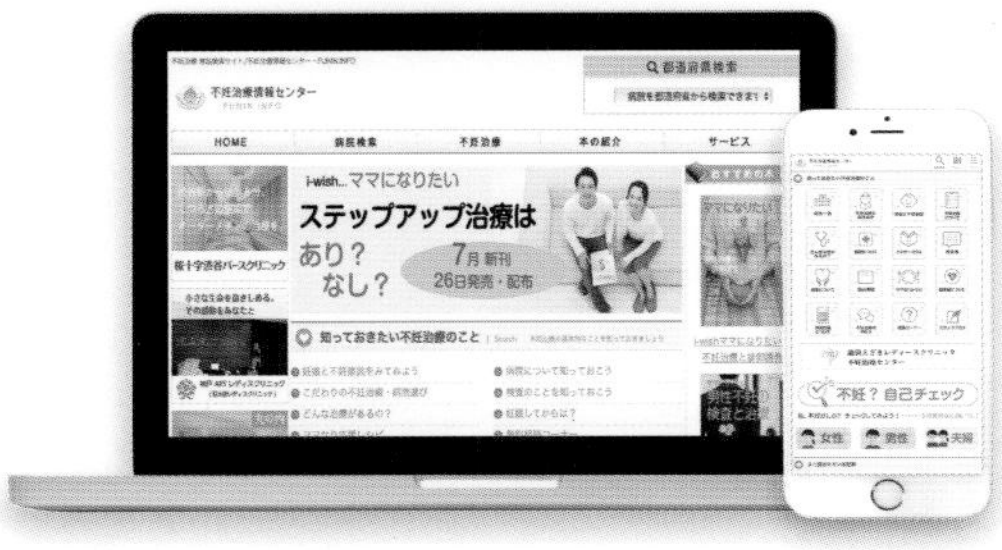

妊娠しやすいからだづくり
今日からできること

目次

企画・編集/不妊治療情報センター funin.info(CION corporation)　スタッフ/谷高哲也、松島美紀、織原靖子、土屋恵子、飯田早恵、織戸康雄、天野美雪、小林香奈　イラスト/植木美江、見代貴之

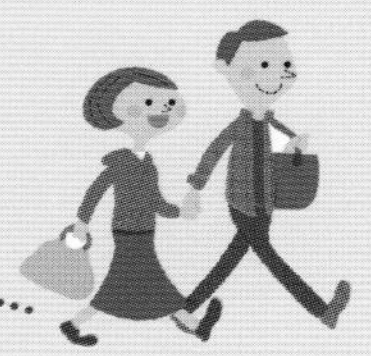

治療を考えている
ご夫婦にオススメ！

セミナー＆説明会　実施施設紹介

【表 紙】柏木さんご夫妻　【写 真】栞 妻を撮る人

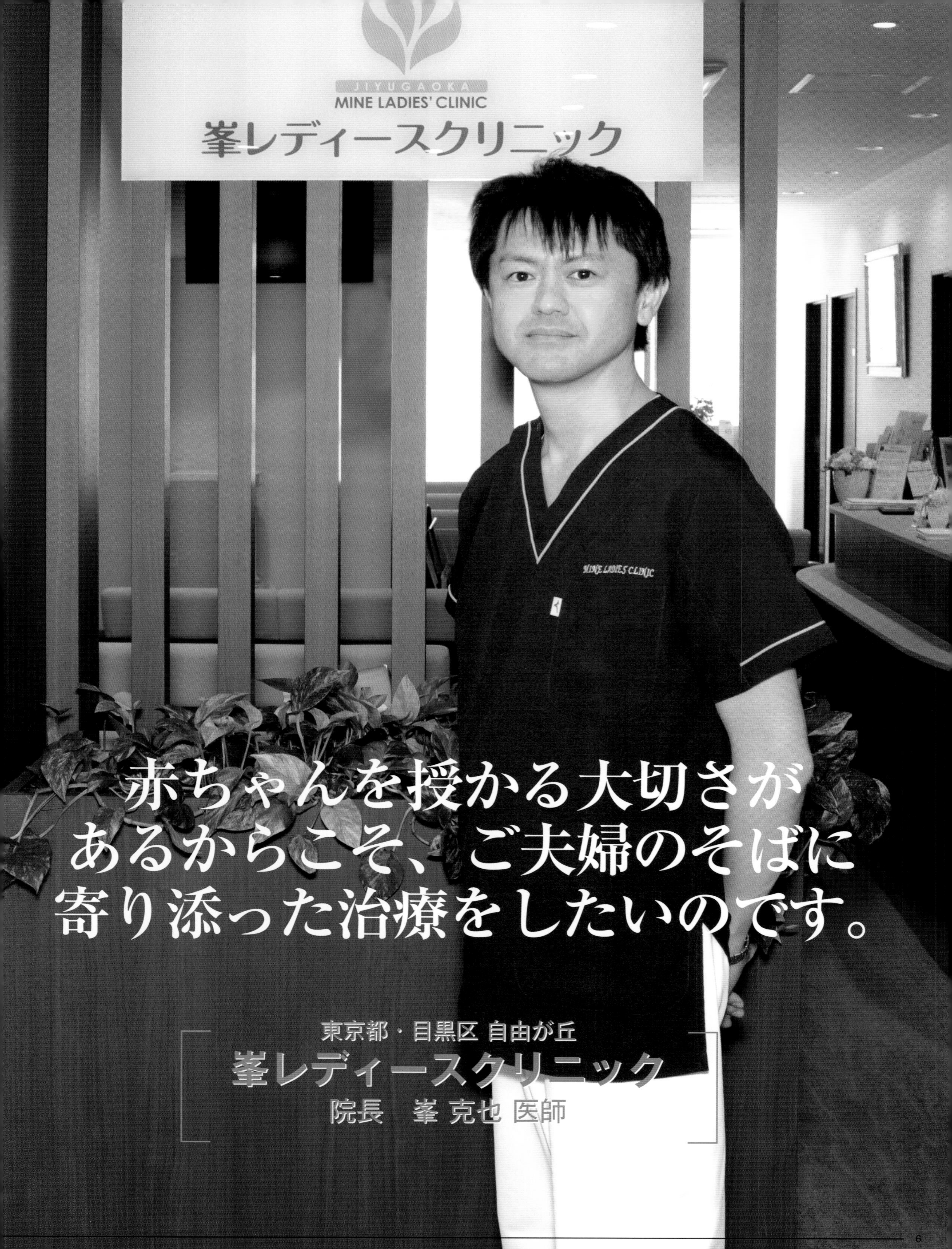

赤ちゃんを授かる大切さがあるからこそ、ご夫婦のそばに寄り添った治療をしたいのです。

東京都・目黒区 自由が丘

峯レディースクリニック

院長　峯 克也 医師

赤ちゃんが生まれることの尊さと安全に産むことの大切さを産科医療で実感してきました。今は、そこにつながる生殖医療を真摯な気持ちでおこなっていくことが私の仕事です。

開院して2年半。峯レディースクリニックは当初の診療方針にさらに磨きをかけ、患者さんも着実に増えて妊娠実績を伸ばしていました。そこで、院長の峯先生にお話をうかがいました。

赤ちゃんを産むことに向って

不妊治療に臨むご夫婦には、いろいろな方がいらして、症状もそれぞれに違いもあります。それには年齢的な違いもあれば、原因の違い、夫婦間の気持ちの違いなどもあります。ただ、望んでいるのは赤ちゃんを産むことで、その目的はみなさん同じです。そして、みなさんその目的に向かって、とても真面目で一生懸命です。

ですから、私たちスタッフも、ともにその気持ちを大切にして診療を一生懸命行っています。あとはいかに妊娠を実現するかです。

妊娠が叶うよう治療するのが私たちの役目

妊娠が実現できるよう、ご夫婦を診ていくのが私たちの役目ですから、どうぞ、みなさんは不安や心配にかられるようなことがあっても、あまりご自分を責めずに、私たちスタッフにお声掛けください。みなさんには、できるだけ大らかな気持ちで通院していただけるよう寄り添ってまいります。

治療をする以上、妊娠できるかできないかは私たちの責任です。そのために、私たちはできる限り最新最善の医療技術と対応で、みなさんに寄り添った治療をしていきます。

初心を忘れずに診療をすること

私自身、生殖医療をおこなう以前は、産科で出産の現場にいました。赤ちゃんが生まれることの尊さ、そして安全に赤ちゃんを産むことの大切さに触れ、とても厳粛な気持ちで働いていました。

その経験が今も私の中で生きていて、日々の診療の方針につながっています。問診ではできるだけご夫婦の話を聞き、検査から適応する治療を探り、持てる医療技術をフルに活用して丁寧に診ていく。

また、一般不妊治療で妊娠できそうであれば一般不妊治療で、体外受精の適応となるときには、さらに詳しく説明をし、凍結胚盤胞による胚移植をメインに妊娠を目指します。これら診療スタイルがスタッフにも浸透してクリニックにチーム医療としての意識が高まっていることも喜ばしく感じております。

気負わずにストレスのない不妊治療を

一方で、なかなか妊娠されない方もいらっしゃいます。診療していて実感していることですが、妊活中のストレスはよくありません。

妊娠するために何が良いのでしょう？と考える中「規則正しい生活をして、適度な運動や栄養バランスの良い食事をとることが基本」などの話題も出しますが、そもそも不妊治療での通院生活そのものにストレスを感じている人も少なくありません。妊娠するために、いろいろなことを取入れていくのはいいことですが、それが返ってストレスを強めては逆効果です。

好きなことであればよいですが、あまり無理をしないこと。ただ、太り過ぎや痩せ過ぎの改善と禁煙は積極的におこなって下さい。

おめでとうとありがとう

有難いことに、妊娠して出産されたご夫婦から、看護師や培養室、受付のスタッフに「ありがとう」のメッセージが届くことがあります。みなメッセージを見ては喜んでいます。私にもメッセージは届くのですが、スタッフが信用を得て「ありがとう」のメッセージをいただくことはとても嬉しく、何よりの励みにもなっています。

Dr.Katsuya Mine profile

峯レディースクリニック
峯 克也　院長プロフィール

● 略歴

日本医科大学医学部卒業
日本医科大学大学院女性生殖発達病態学卒業
日本医科大学産婦人科学教室　病院講師・生殖医療主任歴任
日本医科大学産婦人科学教室　非常勤講師
厚生労働省研究班「不育治療に関する再評価と新たなる治療法の開発に関する研究」研究協力者

● 所属

- 医学博士
- 日本産科婦人科学会産婦人科専門医
- 日本産科婦人科学会指導医
- 日本生殖医学会生殖医療専門医
- 臨床遺伝専門医制度委員会臨床遺伝専門医
- 日本産科婦人科内視鏡学会技術認定医（腹腔鏡・子宮鏡）
- 東京都難病指定医
- 日本受精着床学会評議員

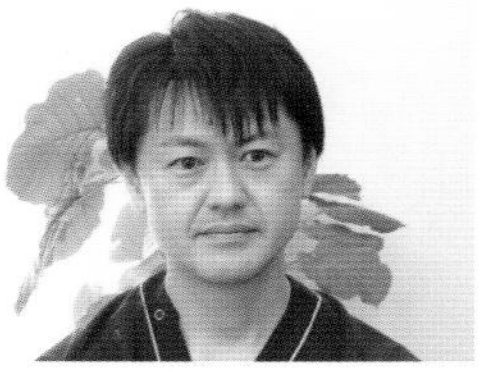

峯レディースクリニック
電話番号．03-5731-8161
診療科目／『高度生殖医療、婦人科医療』
診療受付／　8:30 〜 18:00
休 診 日／ 日曜・祝日　（金曜・土曜は午後休診）
変更情報等、HP での確認をお願いします。
https://www.mine-lc.jp/

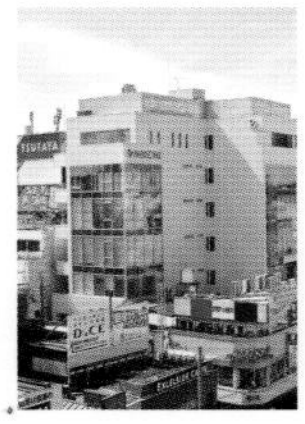

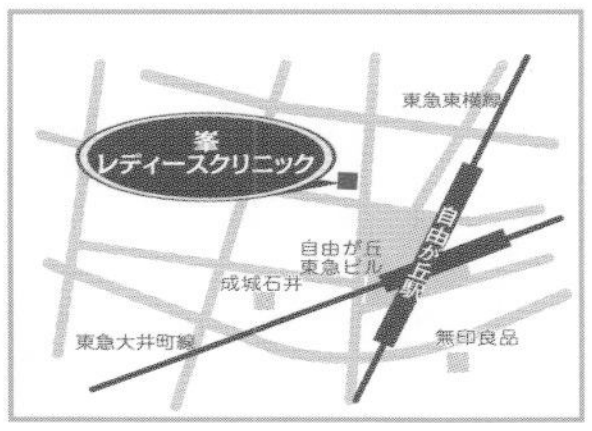

所在地
〒 152-0035 東京都目黒区自由が丘 2-10-4
ミルシェ自由が丘 4F
アクセス
東急東横線・大井町線自由が丘駅徒歩 30 秒

妊娠しやすいカラダづくり
今日からできること

妊娠しやすいカラダづくりには、
特別なことはありません。
規則正しい生活をすること
栄養に偏りのない食生活を送ること
定期的に運動すること
適正体重に近づけること
よく眠ること……
どれも特別なことではありませんが、
続けるのは意外と難しいという人もいるでしょう。
ですから、今号ではそれらの中でも、
特に再確認してほしいことをあげて
ご紹介します。

MENU

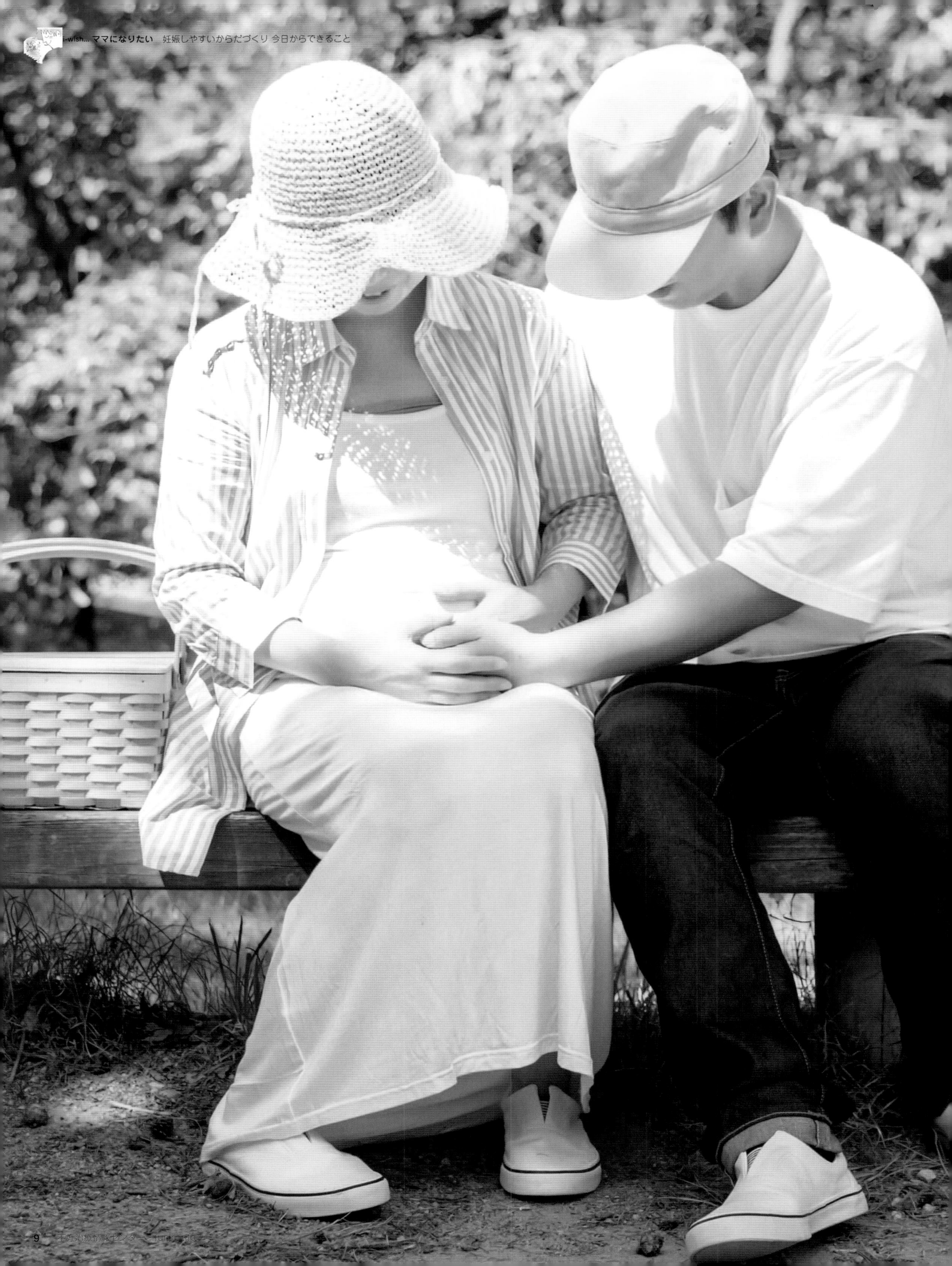

妊娠のしくみを再確認

妊娠のしくみを確認しておきましょう

妊娠成立までの４つのポイント

着床　**受精**　**排卵**　**射精**

妊娠のしくみをおさらいしましょう

妊娠しやすいカラダづくりとして、栄養バランスの取れた食生活、そして適度な運動、冷え解消やストレスの軽減などがあげられます。

これは医療の手を借りて妊娠する場合にも大切なことです。そのために、まずは妊娠のしくみと、その方法からおさらいをしていきましょう。

妊娠のしくみは、とても複雑で、妊娠成立までに起こる1つ1つのことが次々と順調にすべて起こらなければなりません。そのどこかに問題が起こり、次へとつながらなければ妊娠は成立しません。

また、妊娠は女性の体に起こりますが、男性の力も必要ですから、夫婦が協力し合い妊娠しやすいカラダづくりを考えることが大切です。

では、妊娠のしくみ、妊娠する方法を再確認しながら、自分たち夫婦に必要な妊娠しやすいカラダづくりを日々の生活に取り入れていきましょう。

まずは、妊娠が成立するまでの大きな４つのポイントからみていきましょう。

射精

はじめに射精です。

妊娠するためには、まずは性交によって、女性の腟内に男性が精液を射出することが必要です。

また、このとき射出した精液の中に女性の腟、子宮、卵管へと泳ぎ、受精の場である卵管膨大部へとたどり着くことができる運動性のある精子がたくさんあることが必要です。

排卵

次に排卵です。

排卵するということは、卵巣で卵胞が十分に育ち、成熟し、そこから成熟した卵子が排卵されなければなりません。まずは順調な月経が女性にあることが前提です。

受精

受精は、女性の体内で起こります。排卵された卵子が卵管采によって卵管へ取り込まれ、精子が待つ卵管膨大部へと運ばれます。

ここで卵子と精子が出会います。精子は、卵子の中に入ろうと挑みます。同時に多くの精子が挑むことで、卵子の透明帯はだんだんと性状が変化し、やがて1個の精子が卵子の透明帯へ頭を入れます。すると他の精子を受け入れないように透明帯の性状がまた変化します。

こうして1個の精子が卵子の中へ

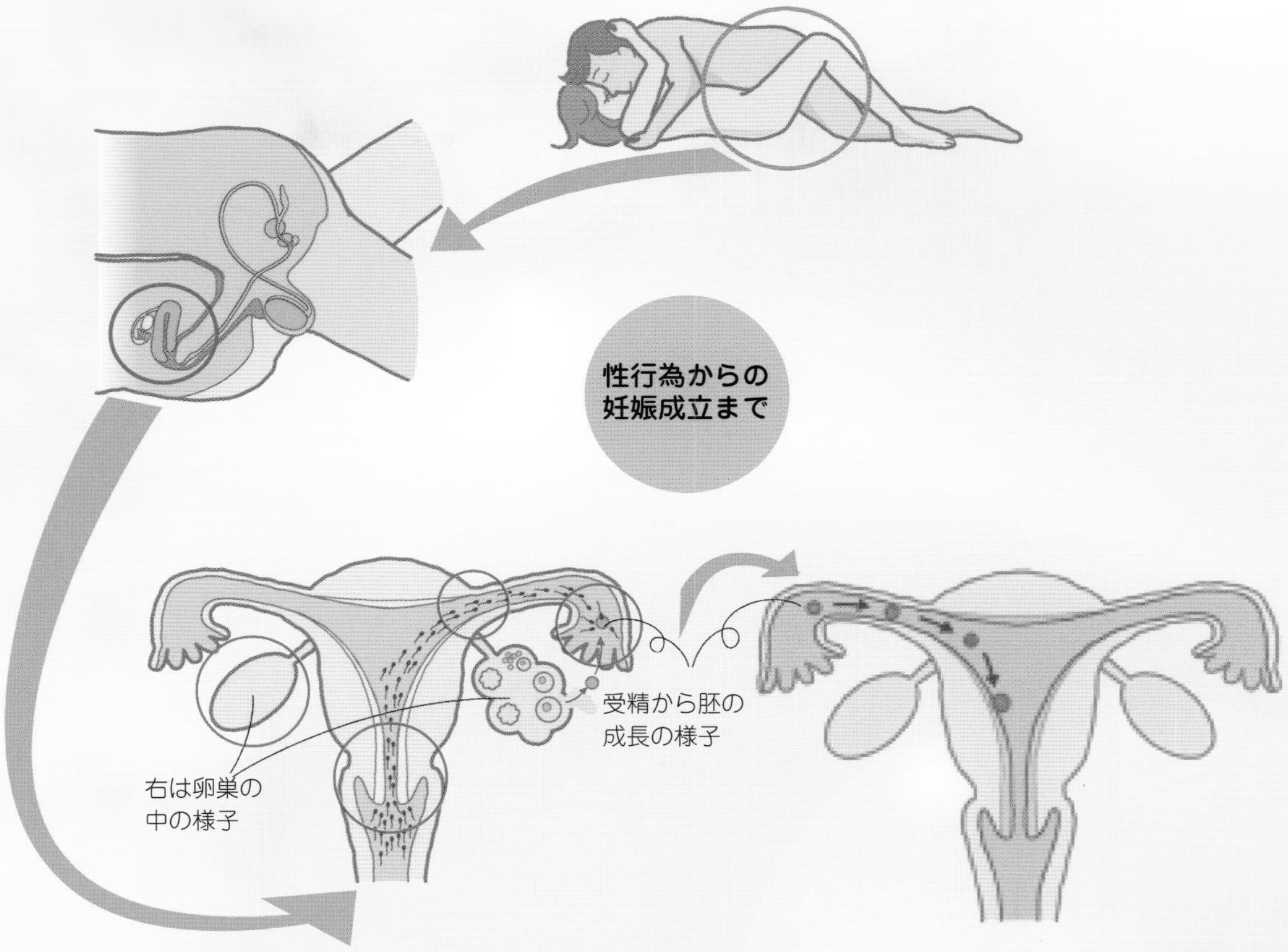

入り、受精が始まり、お互いの持つ遺伝子が1つになります。

着床

卵子と精子が受精すると、卵子由来の細胞と精子由来の細胞が受精卵（胚）の細胞質内に現れ、やがて1つになって受精が完了します。胚は、卵管液から栄養をもらい、また卵管の動きと卵管上皮の線毛細胞の動きによって細胞数を倍、倍に増やしながら成長していきます。受精から5日目ほどで胚盤胞に成長し、子宮へとたどり着き、子宮内膜に着地した胚が内膜に完全に潜り込み着床が完了します。

妊娠までに起こることをさらに詳しくみてみると…

妊娠成立までの４つのポイントをさらに詳しくすると、11のことが次々と起こることで妊娠が成立していきます。

これらのことを不妊という視点で見ると、11のうちのどこかに問題があり、次のことが起こらないため妊娠が成立しないといえます。

射精　排卵　受精　着床

1. 卵胞が順調に育つ
2. 膣内に十分な精子が射精される
3. 精子が子宮頚管へ進入できる
4. 精子が卵管を泳ぐことができる
5. 排卵が起こる
6. 卵子と精子が出会う
7. 卵子と精子が受精する
8. 正常な黄体が形成される
9. 受精卵（胚）が順調に分割する
10. 胚が子宮に運ばれる
11. 胚が着床する

妊娠成立

このうち、⑥⑦⑨⑩⑪については、その時点で検査をしても明らかにすることができません。

妊娠のしくみを再確認

妊娠の方法を確認しておきましょう

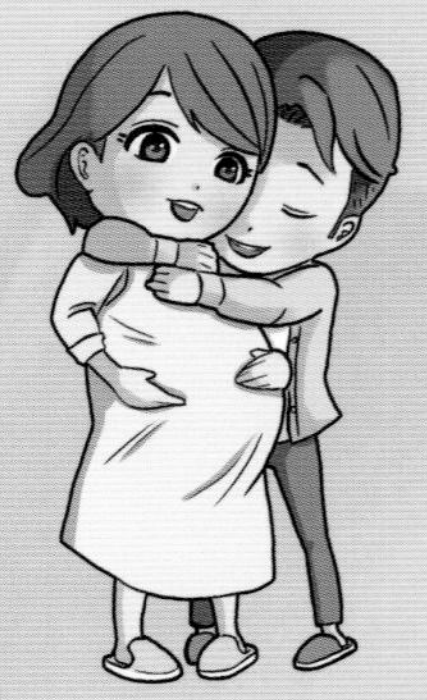

どの方法を選ぶかは、
あなたたち、ご夫婦次第！
よりよい方法を選んでね！

妊娠成立までの大きな４つの方法

④ 体外受精
③ 人工授精
② タイミング療法
不妊治療で

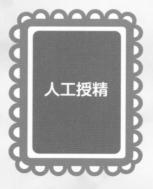

① 性生活
夫婦生活で

体外受精

人工授精

タイミング療法

性生活

妊娠の方法はいろいろ

妊娠する方法や選択は、夫婦それぞれです。性生活で妊娠が成立する人もいれば、不妊治療で妊娠する人もいます。たとえば性生活のタイミングを教えてもらうタイミング療法、運動性のある精子だけを子宮内へ注入する人工授精、手術で卵子を体外に出し、体外で精子と受精させて一定期間培養した胚を子宮へ移植する体外受精の方法があります。

これらの中から、どの方法を選ぶかは、それぞれの夫婦にあったものであることが大切で、どのような方法で妊娠しても、赤ちゃんは生まれてきます。性生活による妊娠が優で、治療をしたら劣だということではありません。誰彼と比べることなく、自分たち夫婦にあった方法を選択しましょう。

妊娠のしくみ、妊娠する方法がおさらいできたところで、次に妊娠しやすいカラダづくりを考えていきましょう。

今号では、食事の摂り方、栄養や食材の選び方。運動とカラダを温めること。心の元気の取り戻し方を特集しました。

タイミング療法で妊娠を目指す

● 適応

・排卵に問題がない
・卵管の通過性に問題がない
・精子の数、運動精子の数に問題がない
・性生活で妊娠できなかった期間が1年未満で、一般的な検査に問題がない

● 方法

タイミング療法の治療周期は、排卵誘発が必要な場合には、月経3日目あたりからになります。排卵誘発は、飲み薬が基本で、自然に排卵する卵胞の成長を助け、1個の排卵を目指し、場合によっては排卵を促す薬を使うこともあります。

排卵のタイミングは、エコー検査や血液検査によるホルモン値から予測します。予測した排卵のタイミングに合わせて性生活を持ち、妊娠を目指します。

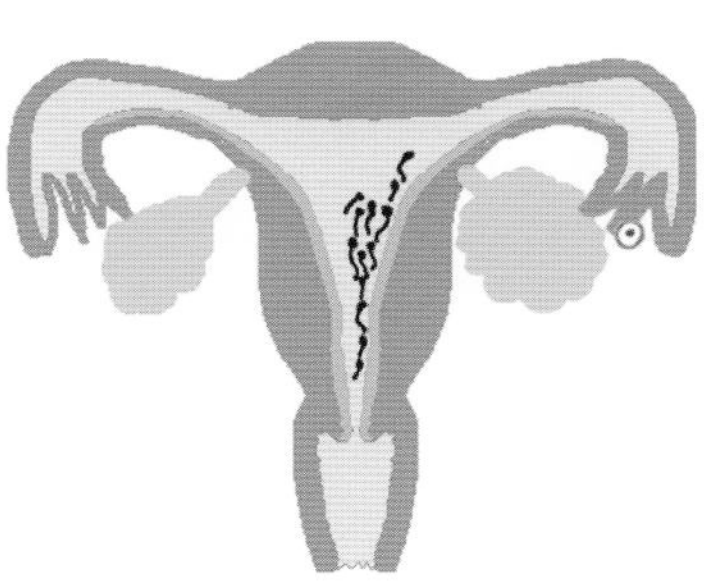

人工授精で妊娠を目指す

● 適応

・排卵に問題がない
・卵管の通過性に問題がない
・精子の数、運動精子の数に若干問題があるが、精液調整後の精子の数、運動精子の数には問題がない

● 方法

人工授精の治療周期は、排卵誘発が必要な場合には、月経3日目あたりからになります。排卵誘発は、飲み薬が基本で、自然に排卵する卵胞の成長を助け、1個の排卵を目指します。

排卵日は、エコー検査や血液検査によるホルモン値から予測します。これに合わせて、夫の射出精液を洗浄、濃縮し、運動性のある精子を抽出して妻の子宮内へ注入し、妊娠を目指します。

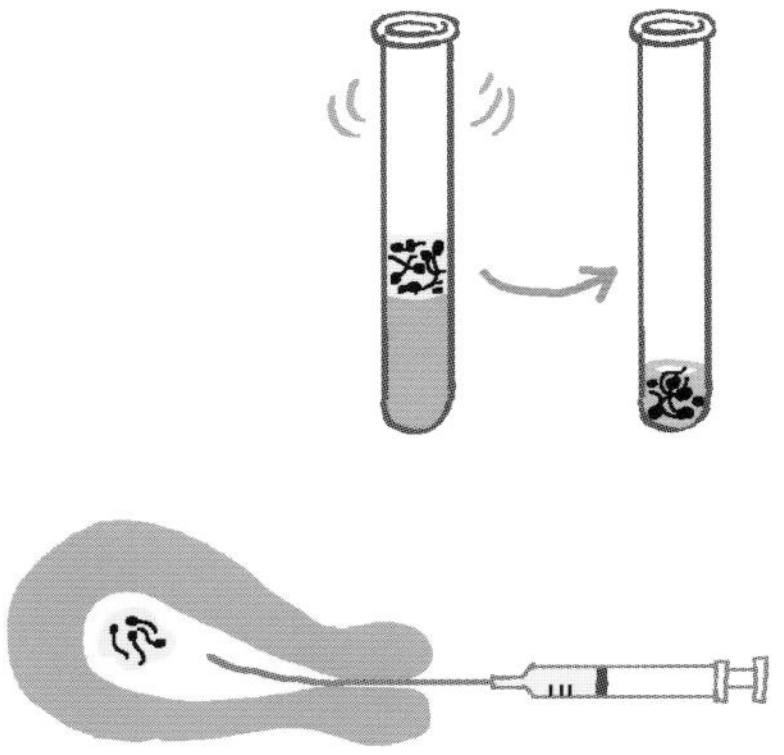

体外受精で妊娠を目指す

● 適応（通常媒精）

・排卵に問題がある
・卵管の通過性に問題がある
・精子の数、運動精子の数に問題があるが、精液調整後の精子の数、運動精子の数に大きな問題がない
・性生活で妊娠できなかった期間が1年以上で、一般的な検査で問題が見つからない
・妻の年齢が40歳以上である

● 適応（顕微授精）

・射出精液中の精子の数、運動精子の数が極端に少ない。または、精子が見つからない
・通常媒精で受精が起こらなかった
・重度の抗精子抗体がある

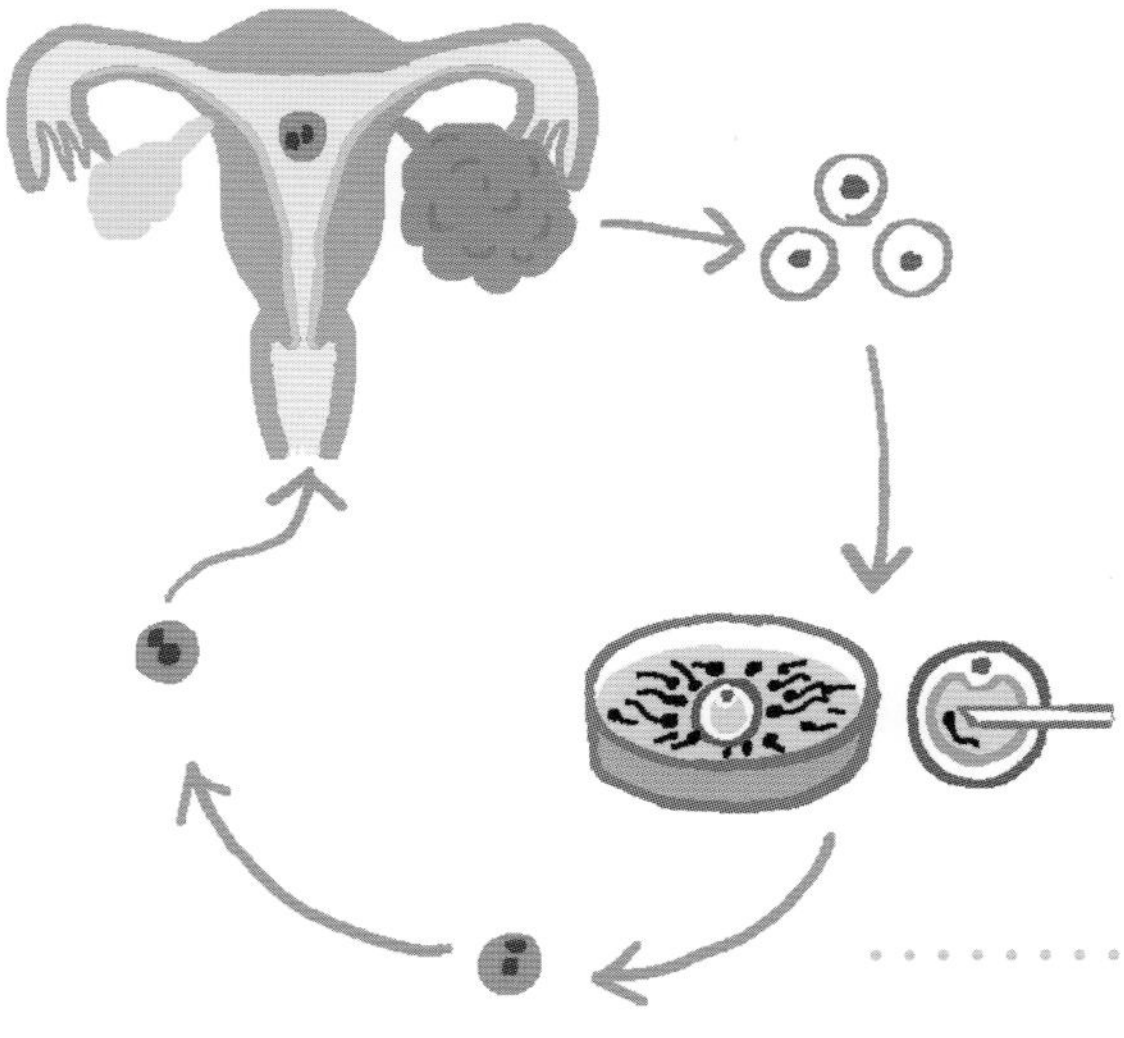

● 方法

体外受精では、多くの卵子を確保したい、または確実に成熟卵子へ育てたいなどの理由から排卵誘発を行うことが多くあります。

排卵誘発には、大きく2つの方法があり、卵巣を強く刺激して多くの卵胞を育てる調節卵巣刺激法と、卵巣への負担が少ない低刺激法があります。低刺激法は卵巣への刺激が少ない分、調節卵巣刺激法よりも採卵数は少なくなりますが、複数の卵子が確保できるケースもあります。

排卵誘発法は、AMH値、FSH値の基礎値（月経3日目あたりの値）や妻の年齢と、これまでの治療歴などから、成熟卵子を確保できるよう選択されます。

採卵手術に合わせて精液を採取し、精液検査の結果と調整後の精子の数、運動精子の数などから受精方法が判断され、通常媒精、または顕微授精を行います。

こうしてできた胚は、インキュベーターの中で培養液から栄養をもらいながら成長します。

そして一定期間培養した胚は、妻の子宮内へと移植され、妊娠を目指します。

未移植胚は凍結保存をし、次回の胚移植まで保管します。

カラダにいいものを食べよう！

あなたのカラダは、あなたが食べたものでできている。

栄養バランスの良い食事を、規則正しくとることが妊娠しやすいカラダづくりには大切なことです。

さて、今日のあなたは、どのようなものをいつ食べましたか？

朝食をしっかり食べたという人もいれば、朝食はコーヒーだけ、または、朝食抜きだったという人もいるでしょう。そして昼ご飯は？　夕ご飯は？　いかがでしょう。

食事をしっかり作って食べる人もいれば、忙しくてお惣菜の揚げ物がメインだったという人もいると思います。

しかし、妊娠しやすいカラダづくりの中でも、最も大切なのは食事に関することです。なぜなら、毎日の食事は、丈夫なカラダをつくり、健康を保つ源だからです。食べたものが血となり、肉となり、カラダをつくるのですから、何を食べるかはとても大切です。

妊娠後には、赤ちゃんの健康にもつながることですから、しっかりカラダに良いモノを選んで、食べましょう。

ただ食事を見直すことは簡単そうに思えて、実は実現しにくかったり、長続きしにくかったりします。

ですから、「〇〇しなければならない」と考え過ぎずに、できることや長続きさせられそうなことから取り入れていきましょう。

卵子と精子の元気も食事が基本！

卵子や精子も細胞の一つで、主にたんぱく質、リン脂質、コレステロールからつくられています。

そして、これらは赤ちゃんになる源となる大切な細胞ですから、卵子や精子が元気であるように、日頃の食生活に心がけることが妊娠しやすいカラダづくりへとつながります。

また、「低糖質、高たんぱく質の食事が体外受精の受精率を向上させる可能性がある（2013年アメリカ産科婦人科学会：ACOGで発表）」という発表もありますから、日頃から低糖質、高たんぱく質の食生活を心がけるとよいでしょう。

たんぱく質は毎食、摂ろう

たんぱく質は、カラダの根幹となる成分で、常にカラダの中で分解され筋肉、骨、歯、内臓、爪、髪、皮膚、そして、卵子や精子などのあらゆる細胞のために働いていて、ホルモンや抗体をつくるために働いています。しかし、たんぱく質はカラダの中でつくり出すことができず、また貯めておくことができません。そのため、たんぱく質が不足しないよう1食に1品は、たんぱく質を多く含む肉や魚、大豆などを食べましょう。

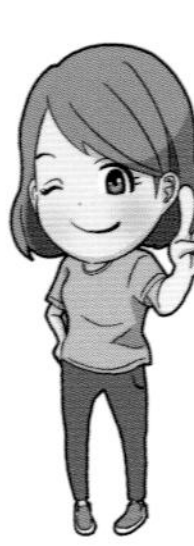

１日３食、たんぱく質を摂ろう！

たんぱく質摂取量の目安
50～60g/１日

100gあたりのたんぱく質量

豚ロース肉	約 20g
鶏もも肉	約 16g
鶏ささ身	約 23g
まぐろ赤身	約 20g
さば	約 21g
鮭	約 22g
枝豆	約 12g
玄米	約 12g
卵	約 12g
クロワッサン	約 8g
豆腐	約 8g
豆乳	約 4g
ヨーグルト（全脂無糖）	約 4g
カマンベールチーズ	約 19g
プロセスチーズ	約 23g

リン脂質は、細胞を元気にする！

リン脂質は、細胞膜をつくる主成分です。細胞膜は細胞を包む薄い膜で、この膜を通して細胞に栄養を届け、老廃物を排出します。この細胞膜が十分な働きをしないと細胞に栄養が届かず、また老廃物がたまってしまうことで細胞に元気がなくなってしまいます。

リン脂質は、たんぱく質を含む食品にありますので、たんぱく質をきちんと取ることでリン脂質を補うことができます。

コレステロールも大事！

コレステロールと聞くと、「悪者」と考えがちですが、細胞をつくるための大切な成分で、3大栄養素である脂質の一種です。

コレステロールは、ホルモンの原料にもなり、卵巣でつくられるエストロゲンやプロゲステロン、精巣でつくられるアンドロゲンの原料にもなっています。

そのためコレステロールが不足すれば、これらのホルモンがつくられにくくなってしまいます。

一般的に悪者とされる悪玉コレステロール（LDL）もコレステロールを運ぶ働きがあり、善玉コレステロール（HDL）は余分なコレステロールを回収する働きがあります。

どちらも必要で、この2つのコレステロールのバランスがうまく取れていることが重要で、LDL÷HDLで計算されるLH比を参考にし、血管の健康状態をみます。

健康診断などの検査結果を見て計算してみましょう。LH比が、1.5以下であれば血管はきれいで健康であると考えられます。2.0以上の場合は、コレステロールが溜まっている量が増え、動脈硬化が疑われます。また、2.5以上の場合は、血栓ができている可能性があるとされています。

LDLが増えることで、このバランスを崩してしまうので、日頃の食生活の中では良質のコレステロールを含むオリーブオイルやごま油、アマニ油、エゴマ油などを調理に使うようにしましょう。

コレステロースはLH比を参考に！

LH比 ＝ 悪玉コレステロール LDL ／ 善玉コレステロール HDL

$$\text{LH比} = \frac{\text{LDL}}{\text{HDL}}$$

1.5以下	血管はきれいで健康
2.0以上	コレステロースの溜まっている量が増え、動脈硬化が疑われる
2.5以上	血栓ができている可能性がある

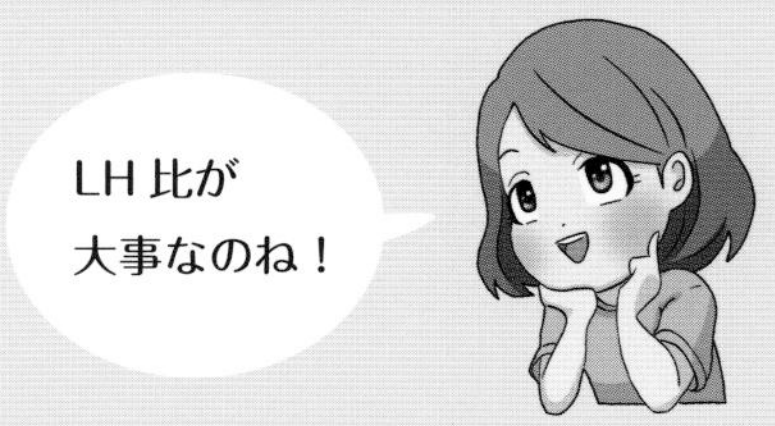

特に良質なたんぱく質やリン脂質を含む食品

肉（鶏）、青魚、卵、牛乳、乳製品、大豆、大豆製品（豆腐や納豆など）、チーズなど

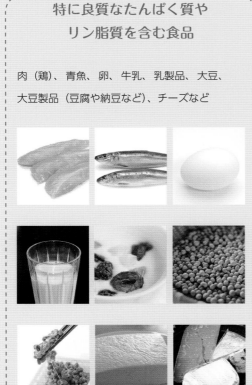

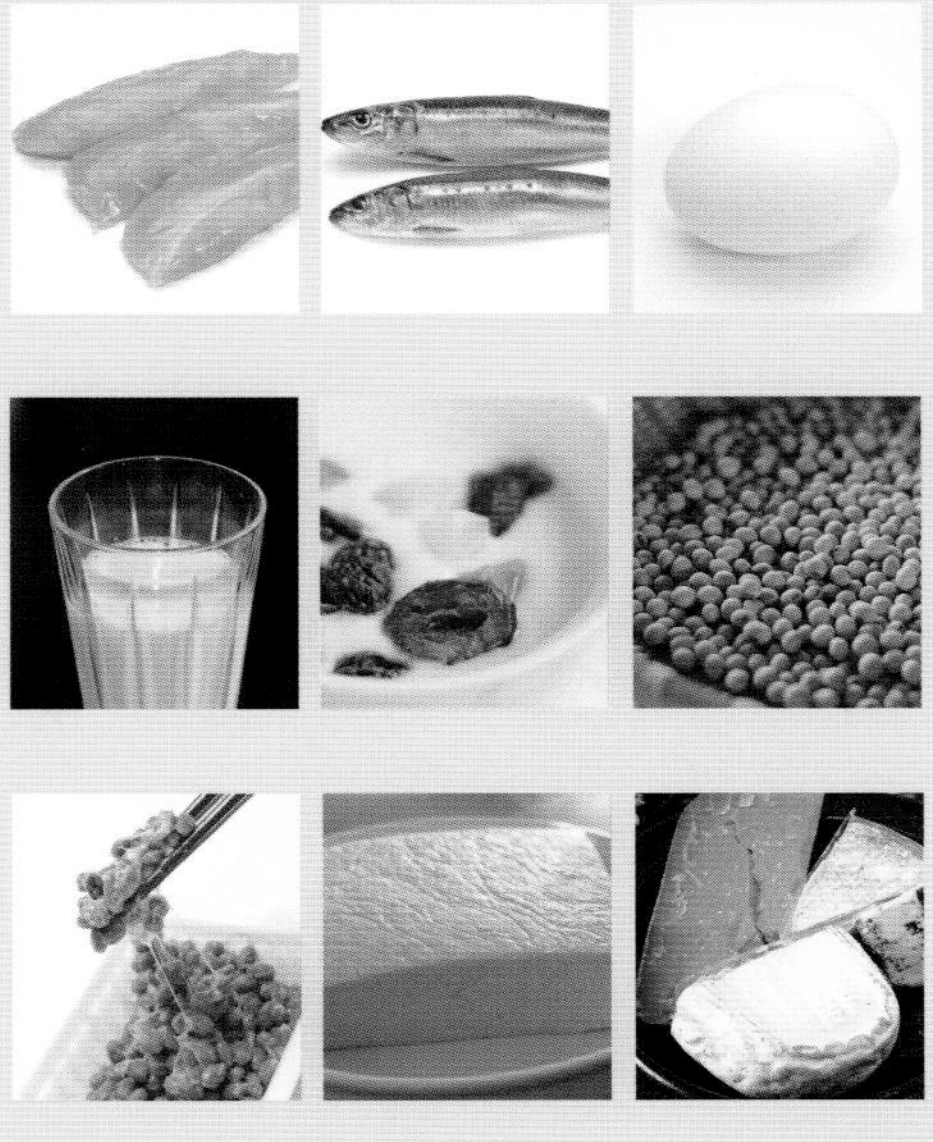

良質なコレステロールを含むオイル

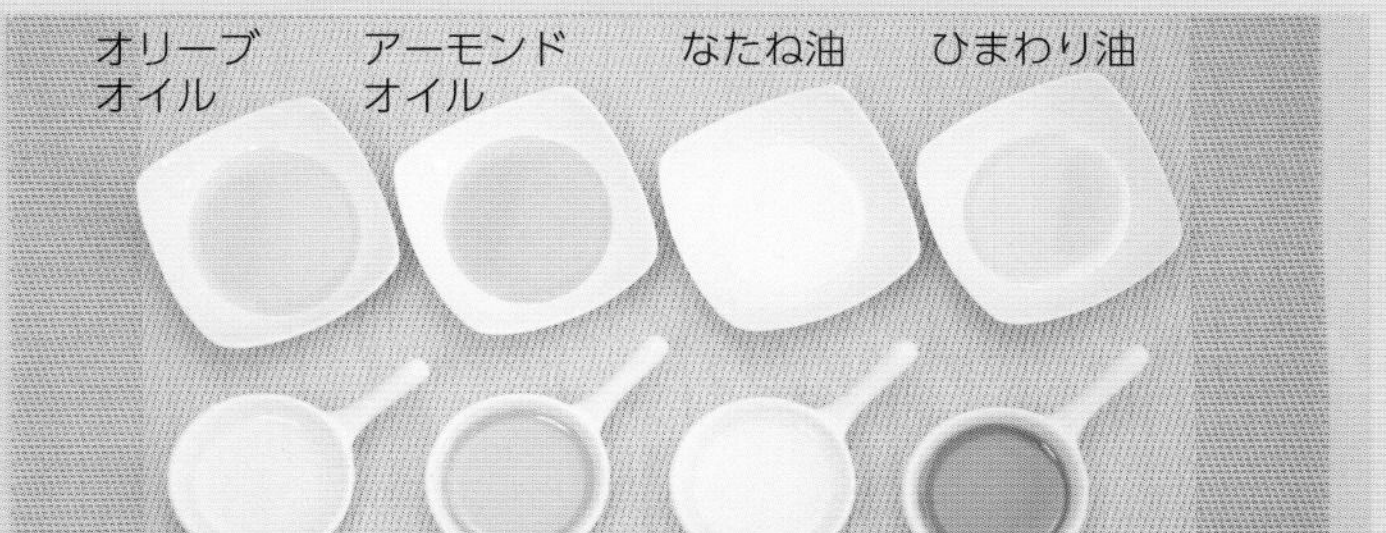

カラダにいいものを食べよう！

新鮮で美味しい肉や魚を選んで食べよう！

良質な食材を選んで食べよう！

たんぱく質は、日頃から摂取している肉や魚などに含まれているものですから、いいものを選んで食べるようにしていきたいものです。そのためには良質なものを選ぶ目を養っておくことも大切です。

では、いいものを選んで食べるのにはどうしたらよいのでしょう。

それらポイントを、肉や魚から見ていきましょう。

高たんぱくでヘルシーな鶏肉

肉類の中で、鶏肉は高たんぱくでヘルシー、しかも値段も手頃です。妊活期だけでなく、日頃の食生活にも大いに活躍しています。

鶏肉は、部位によってたんぱく質の量に違いがあり、ささみ、ムネ肉、モモ肉、手羽の順に多く含まれています。そして、エネルギー源となる飽和脂肪酸とコレステロールを下げる不飽和脂肪酸がバランス良く含まれ、これは豚肉や牛肉などよりも豊富です。

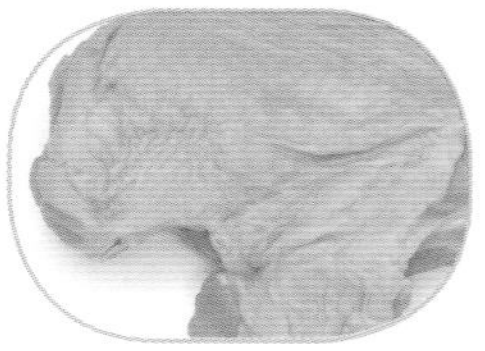

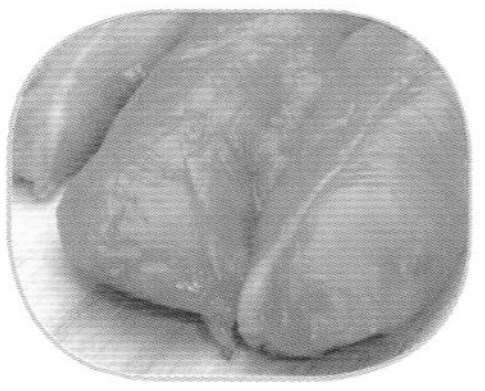

※肉は水分が多いため、時間が経つほどドリップが多くなり、臭みが出てきます。
買ってきた次の日に調理する場合には、ドリップをキッチンペーパーなどで十分に取ることで、臭みが抑えられます。

また、ムネ肉に豊富に含まれるイミダペプチドは、疲労回復効果が高いことで知られています。イミダペプチドは、水に溶けやすい性質があるため、スープなどにして食べるのがよいでしょう。

オレイン酸の多い豚肉

豚肉は調理がしやすいだけでなく、薄切り、厚切り、ひき肉と、さまざまな形態があり、また部位によって食感も変わるため、多くのレシピに使われています。

豚肉には、たんぱく質や脂質の他、ビタミンB群や亜鉛、鉄分、カリウムなどが豊富に含まれていますが、脂質が含まれる量は部位によって違いがあり、バラ肉、ロース、モモ肉、ヒレ肉の順で多く含まれています。

コレステロールが気になる人は、脂身をカットするか、赤身のヒレ肉を選びましょう。ただ、コレステロールも細胞をつくる大事な成分ですから、適度に食べることは大切です。

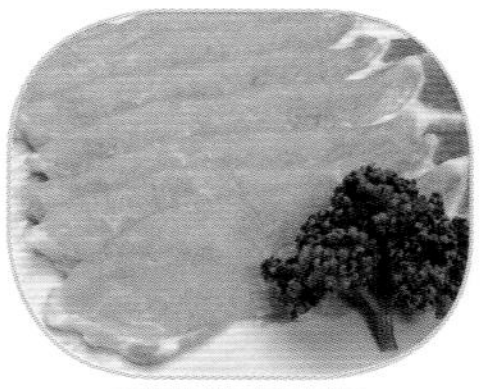

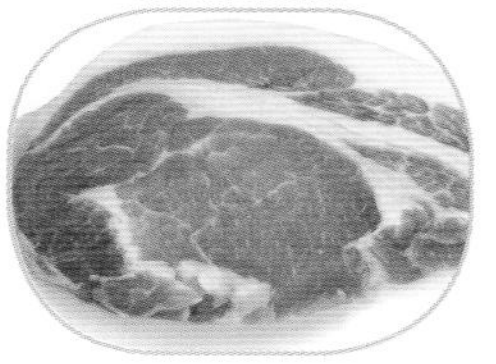

また、豚肉に豊富に含まれる不飽和脂肪酸のオレイン酸は、LDL（悪玉コレステロール）を下げる効果があり、血管の健康を保つことが期待できます。

たんぱく質が豊富な牛肉

牛肉には、ビタミンB群、鉄分、亜鉛などが含まれ、特に赤身にはたんぱく質が豊富です。

豚肉同様の不飽和脂肪酸のオレイン酸が豊富に含まれていますが、ステアリン酸やパルミチン酸などの飽和脂肪酸も多いのが特徴です。

しかし、ステアリン酸にはコレステロールを上げる作用がないことがわかってきています。

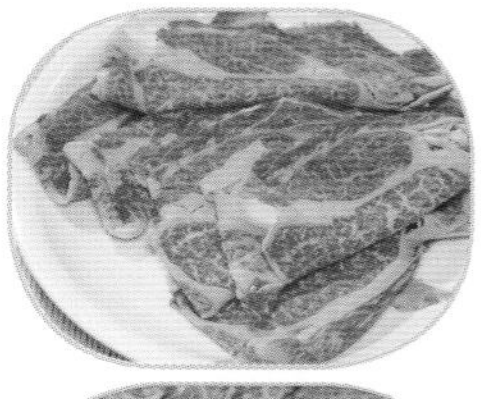

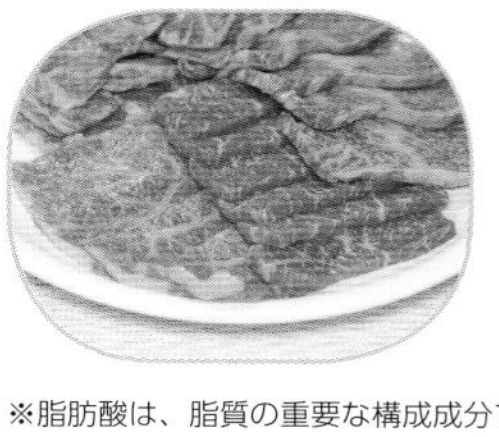

※脂肪酸は、脂質の重要な構成成分で、飽和脂肪酸、一価不飽和脂肪酸、多価不飽和脂肪酸の３つに分かれています。飽和脂肪酸と一価不飽和脂肪酸は、主としてエネルギー源として働き、多価不飽和脂肪酸は、主に生理活性作用にかかわっています。これら脂肪酸にあるものが、血中コレステロール値の上昇や下降にかかわってきています。

DHAやEPAいっぱいの魚

魚は、調理するときに下準備が大変だとか、魚を触るのが苦手だとか、味付けがうまくいかない、食べる時に骨が邪魔だったりと、調理する機会も食べる機会も少ないという人も多くいます。

しかし、栄養を考えれば妊活期に、ぜひ食べてほしい食材で、とくに青魚はオススメです。

たとえば、前日の夕飯のメインを肉料理にしたら、今日は魚をメインにしたり、1日1回は魚を食べるなどの工夫をしてみましょう。

魚の脂には、不飽和脂肪酸の一種であるオメガ3脂肪酸のDHAやEPAが豊富に含まれています。DHAやEPAは、体内でつくることができない必須脂肪酸で、血液をサラサラにする効果があります。また、魚には、ビタミンDが豊富です。

鯛、平目、カレイ、タラや鮭などの白身魚は、高たんぱくで低脂肪、マグロやカツオなどの赤身魚は、鉄を多く含んでいるのが特徴です。

アジ、サバ、さんま、イワシなどに代表される青魚は、全体に青い色なので青魚と呼ばれていますが、ほとんどは赤身魚です。DHAやEPAが多く、良質なたんぱく質が含まれているのが特徴です。

● 肉や魚の選び方

	よいもの	よくないもの
鶏肉	▶ 皮が黄色く、毛穴が盛り上がり、ギュッと締まっているもの ▶ 肉の表面がみずみずしく透明感があって、きれいなピンク色をしているもの ▶ 表面にハリがあって弾力のあるもの ▶ 肉が盛り上がって水分をたっぷり含んでいそうなもの	▶ 皮が白く見え、毛穴がペタッとしているもの ▶ ドリップが多く出ているもの
豚肉	▶ みずみずしく薄いピンク色をして艶のいいもの ▶ 脂身は白いもの ▶ 肉の表面がキメの細かなもの	▶ 一般的に脂身が黄色っぽくなっているもの ▶ ドリップが多く出ているもの
牛肉	▶ 艶があり、赤身が色鮮やかなもの ▶ 脂身は、白い、または乳白色のもの ▶ 赤身の肉の部分と脂身の白い部分の赤白が鮮やかでコントラストがキレイなもの ▶ 霜降り肉は、全体にキレイに脂身が入っていて、肉と脂身の境がはっきりしているもの	▶ 変色をして一部が灰色がかっていたり、赤黒いもの ▶ 一般的に脂身が黄色っぽくなっているもの ▶ ドリップが多く出ているもの
魚 切り身 & 一尾	▶ 切り身の魚は、魚の皮の模様がくっきりしていて、皮よりも身が盛り上がってハリがあるもの ▶ 血合いがある切り身は、濃い紅色で、身との境がくっきりと見えるもの	▶ 皮の模様がはっきりしないもの ▶ 身にハリのないもの ▶ ドリップが多いもの
	▶ 一尾の魚は、目に透明感があり濁っていないもの ▶全体的にハリがあってぷっくりし、尾びれがピンとしているもの ▶ ウロコがキレイについているもの	▶ 少し内臓が出てきているもの

カラダにいいものを食べよう！

野菜は、新鮮でみずみずしいものを選びましょう！

野菜は、1食4種類を食べることを心がけましょう！

野菜は、毎日の食卓に欠かせません。生で食べたり、炒めたり煮たりと、何かしら食卓に上っていることでしょう。

野菜は、基本的にみずみずしく色が鮮やかなもの、ハリのあるものを選び、旬のものを食べましょう。

1回の食事で、4種類くらいの野菜を摂るように心がけ、朝昼晩や曜日で種類を変えたり、季節ごとで旬の野菜を食べるようにすれば、美味しさも楽しさも増します。また、大根やしいたけなどの乾燥野菜や海藻類などを常備して、上手に取り入れましょう。

栄養たっぷりな大根、キャベツ

大根は、秋から冬にかけてが旬です。ビタミンC、食物繊維を多く含み、大根の葉には免疫力の強化、アンチエイジング効果が期待されるβ-カロテンが豊富でカルシウム、鉄などのミネラル類や、葉酸、ビタミンEも含まれています。

また、消化酵素であるアミラーゼ(でんぷん分解酵素)、プロテアーゼ(たんぱく質分解酵素)、リパーゼ(脂肪分解酵素) を含み、これらは大根おろしで食べることで効果が発揮されます。

※葉付き大根があったら、葉を捨てずに料理してみましょう。

キャベツには、冬キャベツと春キャベツがあり、どちらもビタミンCや葉酸などが多く含まれています。冷たい水でサッと洗って、水分をしっかり切って食べましょう。

芯は捨ててしまいがちですが、葉以上にカルシウム、カリウム、マグネシウムが含まれていますから、細く切って、ごぼうと一緒にきんぴらにするなど工夫して食べましょう。

キュウリにはビタミンC
トマトは抗酸化作用のあるリコピンがたっぷり

キュウリは、夏から秋にかけてが旬で、90%以上が水分です。カロリーが少ないといわれるキュウリですが、ビタミンCやカリウムが豊富です。塩分の取りすぎによって体内に溜まった余分な水分を排出するのにカリウムが含まれたキュウリは最適で、むくみ解消にオススメです。

トマトは夏が旬ですが、温室栽培が盛んで1年を通して美味しく食べることができます。トマトの注目成分は、抗酸化作用のあるリコピン。リコピンは、様々な臓器に蓄積されますが、特に精子がつくられる精巣には高い濃度でリコピンがあることが報告されています。そこで、トマトジュースを継続的に飲むことによって精子の運動率が上がったという研究報告もあります。

ほうれん草には葉酸
玉ねぎはサラサラ血液に

ほうれん草は、冬が旬です。β-カロテン、ビタミンC、鉄が豊富に含まれています。茹でたり、炒めたりと火を通すことによってビタミンCは流出しますが、生野菜よりも多く食べることができるので、ビタミンC摂取量は多くなります。

また、ほうれん草の葉から見つかった栄養素として有名な葉酸も豊富です。ほうれん草と並んで、緑の葉の濃い小松菜や春菊などにも葉酸は多く含まれます。

玉ねぎは、産地によって旬に違いがあり、北海道では秋、温暖な地域では初夏が旬になります。

玉ねぎの辛味成分の硫化アリルは、血液をサラサラにする効果があり、カラダの隅々に十分な栄養を送ることにつながります。

その他の野菜は、ピックアップして選び方を表にしましたので、参考にしてください。

● 良質な野菜の選び方

大根 ビタミンC 食物繊維	▶ 白く透き通り、キメが細かいもの ▶ 表面の根が出ている跡がまっすぐ揃っているもの	**トマト** リコピン	▶ 真っ赤に熟しているもの ▶ 皮に色ムラがなく艶とハリがあるもの ▶ ヘタの緑が濃く、ピンとしているもの
にんじん β-カロテン ビタミンC	▶ 色が濃く鮮やかなもの ▶ 芯が細いもの	**玉ねぎ** 硫化アリル	▶ 皮が良く乾燥して色の濃く、艶のいいもの ▶ 根の部分の直径が小さなもの ▶ ずっしりと重たく、実が固いもの
ごぼう 食物繊維 葉酸	▶ 全体的に同じくらいの太さのもの	**アスパラガス** 葉酸 ビタミンC	▶ 濃い緑色で、全体にみずみずしくハリがあるもの ▶ 茎は太めで穂先が固いもの ▶ まっすぐに形よく伸びたもの
キャベツ ビタミンC 葉酸	▶ 重くズッシリとしているもの ▶ 切り口が白くキレイで割れていないもの	**枝豆** 鉄 葉酸	▶ さやの色が淡い緑で、産毛の密度が濃いもの ▶ 粒が揃っているもの ▶ 枝付きの場合は節と節の間隔が狭く、さやが密生しついているもの
レタス ビタミンK 葉酸	▶ ふんわりとした軽いもの ▶ 葉の先まで色がキレイなもの	**かぼちゃ** 食物繊維 ビタミンE	▶ ヘタがよく乾いているもの（丸ごと） ▶ 皮がかたく締まって、ずっしりと重いもの（丸ごと） ▶ 肉質が緻密で、濃い黄色かオレンジ色のもの（カット） ▶ 種が大きく、密集してすき間がないもの（カット）
きゅうり ビタミンC カリウム	▶ 濃い緑のもの ▶ まっすぐしたもの	**じゃがいも** ビタミンC カリウム	▶ 表面はなめらかでハリのあるもの ▶ 皮が薄く、シワがないもの
ピーマン ビタミンC	▶ 色が濃く艶のいいもの ▶ 皮のハリがいいもの	**ショウガ** ショウガオール （血行を促進、発汗作用、抗酸化作用）	▶ 皮に傷がなくて、ふっくらとしているもの ▶ 葉ショウガは、葉がピンとして、みずみずしいもの
ネギ ビタミンE 葉酸	▶ 葉の先までピンとした色艶の良いもの ▶ 緑の葉の部分が白く覆われて見えるもの	**パセリ** 鉄 葉酸	▶ 葉先が濃く、全体が鮮やかな緑色のもの ▶ 茎はハリがあり、切り口が黒ずんでいないもの
ほうれん草 β-カロテン 鉄	▶ 葉の先までピンとしていて、葉の肉が厚いもの ▶ 緑の色が濃いもの ▶ 茎がしっかりして、みずみずしいもの	**椎茸** エルゴステロール （日に当たるとビタミンDに変化） 葉酸	▶ かさにふっくらと丸みがあり、縁が内側に巻いているもの ▶ 軸が太くて短いもの ▶ 裏側のひだが白くきれいなもの

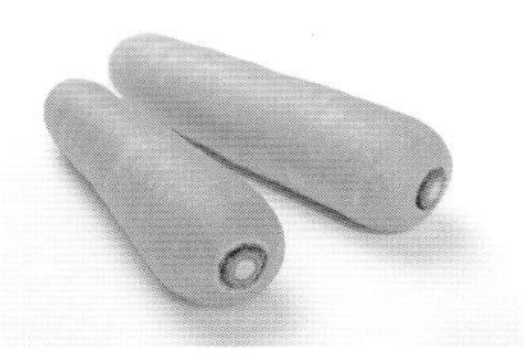
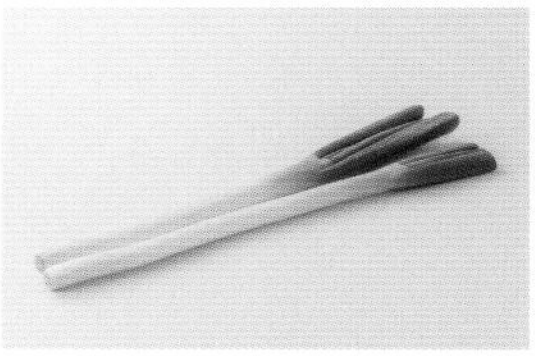
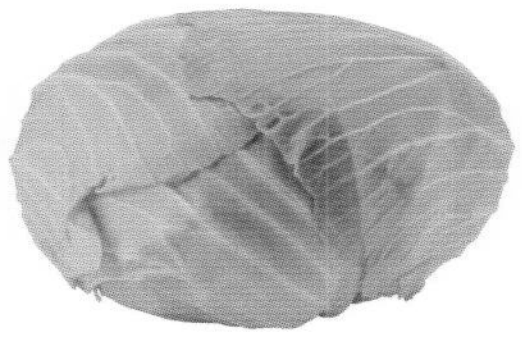
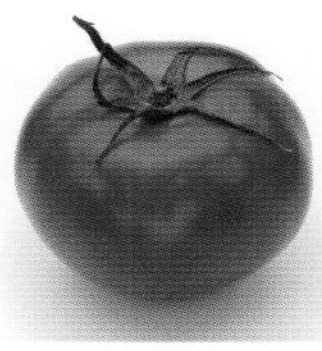
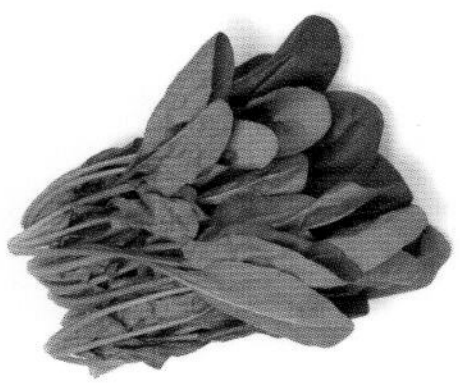

カラダを動かして基礎代謝アップ！

できることからコツコツ、毎日続けましょう！

妊娠しやすいカラダづくりのためには適度な運動も大切です。

運動は基礎代謝を良くして、体温を上げたり、ストレス解消につながりますから、日常生活の中に運動を取入れていきましょう。いつもエレベーターやエスカレーターを使っているのなら、階段を利用し、自転車に乗っているのなら、歩きましょう。また、ゆっくり歩いているのなら、早歩きにしてみましょう。家でくつろいでいる時間に夫婦でストレッチやヨガなどを楽しむのもいいですね。

カラダを動かすことが好きな方は、自分の好きなスポーツを楽しみましょう。

ちょっとだけ気を配ってカラダを動かし、無理なく毎日できる範囲から始め、それが日常になってきたら、少し負荷をかけるようにアップグレードしていけばいいのです。

大切なのは楽しみながら運動することです。がんばり過ぎず、長続きできそうなことからはじめてみましょう。

適正体重に近づけよう！

妊娠を目指す上で、適正体重であるかどうかは、とても重要になってきます。太り過ぎややせ過ぎは排卵障害を起こしやすくなります。

太り過ぎが良くない理由

BMI値が25以上なら肥満とされ、値が上がるにつれて排卵障害を起こしやすくなります。

女性ホルモンの一種である卵胞ホルモン（エストロゲン）は卵巣でつくられますが、脂肪組織の中でもつくられています。そのため、少しふっくらした女性の方がホルモン環境がいいという見方もあります。しかし、太り過ぎるとホルモンのバランスが崩れ、排卵障害を起こすことがあります。

また、太り過ぎによって血流が悪くなることで卵巣や子宮へ必要なホルモンが届きづらくなり、卵胞が十分に育たなかったり、子宮内膜が十分に厚くならなかったりする可能性もあります。太っている人に多く見られる多嚢胞性卵巣症候群は、体重を落とすことで排卵が起こるようになるケースもあります。

さらに妊娠後は、糖代謝に異常が起き妊娠糖尿病になりやすく、これが胎児の奇形率の増加や流産の要因にもなりますし、妊娠高血圧症候群のリスクも高まります。

太り過ぎは、妊娠や出産へのリ

あなたのBMI値は？

BMIとは、Body Mass Index を略した体重（体格）指数のことで、体重 (kg) ×身長 (m)^2 で算出され、この値が指標となります。有疾患率が最も低い値を『理想体重』と設定していることが特徴で、その値は 22 で、BMI 25 以上の状態を肥満としています。BMIと不妊症の関係では、BMI 18 ～ 24 の群とそれ以上の群の不妊症である率を比較したとき、相対リスクは BMI24 ～ 26 で 1.3 倍、26 ～ 28 で 1.7 倍、28 ～ 30 で 2.3 倍、30 以上で 2.7 倍という報告もあり、妊娠を考えた場合は BMI 値は 24 以下を目指すといいでしょう。

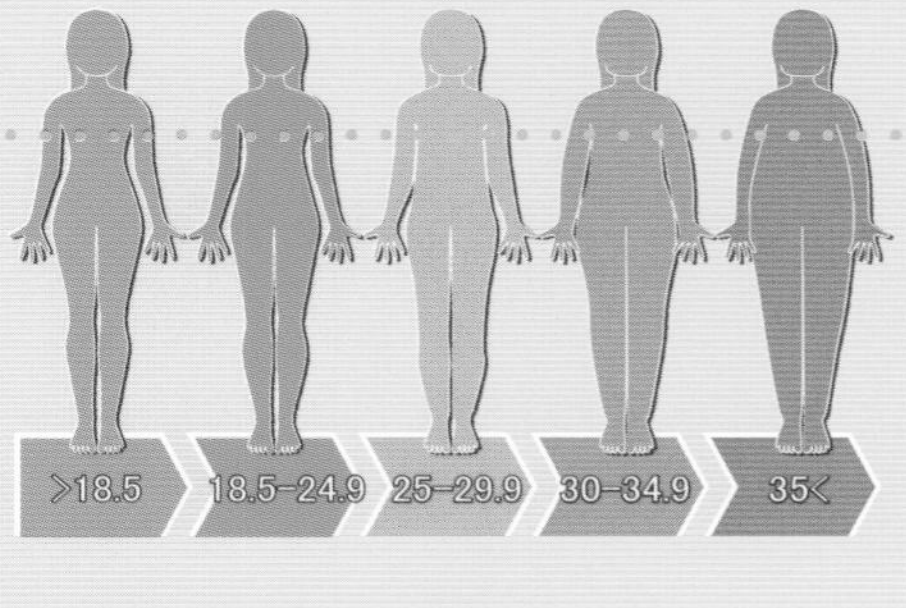

BMI 値 ＝ 体重（kg）×身長 (m)^2

あれ？私、肥満かな？と思ったら、解消することが大切です。「かろやかサークル」というサイトでは、肥満や肥満症に関する詳しい情報を知ることができます。

スクが高くなりますが、かといって急激に体重を落とすとカラダにもよくありません。1カ月で体重の5％を落とすことを目標に食生活を見直し、運動を取り入れた生活を心がけてみましょう。

やせ過ぎが良くない理由

BMI値18・5未満がやせとされています。BMI値が18以下の極度のやせの場合は、排卵が止まり、無月経になる人が多くいます。これは、視床下部の働きに抑制がかかり、卵胞を育てるFSH（卵胞刺激ホルモン）と卵胞を成熟させ、排卵のきっかけをつくるLH（黄体化ホルモン）の分泌量が減ることが要因です。月経が止まるということは「自分の命を守ることで精一杯。とても新しい命を育てるほどの力はないよ」というカラダのサインでもあるのです。

卵子や精子も細胞の1つです。カラダに栄養が不足している状態であれば、質のいい卵子や精子を育てることは難しいでしょう。

また妊娠後は、低体重児や早産の確率も上がり、生まれた子どもが、将来、糖尿病や高血圧などの生活習慣病を発症するリスクが高まるという発表もあります。

BMI値が18・5未満の場合はカロリーを考えた食生活をして、筋力をつけながら体重を増やすようにしましょう。

筋力アップと基礎代謝アップ

日頃から運動して筋肉をつけることで、基礎代謝が上がり、代謝効率も上がり、そして体温も上がってきます。体温を上げると血液の流れが良くなり、免疫力が高まります。

基礎代謝とは、内臓を動かしたり、体温の維持などの生きていくために最低限必要な生命活動をするためのエネルギーのことをいいます。

筋力をつけるからといって、筋肉モリモリのマッチョなカラダを目指そうというのではありません。今よりも代謝のいいカラダをつくるために、日常生活の中で運動量を少し増やす工夫をしてみましょう。

また、日頃デスクワークをしている人は、下半身の血流が悪くなるので気をつけましょう。座りっぱなしから立ち上がるだけでも血流は良くなりますが、歩いたり、簡単なエクササイズをすることも大切です。座っている間に、足首を回してみたり、トイレに立った際に、簡単なストレッチをしてみましょう。

運動することに慣れてきたら

日頃から運動している人は、それを続けていくこと、そして、これまであまり運動してこなかった人は、運動を日常化していくことが大切です。そして次のステップとして、しっかり酸素を取り入れながら行う有酸素運動を取り入れていきましょう。ジョギングやウォーキング、エアロビクスや水泳、自転車などがこれに当たります。

心拍数は、110〜150／分程度を目安（心拍数の数値には個人差があります）にします。脂肪は、20分以上続けることで燃焼しはじめるので20分以上続けることを意識しながら運動をして、これまでの運動をアップグレードして続けられることを見つけて日常化していきましょう。

最近では、エアロビクスやヨガなどのレッスンを定期的に行っている不妊治療施設もあるので、参加してみるのもいいでしょう。「赤ちゃんが欲しい」「ママになりたい！」という同じ目的に向かっている仲間とのひと時は、「悩み苦しんでいるのは自分だけじゃないんだ。ひとりじゃないんだ」という安心感や励まし合う気持ちにもつながるかもしれません。

また、そうしたレッスンを受けるのは、なかなか難しいという人は気楽にはじめられるウォーキングがオススメです。

歩くことによって、血液の循環がよくなり、カラダが温まってストレスの解消にも役立ちます。

ウォーキングのポイント

- 骨盤は正面に向け、骨盤から前に出るようにする
- ガニ股や内股にならないよう足先をまっすぐ前に向けて、かかとから着地する
- 内ももに力を入れ、内股にならない程度に内ももをすり寄せて歩く
- カラダが揺れないようにヒザを伸ばす
- 背筋は自然に伸ばす（力の入れすぎ、反りすぎに注意）
- 腕を振って歩く
- 信号待ちなどで立ち止まったときも、両足のつま先をまっすぐ前に向け、内ももに力を入れて立つ

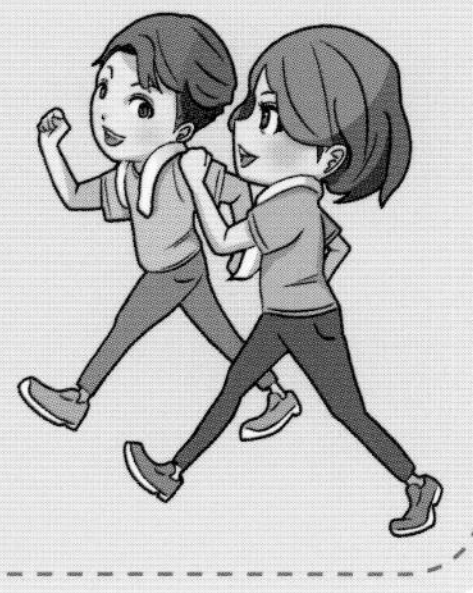

カラダを動かして基礎代謝アップ！

カラダを温めて、健康を保ちましょう！

あなたの平熱は、何度ですか？

あなたは、自分の平熱を知っていますか。基礎体温を測っている女性は多いと思いますが、平熱は知らないという人は意外と多いようです。

基礎体温は、生命を維持するために必要な最小限のエネルギーしか消費していない、安静な状態にある時の体温のことで、カラダを動かしている時との体温（平熱）とは差があります。女性の基礎体温は排卵を境に高温相と低温相の二相性になりますが、男性は特に変化のない一相性です。平熱は、普段の健康な時の体温のことで個人差がありますが、36・5から37度くらいです。

体温は測定する部位で違いがあり、直腸などのカラダの中心部に近い体温（深部体温／中核温）は安定していますが、脇の下の体温は、外気の影響を受けるため深部体温よりも1度前後低くなります。

また日差もあり、1日のうちで早朝が最も低く、夕方に向けて高くなりますが、夜はしだいに低くなっていきます。1日の体温の差は、ほぼ1度以内です。

これらのことを踏まえて、食後や運動した後、入浴後などは避けて、体調の良いときに、起床時、午前、

体温をあげるための工夫

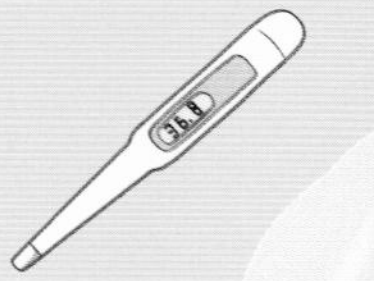

1、平熱を知ろう！

毎日、同じ時間に同じ部位で同じ測り方をして、自分の平熱を知りましょう。

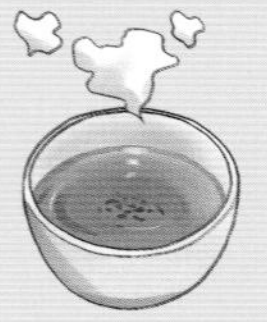

2、カラダを温めるものを食べよう！飲もう！

ショウガや唐辛子、ネギ類、黒ごまなどカラダを温めるものを食べましょう。
飲み物は、コーヒよりも紅茶や烏龍茶、ほうじ茶などを飲みましょう。

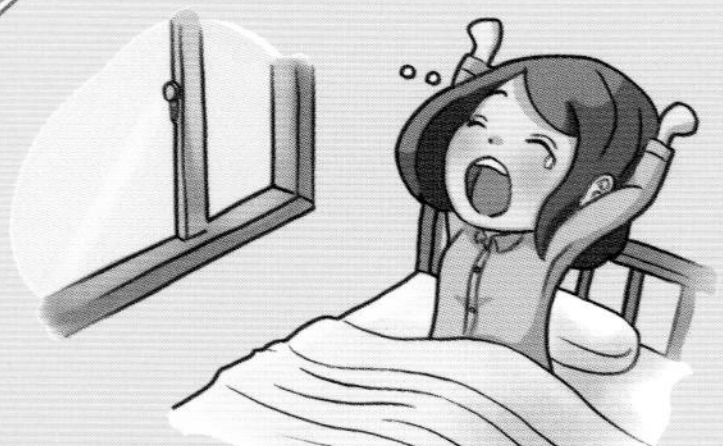

3、十分に寝ましょう。

寝ている時は体温は低く、活動している時は体温は高くなります。低体温は、この差が少なく、メリハリのない状態になっているかもしれません。
朝が辛いのは低血圧だからではなく、体温が低いのが要因だということもあります。

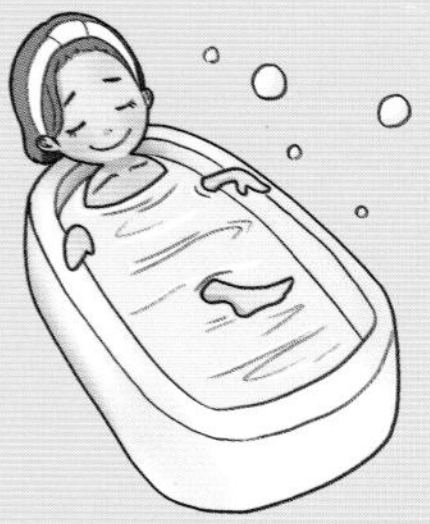

4、お風呂に入りましょう。

お風呂は、寝る２時間以上前までに入るのが理想的で、できれば１時間以上前には入浴を済ませましょう。
その後、体温はゆっくりと下がり始め、眠たくなってきます。
40℃以下の湯温で、30 分ほど浸かるのがよいでしょう。

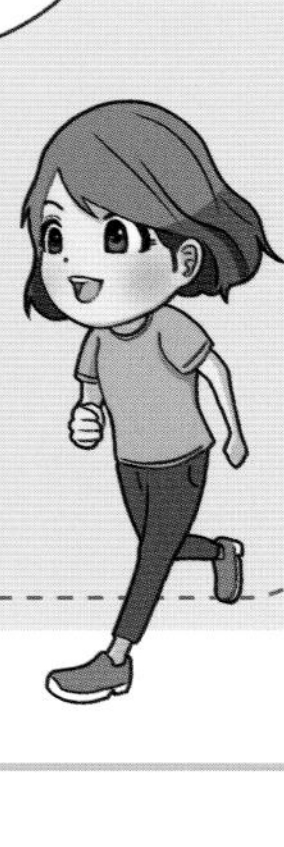

5、運動をしましょう。

運動嫌いの人は掃除や洗濯などの家事に少し負荷をかけるようにして、できる範囲から始めましょう。

午後、夜の計4回、食前や食間に体温を測り、この体温値を時間帯ごとの平熱として考えましょう。また、1日だけでなく、日をあけて何日間か測り、1週間ほど測定した体温の平均値や中央値から平熱を出してみましょう。

体温を測ることは、最も身近な体調チェックの手段です。正しく測定して、健康管理に活かしましょう。

低体温と冷えと 妊娠しやすいカラダづくり

手足などの末端が冷たい人やお尻だけ冷たい人などは、低体温なのか、冷えなのかを知ることも大切です。

実は、冷えは低体温だから起こるとは限りません。冷えと低体温は別なことなのです。女性に特に多い冷えは、筋肉量に関係しています。筋肉量が少ないと熱を作り出す機能が低くなり、皮膚の表面温度が低くなりやすいのが一般的です。

また、女性の中には腹部の血流が滞りやすくお腹やお尻が冷たい人が多いのですが、これは月経により腹部の血流が滞りがちになることが関係しています。特に夏場は、エアコンの影響でカラダが冷えてしまう人は、1枚羽織ったり、ヒザ掛けを使いましょう。

平熱が36度を下回っていたら

妊娠を目指すうえで健康を保つことは重要なことです。また、不妊治療を続けるには、体力も精神力も必要です。では、「何から取り組めばいいの？」と迷ってしまうこともありますよね。その時に平熱は、1つの指標になります。

平熱が36度を下回る低体温の人は、体調が優れなかったり、花粉症やハウスダストなどのアレルギー症状、便秘に悩んだりすることもあります。また、太っていて、なかなか体重が減らない人は、平熱が低いことが原因の1つになっているかもしれません。

そのほかでは、免疫力が下がる傾向にあり、ウイルスや細菌を防ぎきれず、病気になりやすくなってしまいます。たとえば、風邪をひきやすい人は平熱が低いことが要因になっていることもあります。

平熱が36度を下回るようなら、平熱を上げるようにしましょう。

低体温になる要因には、日頃の食生活や運動、睡眠、ストレスなどが関わっています。運動を日常化することで体調が良くなり、良く眠れるようになる人も多く、「運動した！」という日々の達成感がストレスを軽減してくれることも期待できます。

カラダを温めるには？

カラダを温めるには、まず食生活を見直してみましょう。

カラダを冷やすような食べ物や飲み物をなるべく摂らないように気をつけ、カラダを温める効果のあるものを取り入れていきましょう。

カラダを温めるには、ショウガや唐辛子、ネギ類、サバやイワシなどの青魚や羊の肉、黒ごまなどがオススメです。

飲み物は、清涼飲料水やジュースなど糖分の高いものやコーヒーは控えめにして、紅茶やウーロン茶、ほうじ茶などにしてみましょう。

カラダを温めるには、お風呂が効果バツグン！

最近は、シャワーだけで湯船には浸からないという人もいますが、カラダを温めるためにも、リラックス効果を得るためにも湯船に浸かりましょう。リラックス効果が高いといわれるのは半身浴ですが、カラダを芯まで温めるには全身浴がオススメです。

ポイントは、40度以下のぬるめのお湯に30分以上浸かることです。こうすることで副交感神経が優位になり、リラックス効果が高まります。血管も開いて、血流も良くなるでしょう。

好きな音楽を聴きながら、また浴室内の電気を消し、キャンドルを置いてみたり、好きなアロマや入浴剤を入れて楽しみましょう。

バスソルトをつくってみよう！

アロマオイルをそのまま湯船に入れると、オイルが浮いてしまうので、大さじ１の天然塩に好きなアロマオイルを３～４滴入れてバスソルトをつくってみましょう。

好きな香りで楽しむのがよいのですが、温め効果を狙うのなら、ジンジャー、マジョラムスイート、ローズマリー、ティーツリーなどがオススメです。

１種類でなく、２種類のアロマオイルをブレンドしても楽しいですね。好きな香りを見つけてみてくださいね。

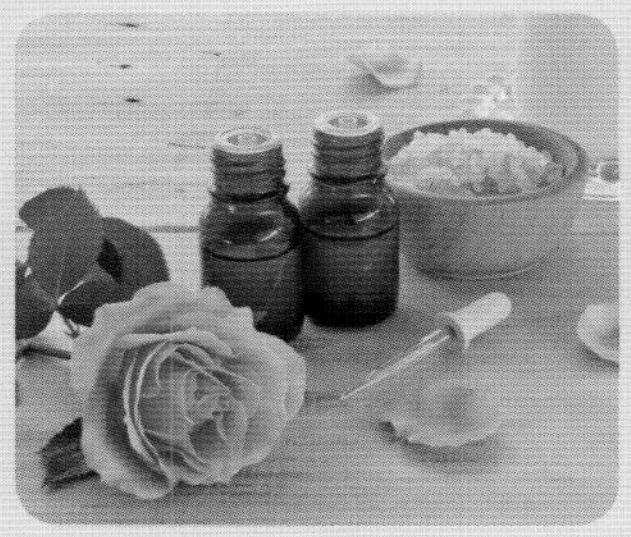

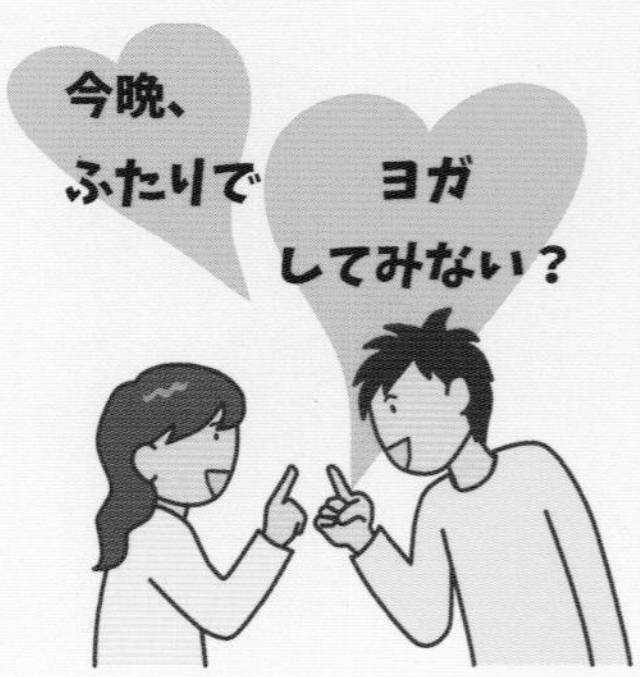

毎日の生活にヨガやストレッチを取り入れてみましょう！

ヨガは、サンスクリット語の「つなぐ」や「結ぶ」が語源といわれています。
心とカラダは１つ。つながっているもの、結ばれているものです。
心の健康がカラダの健康につながり、
カラダの健康が心の健康につながります。
どちらも健康であるように、ヨガをはじめてみませんか？

ハッピーベイビーのポーズ

足のむくみや末端の冷え、血行不良の改善

1. 仰向けに寝転がり、息を吐きながら両手でヒザを抱える。
2. 息を吸いながら、両足の指先を両手でつかむ。両ヒザを体よりも広く開き、開いたヒザとわきの下が近づくようにする。
3. 30秒～１分ほど深呼吸しながらポーズを保つ。吐く息で両足を床へ戻す。

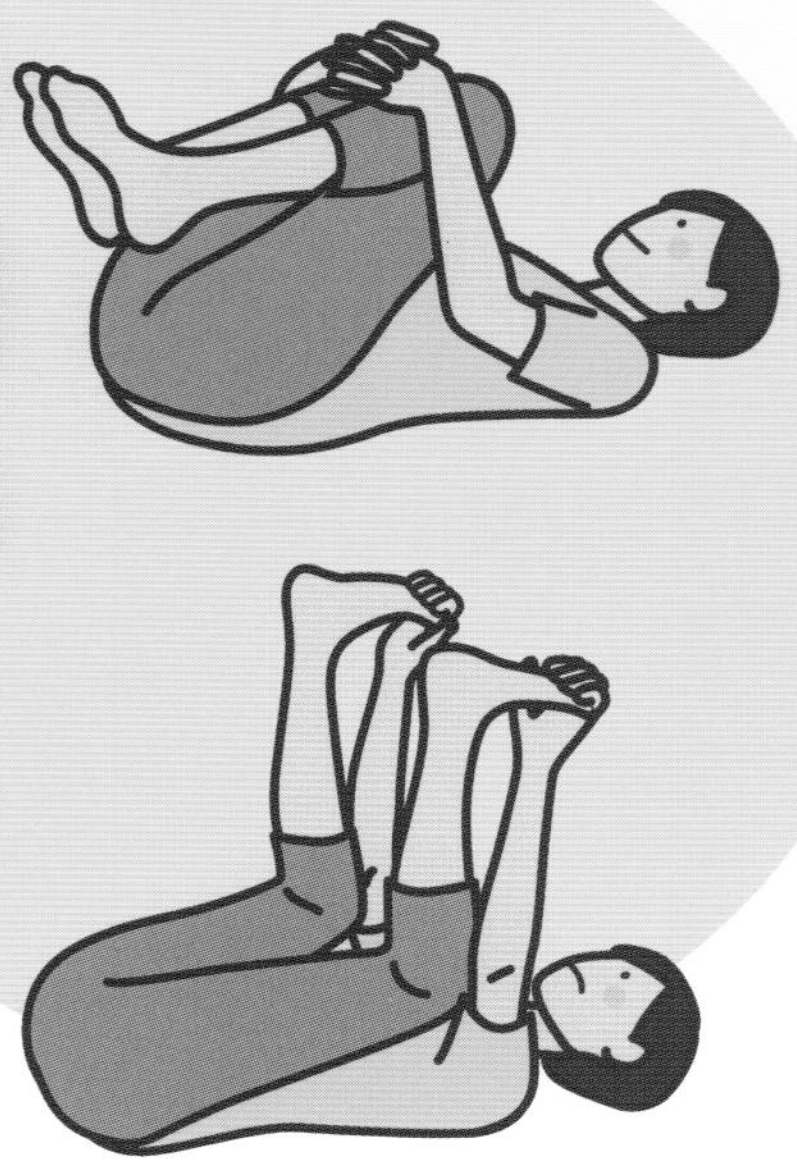

猫のポーズ

骨盤周りを動かして、子宮を温める

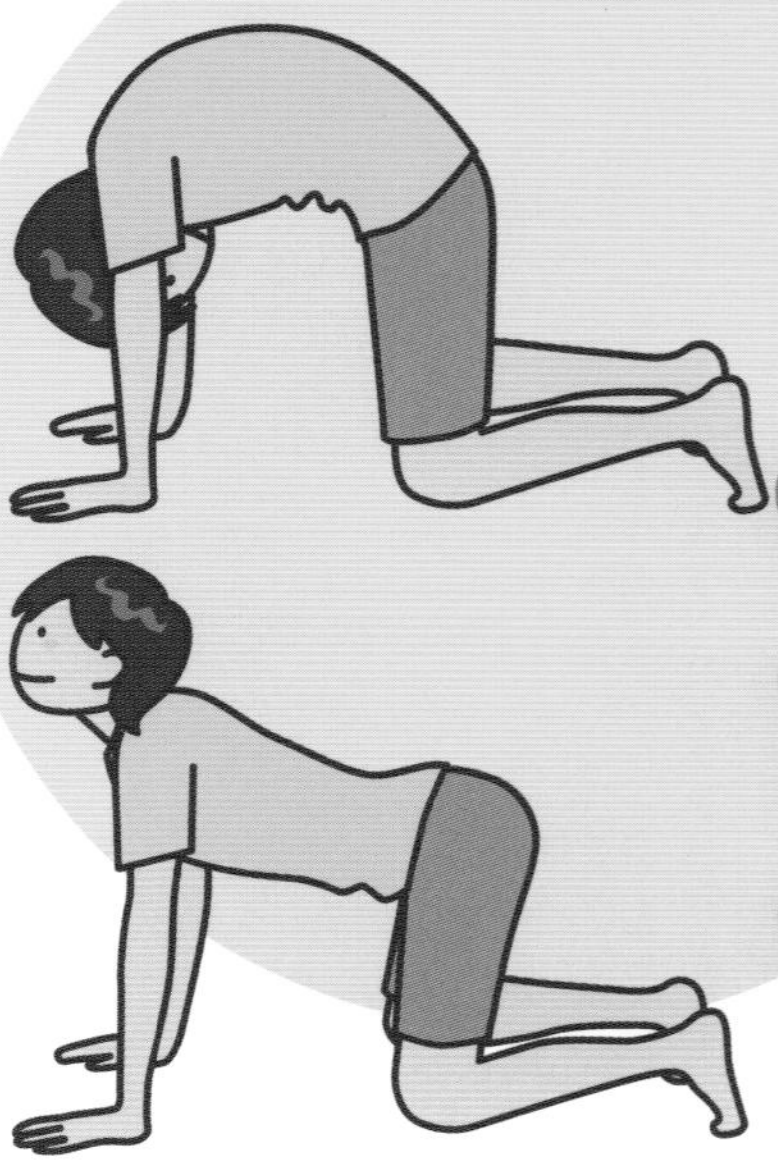

1. 足は腰幅、手は肩幅にし、両手と両ヒザをついて四つ這いになる。
2. 息をゆっくり吐きながら、しっぽを足の内側へ入れるような気持ちで背中を丸くして天井に突き出す。
3. 息をゆっくりと吸いながら、しっぽを立たせるような気持ちで背中を反らせる。

橋のポーズ

子宮を支える骨盤底筋を締める効果。落ち込んだ気分から解放

1. 足を肩幅に開いてかかとをできるだけお尻に近づける。
2. 息を吐きながらお尻を持ち上げて、背中でアーチをつくる。
3. 左右の肩を内側に寄せて、内ももに力を入れ左右のヒザが離れないようにする。
4. 両手を背中の下で組んで、肩甲骨を寄せ、そのままキープ。

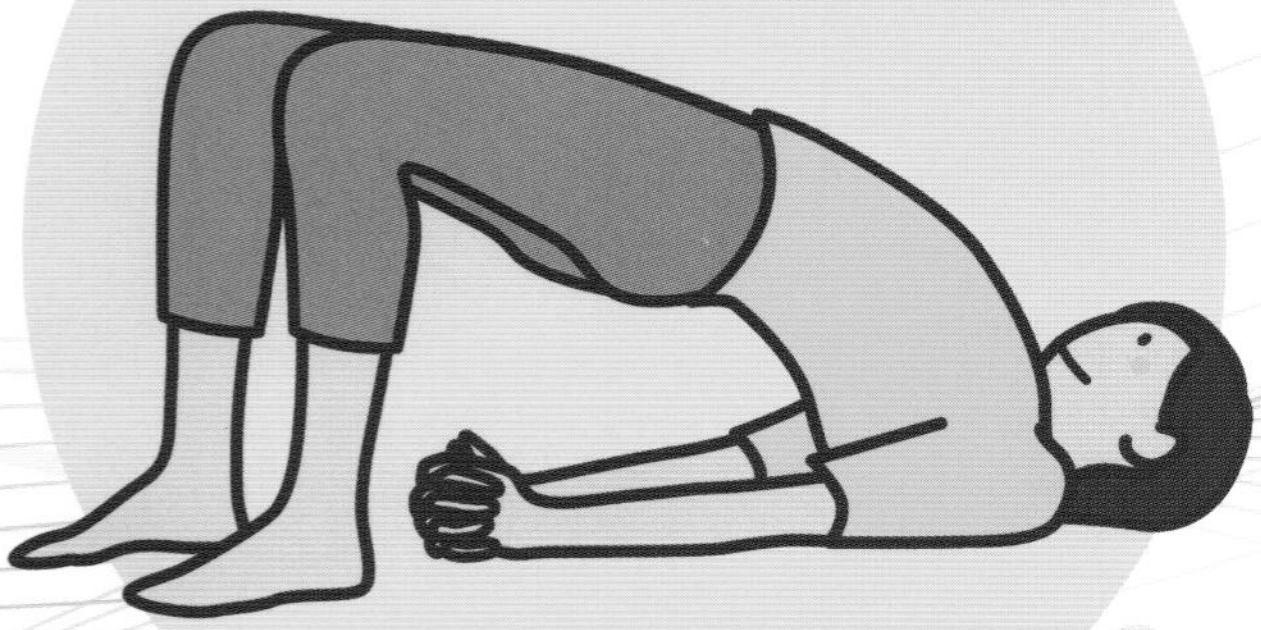

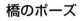

上向き犬のポーズ

体幹を強化し、気持ちを前向きにする

両足の先端を床につけてうつ伏せになった状態から、両手をそれぞれ胸の横に置き、肘を曲げて手のひらで押す。

骨盤が床から上がり、肩より前になるよう胸を前に押し出す。

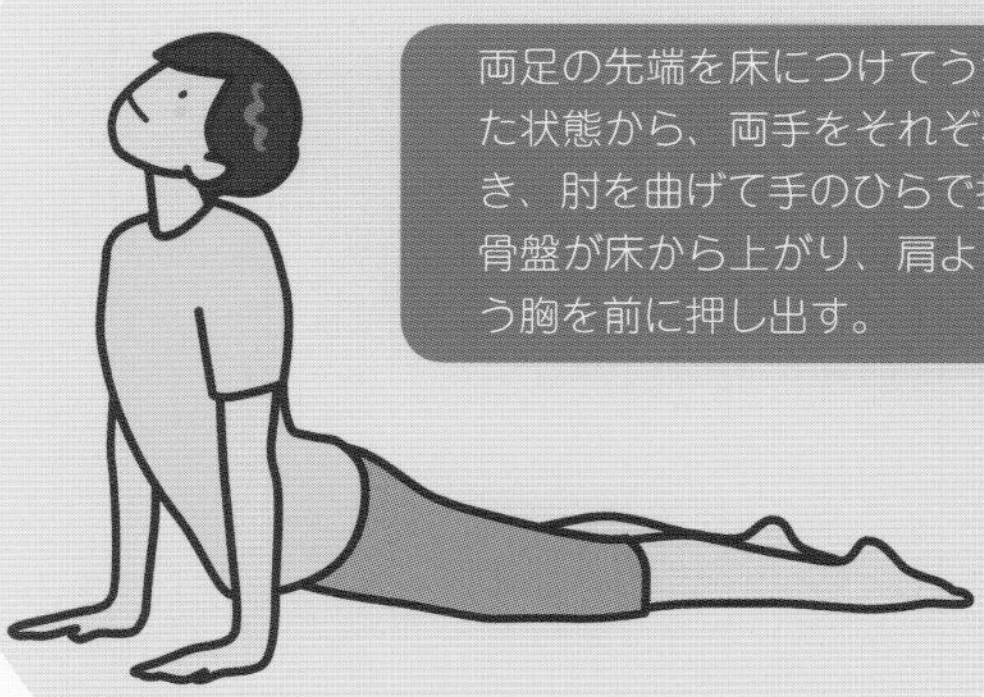

猫の背伸びのポーズ

肩こりの緩和やリンパの流れを促進。リフレッシュ効果も！

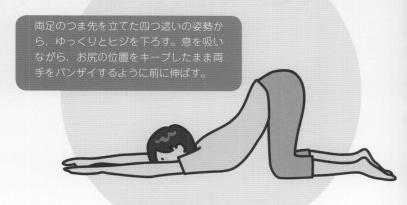

両足のつま先を立てた四つ這いの姿勢から、ゆっくりとヒジを下ろす。息を吸いながら、お尻の位置をキープしたまま両手をバンザイするように前に伸ばす。

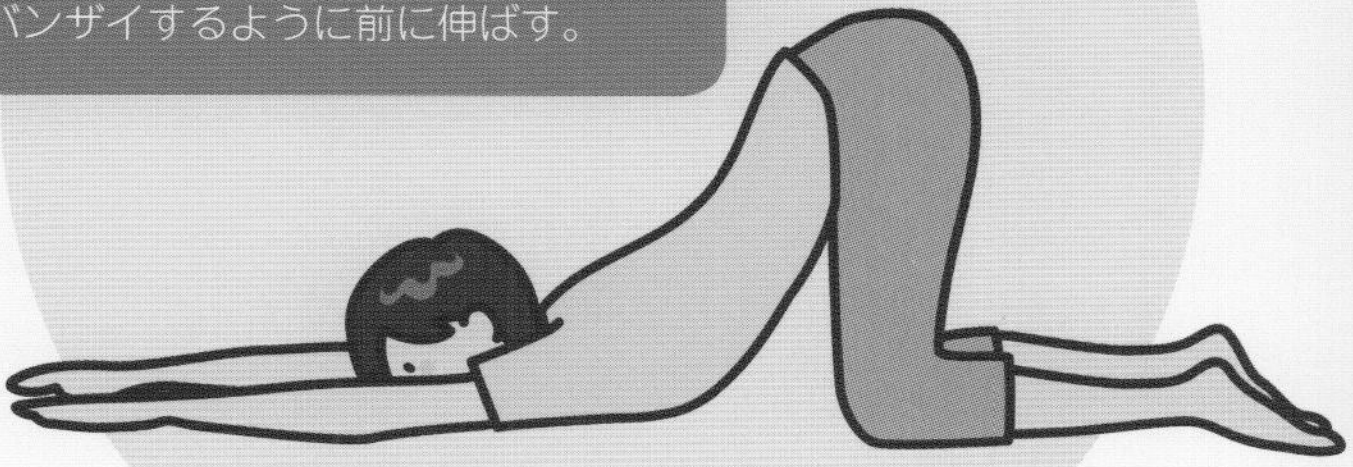

三角のポーズ

慢性疲労や冷え性の改善、

ストレス解消に！

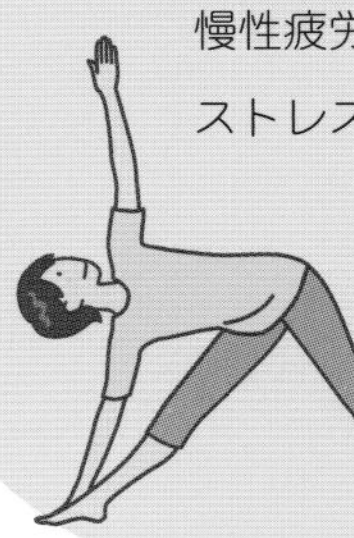

板のポーズ

内臓を支える筋肉を鍛えることで、骨盤の矯正に！


四つ這いの姿勢から、両手を肩幅の広さに開き、肩の下に腕がくるようにする。

足のつま先は立て、片足ずつ、まっすぐ後ろに伸ばす。頭からかかとまで一直線の姿勢になるようにして、キープ。

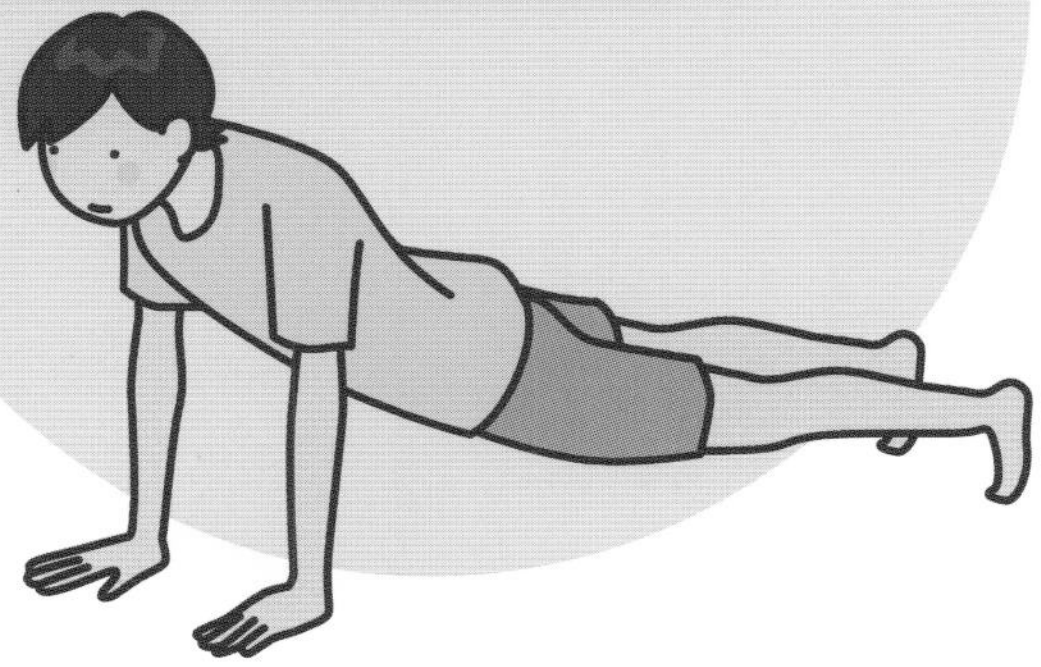

仕事の合間にストレッチ

デスクワーク中に血流改善

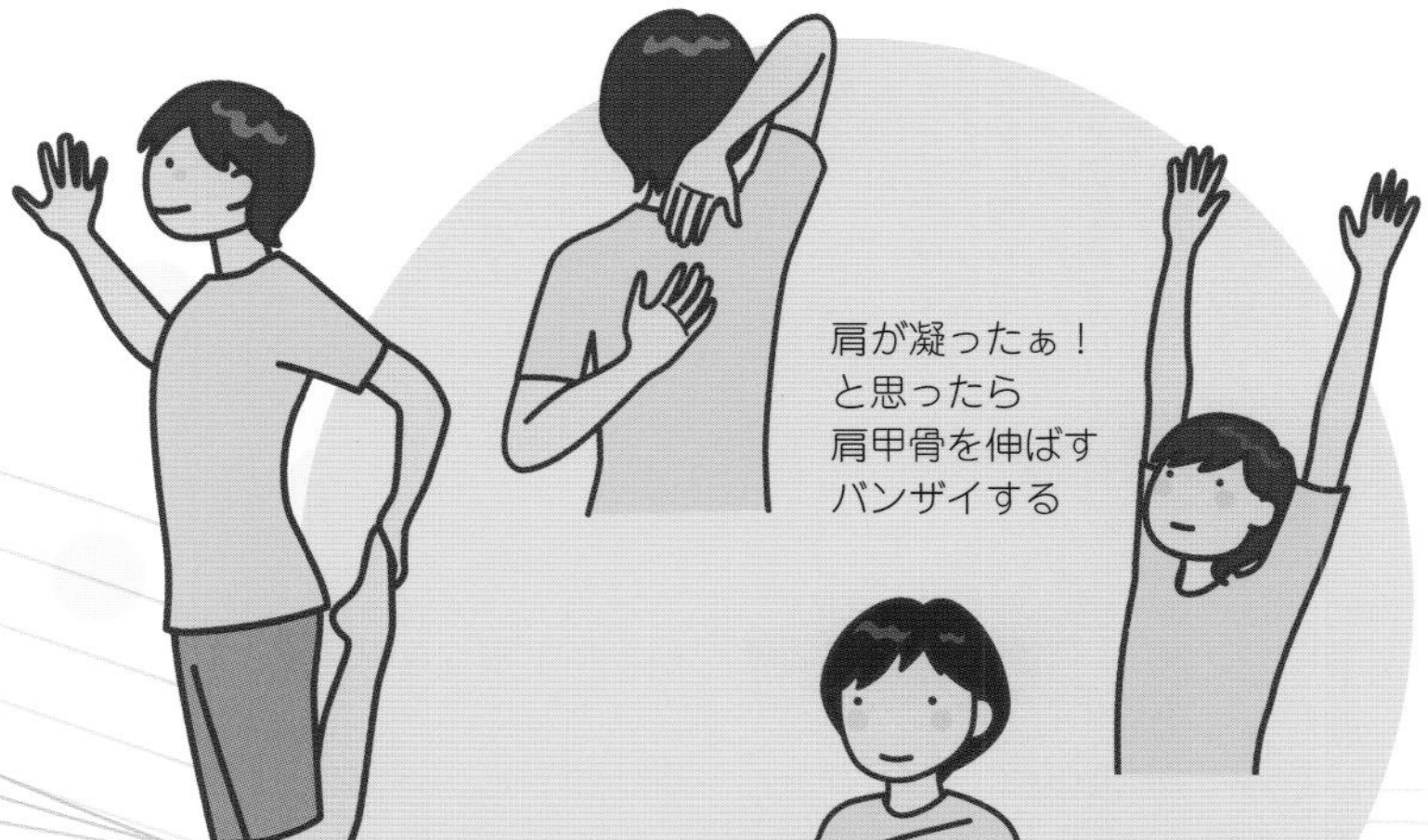
トイレに立った
ついでに！
足を伸ばす
手首も大事！

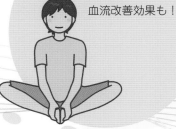

合蹠《がっせき》のポーズ

骨盤のゆがみの調整

血流改善効果も！

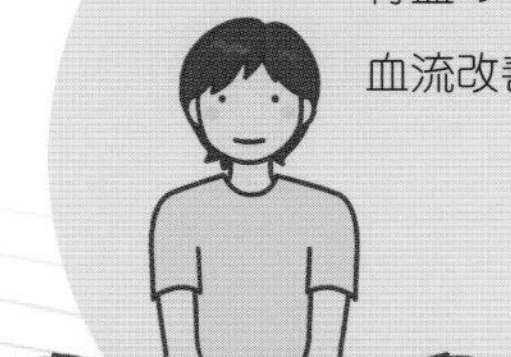

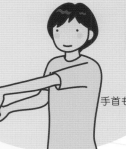

大きく息を吸い、深呼吸してみよう

あなたの心とカラダが元気であるために

妊活期は、心が疲れやすい

妊活期には、さまざまな感情が押し寄せます。不安や心配、悲しみや辛さなど、いわゆるネガティブな感情が多いかもしれません。

また、排卵期以降に高温期が順調に続いていることを嬉しく思ったり、治療している人は卵胞が順調に育ってる、採卵ができた、胚移植ができたという喜びが期待へつながったりします。けれど、その期待の裏側には不安や心配がつきまとう人もいるでしょう。

妊娠を望む日々は、不安や思い通りにいかないことが多くあります。それは、いくら心配しても、自分ではどうにもならないことばかりです。不安になったり、喜んだり、辛くなったりと、心のアップダウンもあります。また、それをいつも気にかけていると、だんだんと心が疲れてきてしまいます。

そうした心の疲れが、カラダの変調となって現れることもあり、またホルモン環境に影響することもあります。そうなってしまっては、妊活どころではありません。

悲しくて辛いときには

願ってもいない月経がきてしまった日、不妊治療で妊娠判定が陰性と出た日、またやっと妊娠したのに流産してしまった日などは悲しみも辛さも尚更で、心も疲れてしまいます。また、日頃の生活の中でも、周囲の人の不用意な言葉に傷つくこともあるでしょう。

そんな時に元気になろうとしても、心は追いついてきてはくれませんし、湧き上がってくる悲しみや辛い気持ちにフタをすることもできません。

では、どうすればいいのでしょう。

それにはまず、悲しみや辛い気持ちを遠ざけずに丸ごと受けとめましょう。

悲しかったり、辛かったりすることは妊活を続ける中で、多くの人が経験します。泣きたい時には、思いっきり泣いてもいいのです。

赤ちゃんを抱いた人を羨ましく思ったり、知人や友人の妊娠や出産を祝ってあげられなかったりしても、それを負の感情だとか、抱いてはいけない思いだと決めてかからずに、「そういう思いを抱くことはあるよね。辛いよね」と自分の気持ちをいたわりましょう。

心が疲れていると起こること

日々の生活の中では、さまざまなことが心の疲れの原因となります。妊活以外でも、人間関係や仕事、家事など「やらなくちゃいけない！」と思っていることがあっても、気持ちが乗らず、手がつかないということもあります。

そうした原因によって、カラダに活性酸素がたまり、自律神経が乱れ、心の疲れが溜まってきます。こうした疲れは、リラックスした時間を持ち、よく眠ることで活性酸素の分泌は抑えられ、自律神経も整ってきます。しかし、なんだかスッキリしないなと感じるときは、よく眠っているはずなのに、実際には熟睡できていなかったり、リラックスしているはずなのに、妊活や仕事のことなど、いろいろ考えてしまいストレスが溜まっているのかもしれません。

そうした期間が長くなったり、一時的でも過度なストレスが加わると、カラダの変調となって現れることがあります。

心とカラダを休めるために

心とカラダは、ひとつです。心はカラダに影響し、カラダは心へ影響を与えます。

どうしたら疲れがとれるか、どのように休んだら元気が取り戻せるかは、自分の状態に気づき、また、義務感にかられるようなことから解放されることが大切です。

1、気づく、受け入れる

ネガティブな考えが、頭の中をグルグルと渦巻いているときには、「今起こっていること」を冷静に考えてみましょう。「今起こっていること」に対して、過去に起こったこと、未来に起こるかもしれないことが、次々と浮かんでくるかもしれません。そうした過去や未来については、一旦、横に置いて、今だけに集中しましょう。また、湧き上がってきてしまう感情は無理に止めずに、「良し悪しの判断をせず」に受け入れましょう。

何かに書き綴ることもいいでしょう。書いたら、「今」と「過去」と「未来」にマークしてみて、自分の心の状態を観察してみましょう。

過去は、過ぎたこと。

未来は、起きてもいないこと。

観察してみることで、冷静になれることもあります。

2、「○○しなくてはいけない」という思いに、さようならする

治療をしていると、「薬を飲まなくちゃ！」や「注射しなくちゃ！」ということはありますが、それは大事なことなので、さようならするわけにはいきません。でも、あまりにも辛かったら、他の方法を医師に相談することも大切です。

また、妊娠したいと思うあまり「○○しなくてはいけない」「○○するべき」と考え過ぎてしまい、ガチガチになってしまったりしていませんか？

「運動しなくてはいけない」「サプリを飲むべき」など、妊娠しやすいカラダづくりのために行っていることが、実は自分をがんじがらめにしていることもあります。

また、仕事や家事でも、そうした思いが強いという人もいるでしょう。「がんばらなくちゃ」「やらなくちゃ」と義務感のように感じるのであれば、心が疲れ始めているからかもしれません。

運動しなくても、サプリメントを飲まなくても、家事を休んでも、たまには、仕事を休んでもいいのです。

また、人と比べたり、同じようなペースでやらなくてはと考えたりすると、自分を見失ってしまいがちになります。

人は人、自分は自分。そのままの自分と、自分のペースを大事にしましょう。

妊娠や出産に関して、いろいろなことを言う周囲の人とは、距離を置いたり、敬遠したりしてもいいのです。まずは、自分を大事にすることを考えましょう。

考え方だけでは、なかなか心の健康を取り戻すことは大変です。

次に、マインドフルネスの呼吸法で、自分の心をケアする方法を紹介します。

好きなことをしましょう！

悲しみや寂しさ、辛さや驚き、怒り、諦め、焦りなど、さまざまなストレス原因が長期間、または一時的でも過度に加わると、交感神経が優位になり、その結果、自律神経のバランスを崩したり、血流が悪くなったりします。血流が悪くなると、免疫機能や末梢機能の低下につながり、さまざまな不調が感じられるようになることもあります。たとえば、風邪をひきやすくなったり、下痢を起こしたりなどがあります。

疲れたな？ と思ったら、なにもかも全部後回しにして、またはお休みしてリラックスしましょう。あなたが好きなこと、楽しめることなら、なんでも大丈夫です。

音楽を聴いたり、映画を観たり、ショッピングに出かけたり、お風呂を楽しんだり、ペットと遊んだり、本を読んだり、お菓子づくりをしたり、運動したり、ひたすら眠ったり、とにかくダラダラしたり…と、好きなことをして楽しみましょう。
好きなことをしている間は、いろいろな思いから解放してくれることと思います。
悲しみや辛い気持ちが、途中で湧き上がってきたら「わかった。後にしよう！」と、とりあえず確認すればOKです。

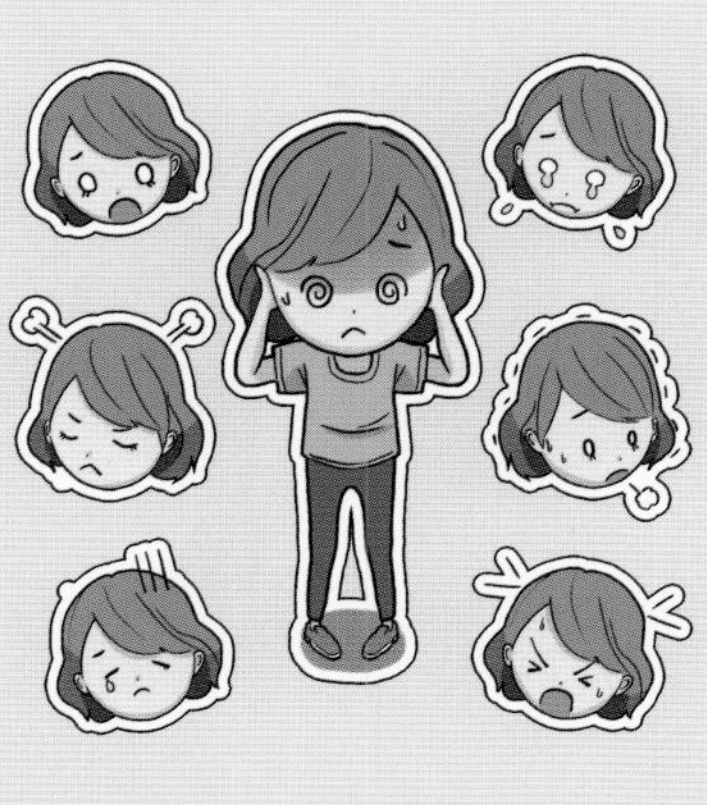

大きく息を吸い、深呼吸してみよう

深呼吸して、心の疲れをいやしましょう

マインドフルネスの呼吸法で心を解放する

マインドフルネスとは、「今、この瞬間に意識を集中させること」を基本とするストレス緩和法として、医療現場でも取り入れられています。瞑想や呼吸法、ヨガなどを行うことで自分の心に意識を集中させ、ストレスや不安から解放させていくことができます。

今回は、すぐに実践できる呼吸法を紹介します。妊活や不妊治療、家事や仕事、人間関係など、がんばり過ぎてしまっている自分に気がつくことができるでしょう。

いつもの呼吸に気がついて！

ストレスや不安を抱えているときの呼吸は、浅くなりがちです。

浅い呼吸は、血液中の酸素が少なくなり、脳が酸欠状態になってしまうこともあります。それを防ぐために、交感神経が優位になり、心やカラダは緊張状態になります。そして、これが不安やストレス、不眠へとつながってしまうのです。

呼吸が浅いな、不安だなと感じたら、その場で大きくゆっくりと呼吸してみましょう。お腹に入っていく息を感じながら、数回呼吸するだけでも心とカラダの緊張がほぐれ、落ち着くことができるでしょう。これは、いつでも、どこでもできますから、ぜひ、実践してみてください。

マインドフルネスの呼吸法

より不安やストレスから自分を解放するためのマインドフルネスの呼吸法を行ってみましょう。

1、背筋を伸ばして座る

座布団やクッションの上に浅く座り、両ヒザを床につけて座るか、両足をももに乗せたり、片足をももに乗せて座ってもいいでしょう。イスの場合は、背もたれを使わず、イスに浅めに座りましょう。

あごが前に出たり、引き過ぎたりしないよう背筋を伸ばし、猫背にならないように気をつけましょう。

2、肩の力を抜き、胸を開く

肩の力を抜き、足は軽く開いて手をももの上に置きます。

少しお腹を押し出すような姿勢になると胸が開きます。

3、ゆっくり呼吸をする

最初は普通に呼吸をし、だんだんと大きくゆっくりとした呼吸にしていきます。お腹に空気を入れて、ゆっくりと出す腹式呼吸へと変えていくことに意識を集中してみましょう。

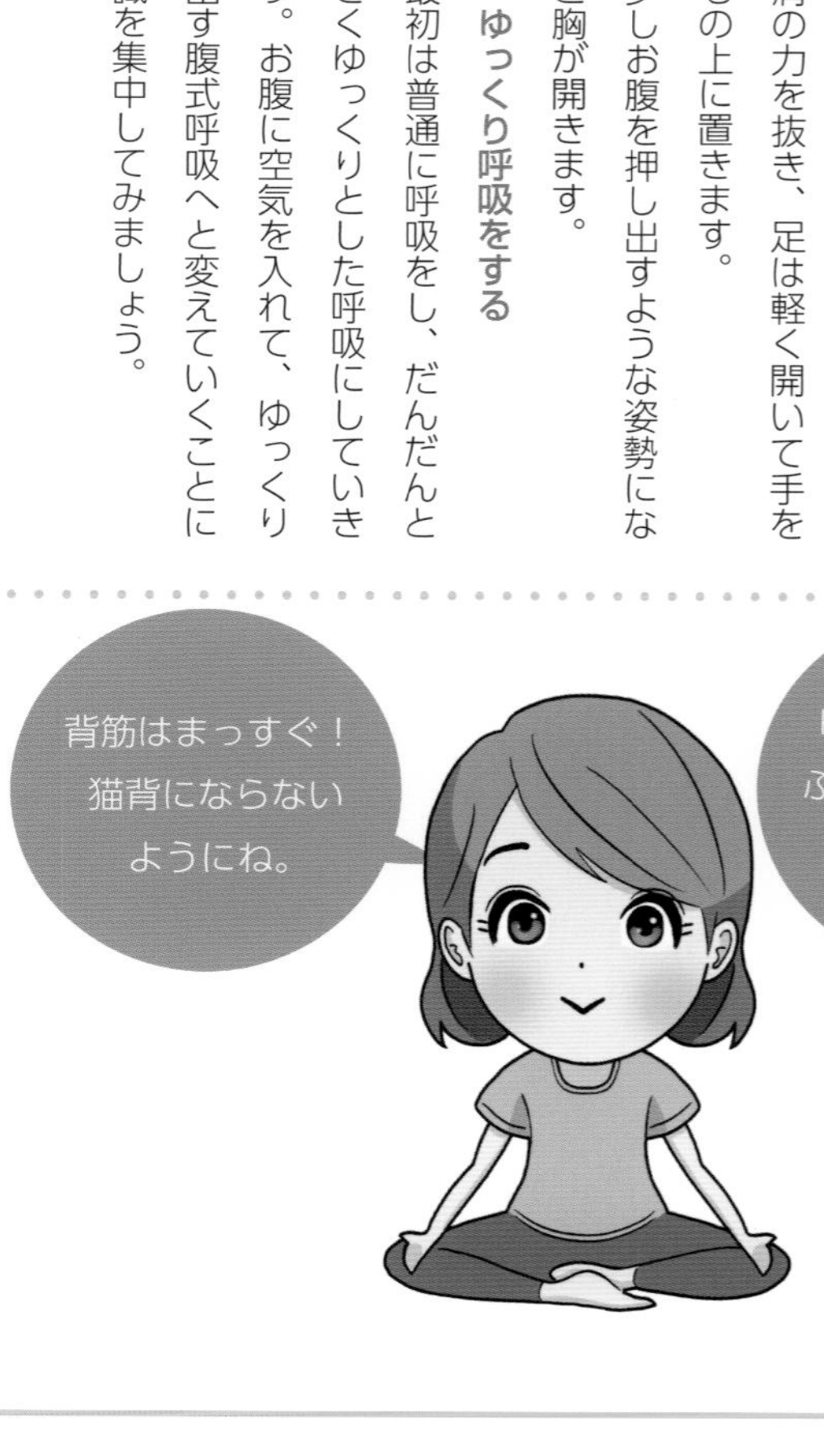
背筋はまっすぐ！
猫背にならない
ようにね。

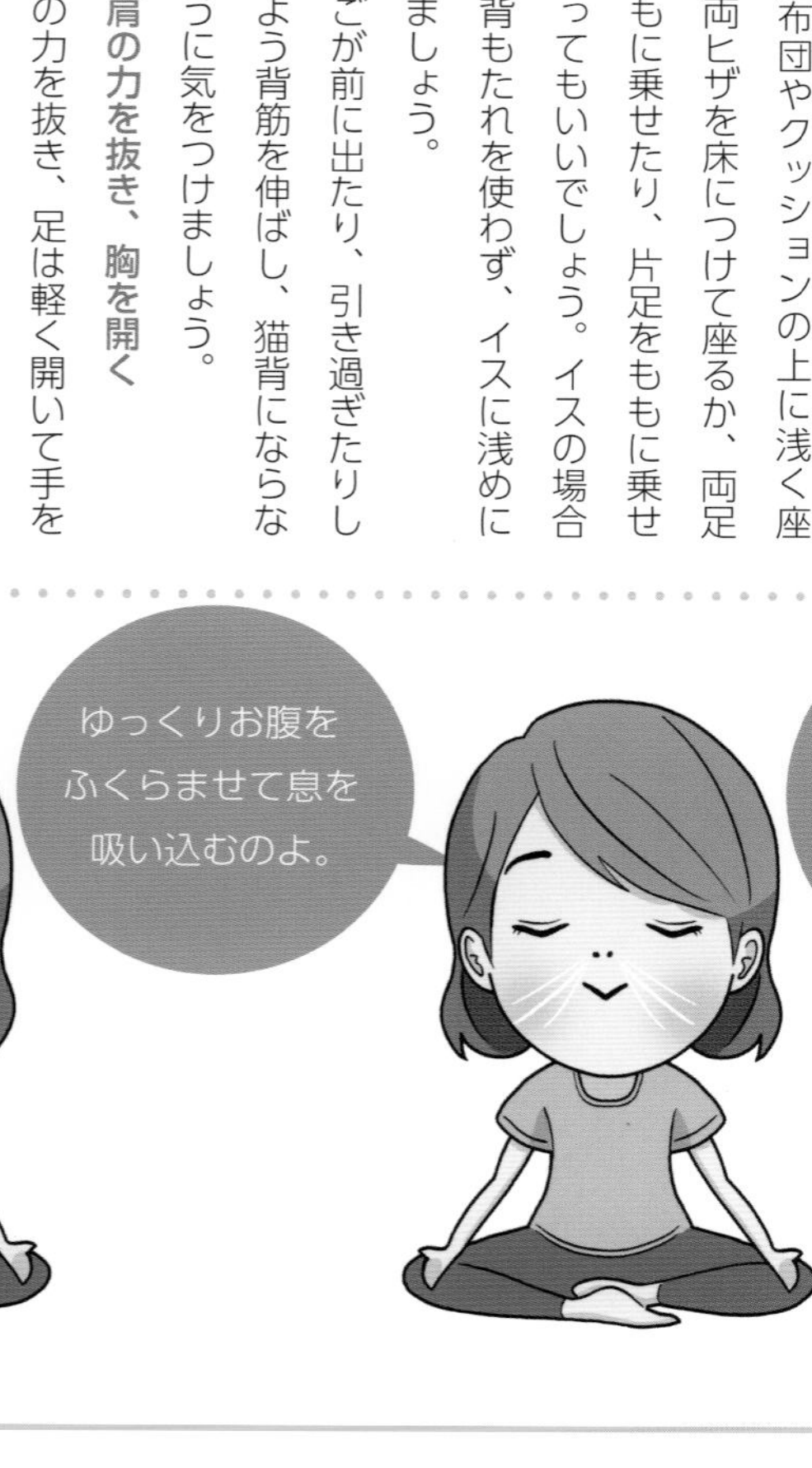
ゆっくりお腹を
ふくらませて息を
吸い込むのよ。

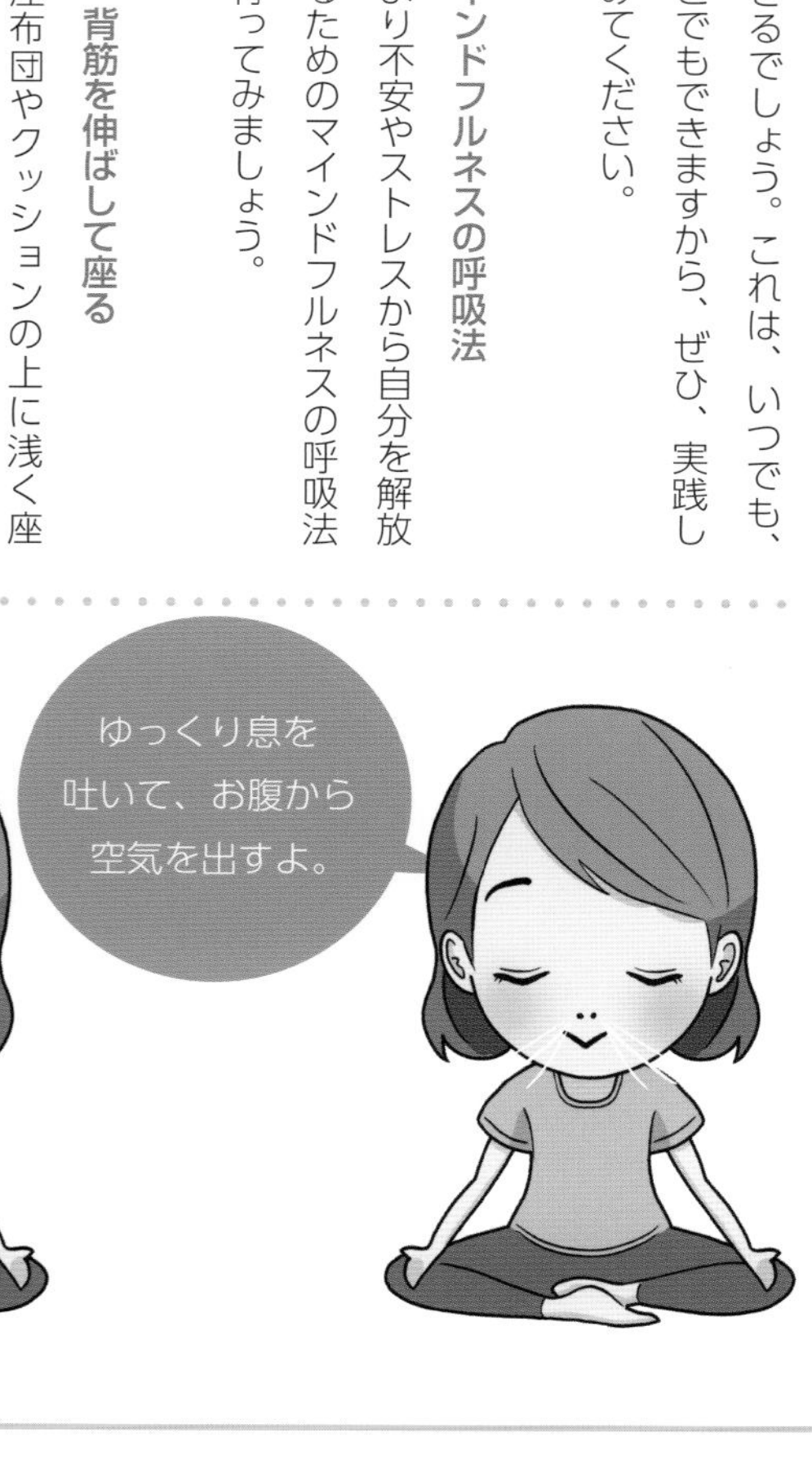
ゆっくり息を
吐いて、お腹から
空気を出すよ。

4、雑念から戻る

呼吸している間にも、いろいろなことが頭によぎるかもしれません。そうしたときには、一度、確認をして、また呼吸に意識を戻しましょう。

たとえば、「あぁ、今日の基礎体温、低かったな～」と頭に浮かんだら「今朝の基礎体温のことね」と確認してから、その思いを横に置き、鼻から入ってくる空気、お腹から出ていく空気に意識を戻しましょう。

5、最初は5回、数分からでも

起きてすぐ、布団の上で5回、この呼吸法をするだけでも1日のはじまりが違ってくるかもしれません。

慣れてきたら、10～15分続けてみましょう。

無理をすることはありません。やらなければならないわけでもありません。

ただ、呼吸していくうちに、自然と自分のカラダのことに気づき、感覚が変化してくるでしょう。

少し不安、ちょっとストレス……と感じたら、呼吸を大きくゆっくりするだけも大丈夫です。

そうした、早め早めの心のケアが、あなたの心をいやしてくれることでしょう。

呼吸法だけじゃない！いつでも、どこでもマインドフルネス！（瞑想編）

マインドフルネスは、呼吸法を含めたヨガや瞑想などもあります。ヨガは、P23を参考にしながら行ってみましょう。
瞑想は、まずは呼吸に集中し、それができたらいろいろなことを意識してしていきましょう。

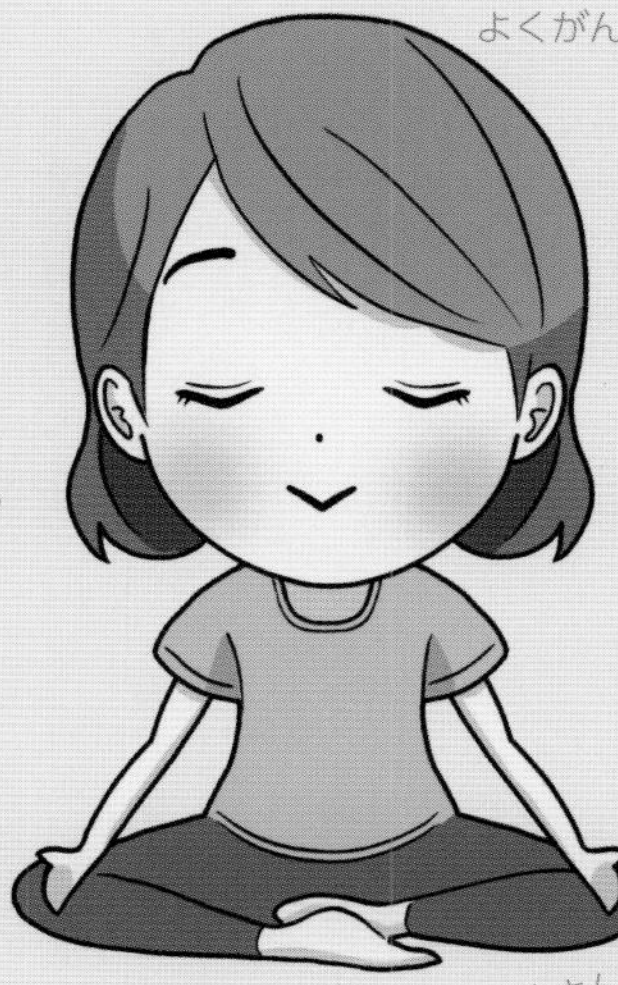
スーッ
ハーッ
あなたは、
よくがんばってる！
鳥が鳴いてる…
車が通ったなぁ
この匂いは何だろう？
肌に、風を感じるぅ
お父さん、お母さん、
何してるかな。
みんなが幸せに過ごせていますように！

1 まずは、呼吸に集中。雑念が生まれたら、ちょっと横へ。呼吸をしている自分を感じて。

2 聞こえてくる音に耳を澄ませてみて。音の好き嫌いを判断をせずに、ただ聞こえてくる音に集中。

3 何を考えてる？頭に浮かんできたことを、一歩引いて、少し離れたところから自分を観察してみて。

4 何かひとつにとらわれずに、全身をアンテナにしていろいろな感覚を客観的に観察しよう。

5 徐々に意識を広げて、幸せを願いましょう。自分だけでなく大切な人、身近な人、苦手な人の分も。

最初は、途中で集中が切れてしまっても、気にしない。
何度かやっているうちに、集中できるようになってきます。

瞑想の基本は、落ち着いた場所で行うのですが、実は、どこでもできます。
歩きながら瞑想するときは、基本の呼吸法を行いながら、一定のペースで一歩ずつゆっくり歩き、慣れてきたら周りの風景や音、匂い、肌に触れる風などを感じながら歩きましょう。
食事のときは、食べるものをよく観察しながら、ひと口ずつよく噛んで食べましょう。よく噛むとその食材の本来の味や、噛んで小さくなっていくことが感じられます。
よく噛んで、ゆっくり飲みこみましょう。そうすると舌の上から喉の奥へと食べたものが移動していくことが感じられるでしょう。食事の時間は、おのずと長くなりますが、ひと口ひと口よく噛んで食べることで満腹感も得られやすくなります。
仕事中に瞑想するわけにはいきませんが、手を伸ばして大きく息を吸ったり吐いたり。また、両手を挙げてカラダを右、左と傾けて体側を伸ばしましょう。首を回したり、足首を回したりするのもいいですね。

笑顔で自分を元気に！

ポジティブな私でいるために

笑顔で暮らそう　笑って暮らそう

心が元気なときは、いろいろなことが順調に運んだり、ちょっとした失敗や不安なこと、心配なことがあっても、何とかなるかな？と考えることができるでしょう。

また、自然と笑顔も多くなるかもしれません。もちろん人に与えるあなたの印象もいいものになるのではないかと思います。

笑顔は、「人に与える印象を良くするものでしょ？」と考えるかもしれませんが、ここでは何より大切な、あなた自身がポジティブに暮らすための笑顔について話しましょう。

笑顔が、心の元気や幸せを感じるスイッチになってくれるかもしれません。

笑いや笑顔は、ストレス軽減に効果がある

笑いや笑顔には、ストレスを軽減させる効果あるという研究発表は多くあります。

ストレスを感じていて、その状態が長く続くと交感神経が優位になってコルチゾールという、いわゆるストレスホルモンが増えてきます。

コルチゾールが増えると、免疫力が低下し炎症のコントロールを悪くしたり、血圧が高くなることがわかっています。

またストレスが強く、不安や緊張状態が続くことで増加するコルチゾールは、心にもカラダにも良くないといえます。

それが、漫才やコントなどのお笑い番組などを観て笑うことで、コルチゾールが低下し、副交感神経が優位になり、幸せホルモンといわれるセロトニンが増え、また自然な幸せを感じさせる脳内モルヒネであるエンドルフィンやドパミンを増やすというさまざまな効果があるという研究報告（※1）があります。

これは、意図的に笑顔を作っても起こるようです。声を出して笑うよりは、ストレス軽減は少ないかもしれませんが、自分のストレスを下げるためには、作り笑顔もいいようです（※2）。

両方の口角を上げて笑顔をつくって鏡で見てみましょう。

実際は、心の中はストレスでいっぱいでも、笑顔をみていると心が落ち着いてくることもあります。

「とりあえず、やってみるか…」という気持ちでも大丈夫です。

今朝、お化粧をしているときのあなたの表情はどうでしたか？

明日は、笑顔をつくりながらお化粧してみてはいかがでしょう。

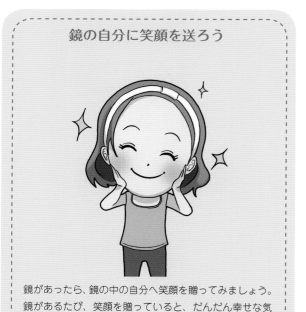

鏡の自分に笑顔を送ろう

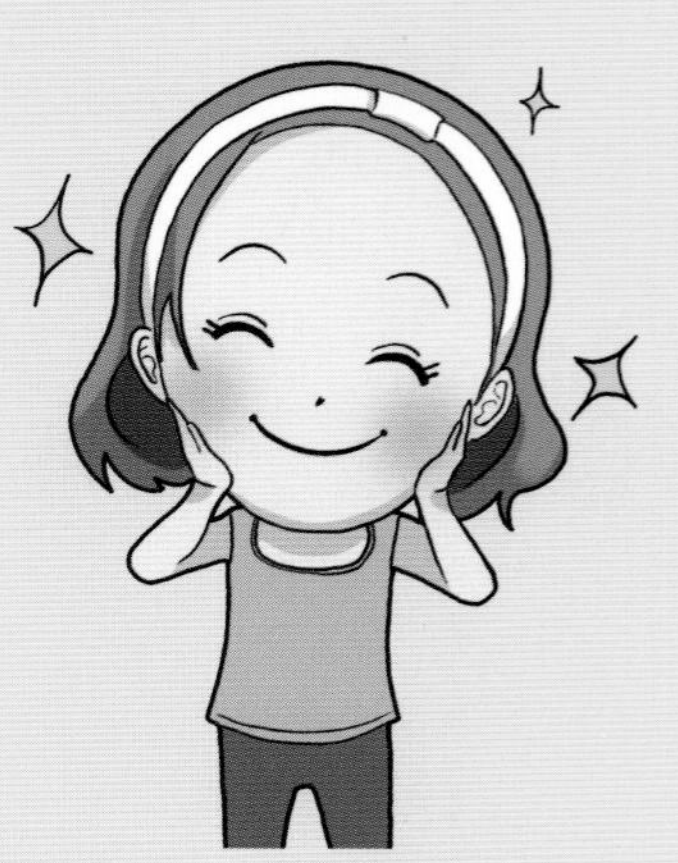

鏡があったら、鏡の中の自分へ笑顔を贈ってみましょう。鏡があるたび、笑顔を贈っていると、だんだん幸せな気持ちにスイッチが切り替わってくるのではないかとも思います。

（※1）笑いと笑顔が心身の健康に及ぼす影響
（※2）笑いと笑顔のストレス解消効果

妊娠しやすいカラダづくり 今日からできること！ まとめ！

妊娠のしくみを再確認！

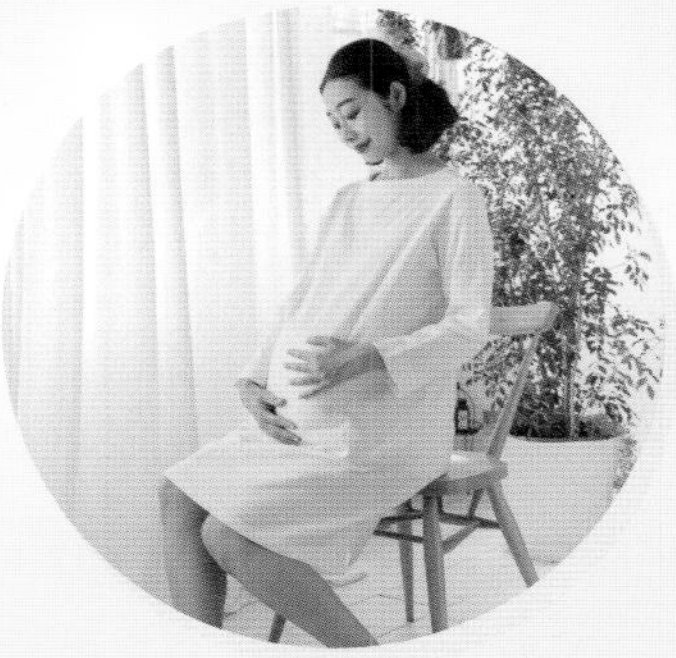

妊娠のしくみや妊娠する方法などの基礎や基本を再確認しましょう。
そのうえで、妊娠しやすいカラダづくりに取り組みましょう！

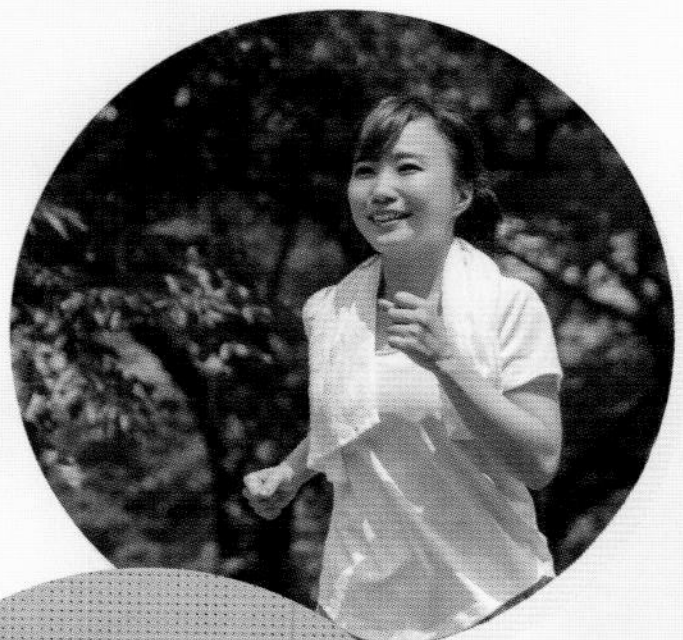

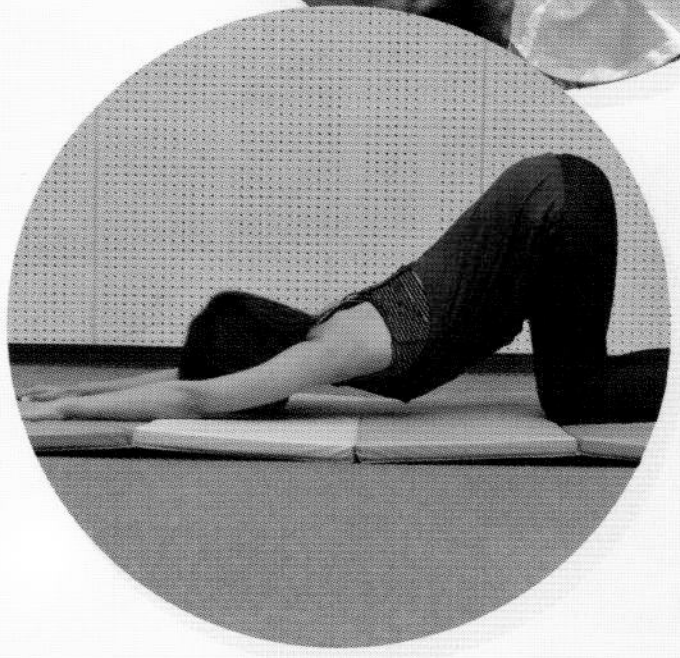

カラダにいいものを食べよう！

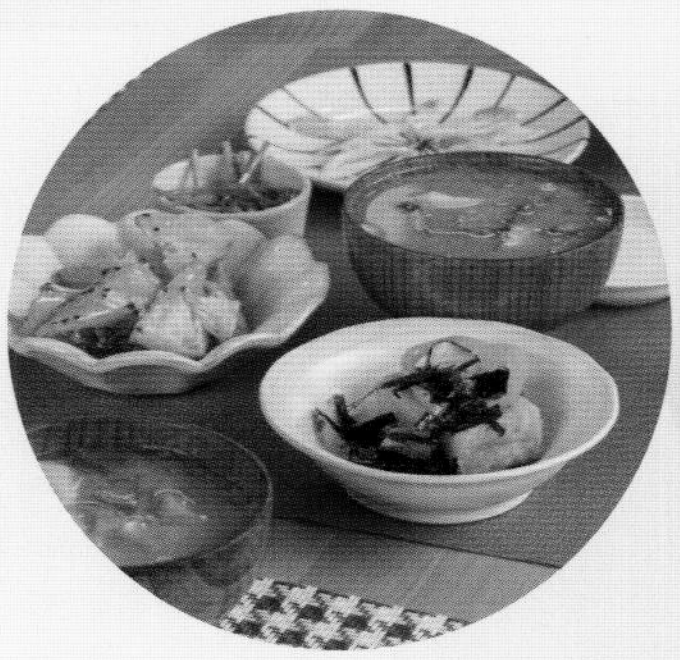

あなたのカラダは、あなたが食べたものでできています。いい食材を選んでバランスよく食べることは、良いカラダづくりにつながります。また、高たんぱく、低糖質を心がけましょう。

運動をして基礎代謝アップ！

カラダを動かすことが基礎代謝を上げ、体温を上げることにつながります。

運動不足を感じている人や太り過ぎの人は、体重を毎日計測したり、平熱を確認しながら、日々の運動を習慣化させましょう。

まずは、無理なくできること、長く続けられることから始め、だんだんと負荷をかけていきましょう。

深呼吸をしてみましょう

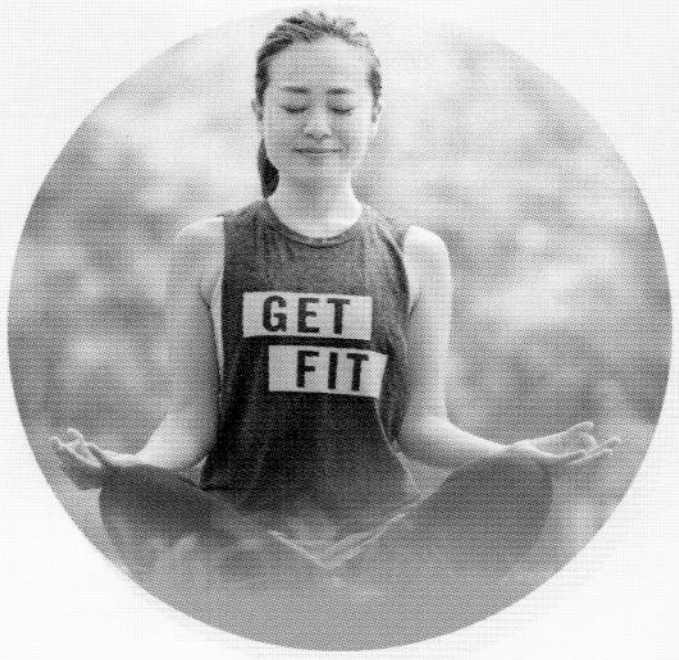

心とカラダは１つです。
心が疲れたら、カラダも疲れてしまうし、またその逆もあります。
大きくゆっくり息を吸って深呼吸をしましょう。
ザワザワしていた心が、少しずつ落ち着いてくることでしょう。ストレスを感じたら、その時に試してみましょう。

笑顔で自分を元気に！

笑う門には福来たるといいます。沈んだ顔をしても、笑顔でいても、同じだけ時間は過ぎます。「今日は、無理」と思っても、まずは１回だけでも、自分のために笑ってあげてください。

つくり笑顔でもいいのです。

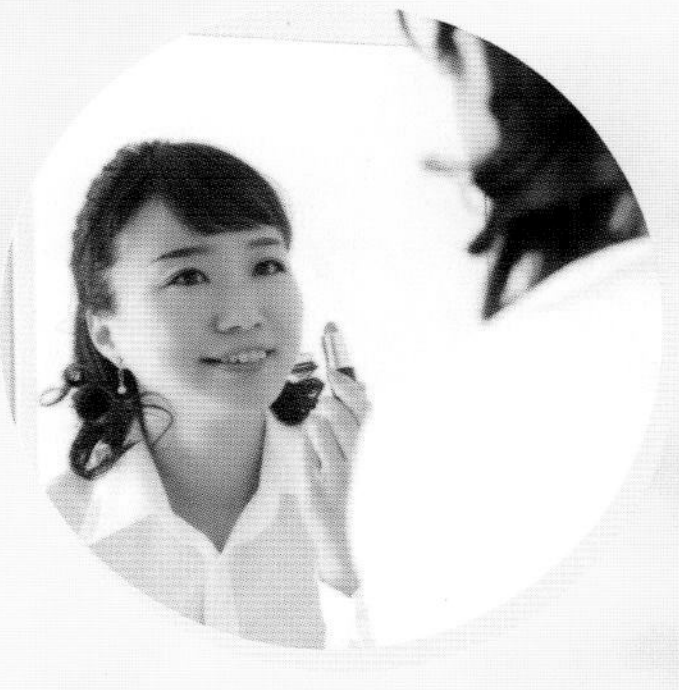

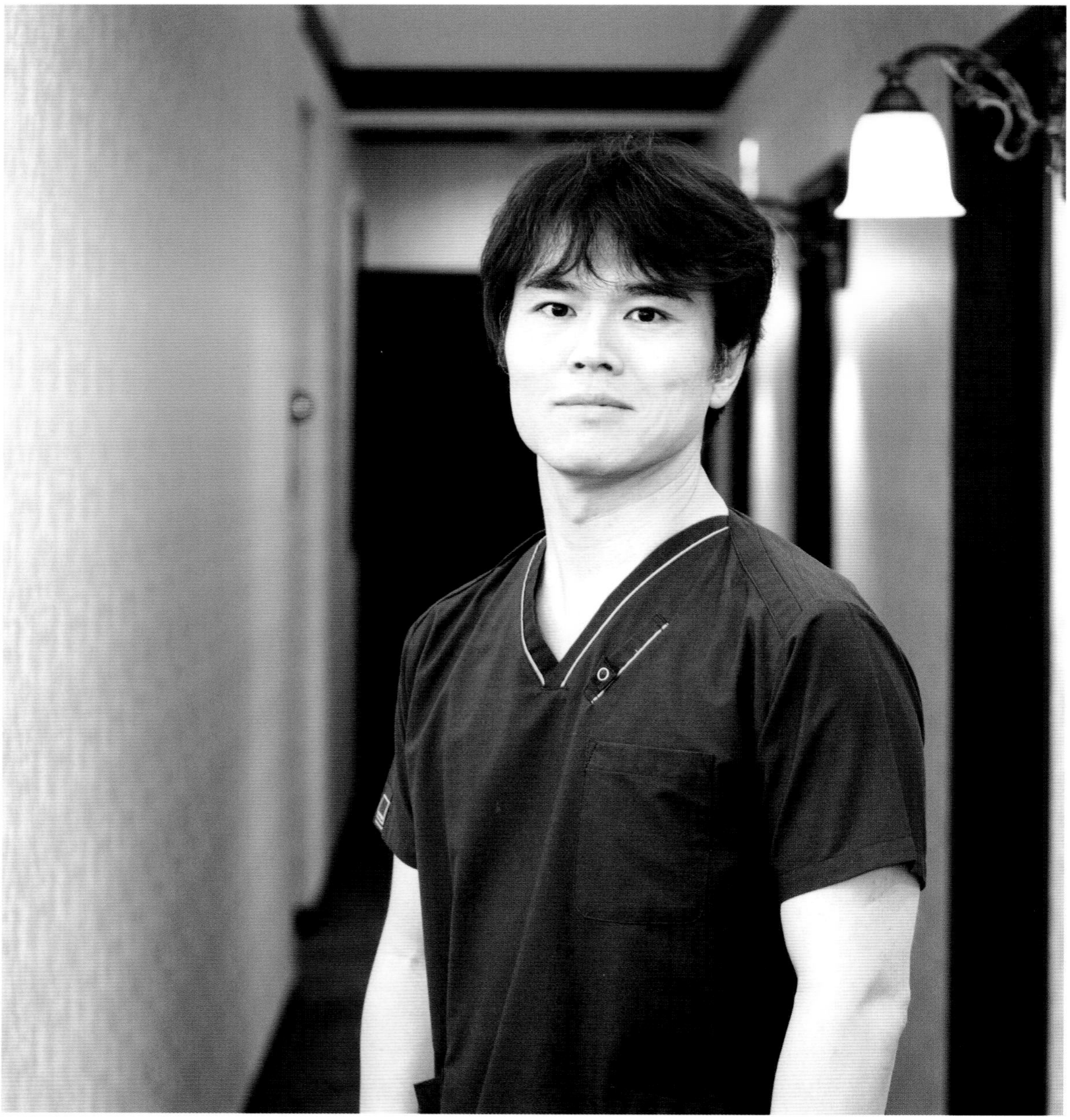

妊娠しやすいカラダづくりの基本の基本

自分の体を大切にすること

長野県佐久市

佐久平エンゼルクリニック

院長 政井 哲兵 医師

あなたが自分の体を大切にすることが、妊娠しやすいカラダづくりへとつながります。今一度、自分の体と生活を見直してみましょう。

　今号のテーマは、「妊娠しやすいからだづくり」です。

　治療を受ける多くのご夫婦は、赤ちゃんを授かるために医療に頼るだけでなく「何か自分たちにもできること、効果的なことはないかな?」と探しています。けれど、「できること」「効果的なこと」を探しても、氾濫する情報の中から、いいものを選択するのは至難の技です。

　そこで、「何をしたらいいの?」「どうすればいいの?」という率直な疑問の答えを探しに佐久平エンゼルクリニックの政井哲兵先生を尋ねました。

　佐久平エンゼルクリニックは、2019年に開院から5年目を迎え、これまでに約400組のご夫婦に赤ちゃんが授かっています。

　尋ねたのは、10月末、クリニックの中はハロウィンの飾り付けで楽しげな雰囲気、佐久平駅近くのミレニアムパークではクリスマスのイルミネーションが始まっていました。

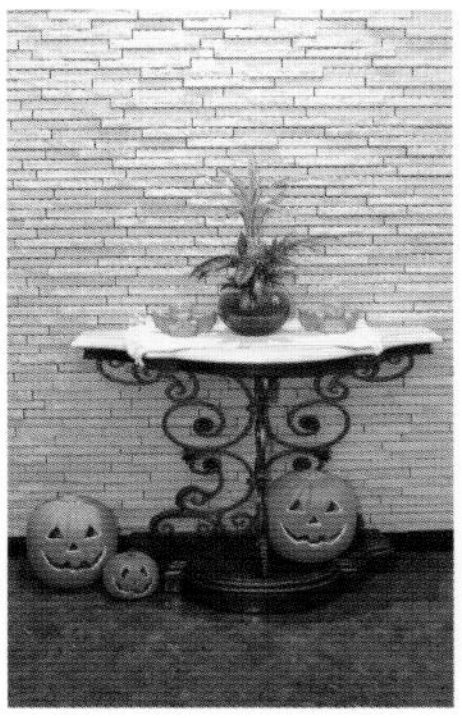

妊娠しやすいカラダづくりのための第一歩

　最近は、妊娠しやすいカラダづくりとして、栄養や運動について、さまざまな情報が飛び交っています。

　ただ、栄養や運動といった実践よりも前に、2つのことをしてほしいと思います。

　それは、「自分のカラダについて、よく知ってほしい」ということと、「自分のカラダを大切にしてほしい」の2つです。

1、自分のカラダについて、よく知ってほしい

　時々「妊娠にチャレンジできるのは、月に1回（排卵は1回）。年に10〜12回程度」ということがわかっていないのかな?という患者さんがいます。極端な例でしょ?と思われるかもしれませんが、月経や排卵のことをよくわかっていないのではないかと思います。

　まずは、月経と排卵、妊娠の仕組みなどを理解しておくことが大切です。これらの理解ができると、例えば排卵を境にしたホルモン変化とその変化に伴った卵胞の成長や成熟、体に必要な栄養についても理解しやすくなると思います。

2、自分のカラダを大切にしてほしい

　赤ちゃんを授かりたいと願う女性は、自分の健康に注意を払ってほしいと思います。

　治療中の女性で意外と多いのが婦人科検診を受けていない人です。治療をしていれば、婦人科検診を受けなくても診てもらえていると考えているのかもしれませんが、婦人科検診と治療は別な問題です。

　これからママになろうとして治療をしているわけですから、子宮頸がんや乳がんについては、職場や自治体の健康診断を必ず受けていただきたいです。

　子宮は、赤ちゃんを育てるために。おっぱいは、生まれてきた赤ちゃんを育てるために大切です。自分のために、赤ちゃんのために、ご家族のために、どうぞ自分のカラダを大切にしてください。

　そして、婦人科検診や健康診断をしっかり受けた上で、日頃の生活を振り返ってみましょう。

栄養不足を検査で知る

　最近は、栄養や運動についても治療現場で見直されてきています。

　そこで、私たちクリニックでは、栄養面に関するフェリチン、葉酸などの検査を行っています。

　フェリチンは、体内の貯蔵鉄量を確認するための検査です。鉄は、卵子にダメージを与える活性酸素を除去するために働きます。鉄が不足することで卵子の染色体異常が増え、不妊や流産の原因になり、また、フェリチン値が30ng/ml以下だと妊娠しづらくなるとされています。そのため検査の結果、問題があった場合にはフェリチン値が50ng/ml以上になることを目標に鉄剤を処方するとともに、体内の貯蔵鉄量を効率良く増やすために鉄の吸収を促進するビタミンC、ビタミンEも同時に処方しています。また鉄は、タンパク質が不足した状態で摂取してもフェリチン値はなかなか上がってきません。ですから、タンパク質を十分に摂取することが必要です。

　女性は、毎月の月経により大量の鉄が失われるために慢性的な鉄欠乏状態になっていることがよくあります。また、明らかに顔色が優れず、青白いと感じる人には、日頃の食生活にも気をつけるように話しています。

　次に葉酸です。葉酸は、妊娠初

期に不足していると、胎児の二分脊椎や神経管閉鎖異常などの胎児奇形を起こす要因になることがあるため、妊娠前からサプリメントで積極的に補うよう推奨されている栄養です。そして、細胞が分裂する際にも葉酸は必要です。卵子や精子も細胞の1つです。卵子や精子の本来の質を損なうことなく成長、成熟させるためにも葉酸を補うことは重要なのです。

　これらフェリチンや葉酸の値は、血液検査で調べています。

--------- 妊娠しやすいカラダづくりのために ------

1、自分のカラダをよく知り、大切にしましょう！
2、栄養不足を検査から知る
3、これまでの治療歴から栄養不足を考える
4、適正体重に近づける
5、タバコは止める

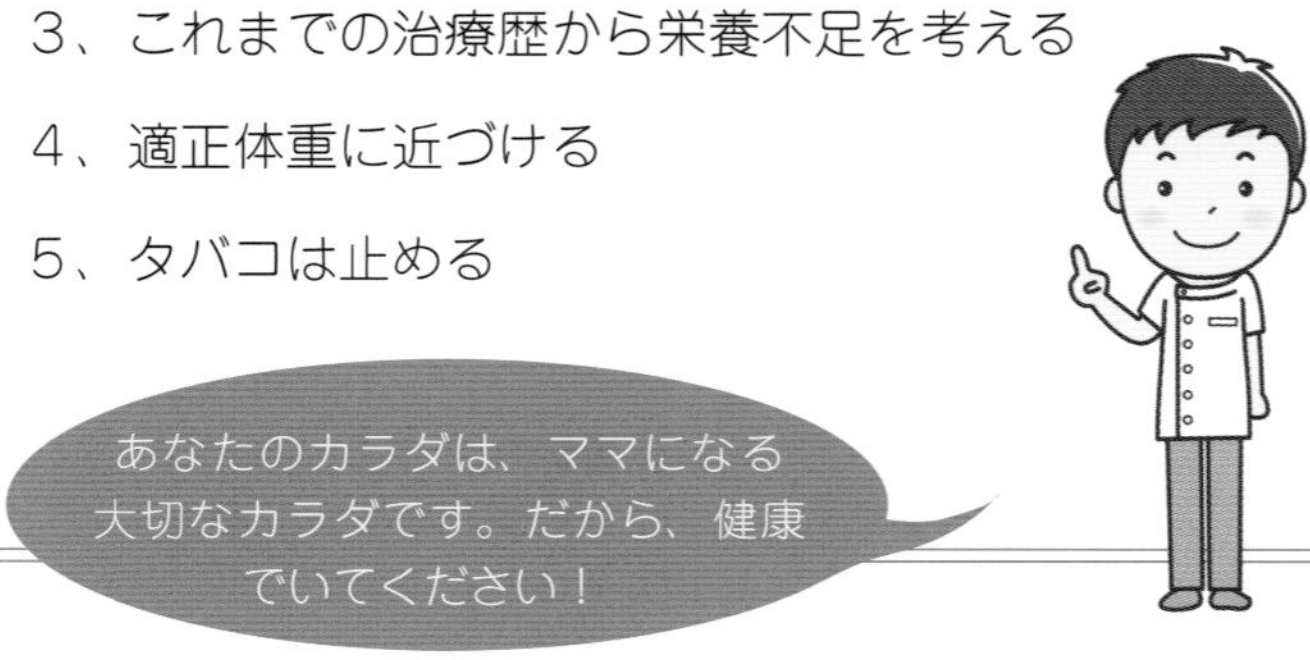
あなたのカラダは、ママになる
大切なカラダです。だから、健康
でいてください！

これまでの治療歴から栄養不足を考える

　栄養については検査だけでなく、これまでの治療歴からも考えていくことがあります。

　たとえば、ビタミンDと体外受精の治療成績には関係があり、ビタミンDが低い人ほどAMHが低いことが知られています。そのため前回の治療で思うように卵胞が育たなかったAMHが低い人などにはビタミンDを摂取するようオススメしています。

　ビタミンDは、陽に当たることで作られますから、日焼けと相談しながら休日などは外で過ごす時間を持つといいでしょう。

　もちろん、女性ばかりではありません。男性も同じように栄養が関係していると考えられます。

　たとえば、飽和脂肪酸やトランス脂肪酸の過剰摂取は精子運動率の低下につながり、オメガ3系脂肪酸をよく摂ると精子運動率の向上に関係すると指摘されています。

　そこで、アジ、サバ、イワシなどの青魚に多いオメガ3系脂肪酸を摂取することで正常形態精子を増やすことが期待できるかもしれないとの報告もあります。

　今は、サバ缶を使った料理も流行っていますから、栄養の溶け出したサバ缶のスープも全部使った料理をレパートリーとして増やしておくのもいいでしょう。

栄養と妊娠の関係

　不妊治療をして妊娠に至らなかった場合の理由には、さまざまなことが考えられます。

　多くは卵子の質にあるのではないかと考えられますが、母体が健康であることは、出産、そして育児をしていくことを念頭にすれば、とても重要なことです。

　栄養のことを考えなくても、妊娠する人は妊娠しています。ですが、体外受精で思うように卵胞が育たなかったり、胚が成長しないなどのことが起こっているのなら、食生活を見直してみましょう。

　治療結果と栄養が直結するというエビデンスを得るのは大変ですが、いい方向に向かっていくためには日々の積み重ねは大切です。

　自分に本来備わっている妊娠力をフルに発揮させるためにも、不足している栄養については上手に補いましょう。

　とはいえ、具体的にどうすればいいの？ということになりますが、私たちのクリニックでは、栄養と妊娠に関する本を紹介したり、貸したりして、どのように自分の食生活を改善したら良いのかを話し合っています。

　また、食材としてよくオススメするのが卵です。卵にはたんぱく質、ビタミンD、ビタミンE、葉酸、鉄、ビタミンB群やカルシウム、カリウムといったミネラル類もバランスよく含まれています。

　食事は毎日3食ありますが、食生活が乱れがちで、日頃の食事だけでは十分に栄養を補えない場合は、サプリメントを活用することも1つの手段です。

赤ちゃんを授かるために改善するべきこと

　妊娠を目指す上で、改善するべきこととして、適正体重であるかどうか、そして喫煙者であれば禁煙することです。

　太り過ぎている、痩せ過ぎている場合には、卵胞の発育に影響します。また、妊娠後の胎児の成長や発育、出産にも影響します。

　ただし、太り過ぎているからといって急に体重を落とすのも健康

によくありませんから、少しずつ体重を落とすようにしましょう。
タバコは、健康に良くないのはもちろんのこと、卵子にも精子にもよくありません。
卵子や精子は、やがて赤ちゃんになる大切な細胞です。

副流煙もよくありませんから、タバコは止めるようにしましょう。

Dr.Masai 直伝！卵料理レシピ

卵は、メインにも、副菜にもなり、相性のいい食材も多く、栄養価が高いのが特徴です。朝ごはんにも、昼ごはんのお弁当にも、お夕飯にも良しですから、常備しておきましょう。

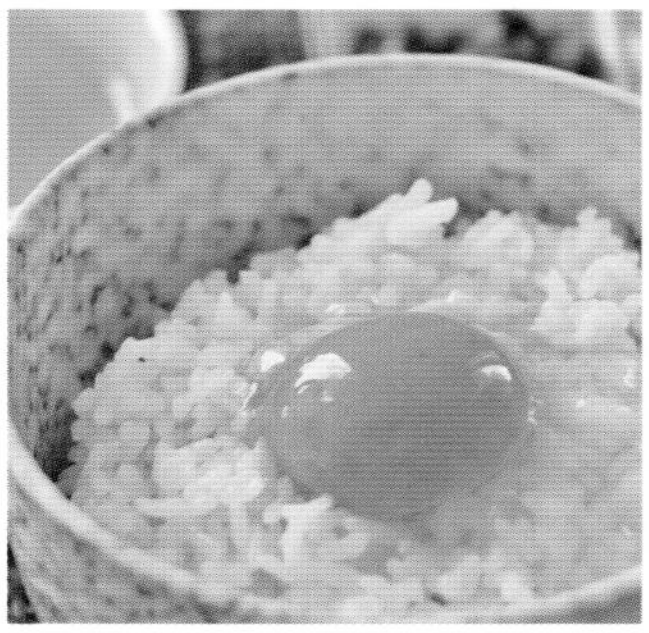

★定番の卵かけご飯

噛まずにズルズルっと食べたいところですが、よく噛んで！ご飯は少なめに。

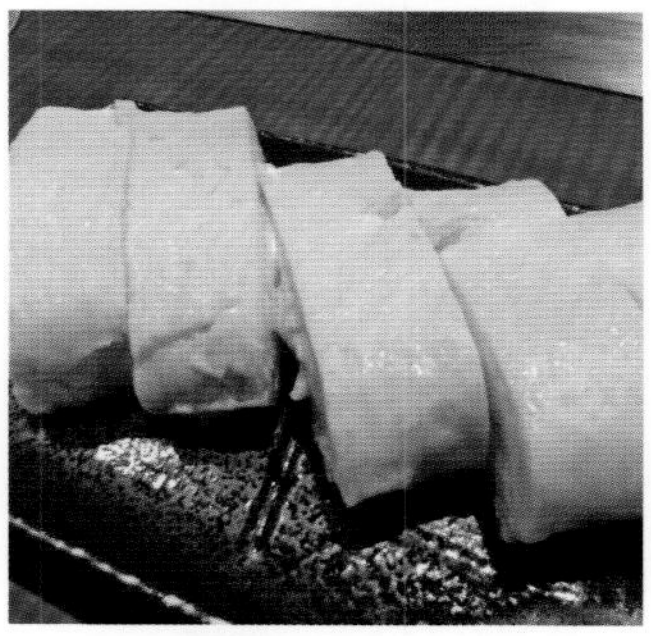

★卵焼き

甘い卵焼きから出し巻き卵、パセリのみじん切りやほうれん草を入れてもOK。チーズも美味しい。

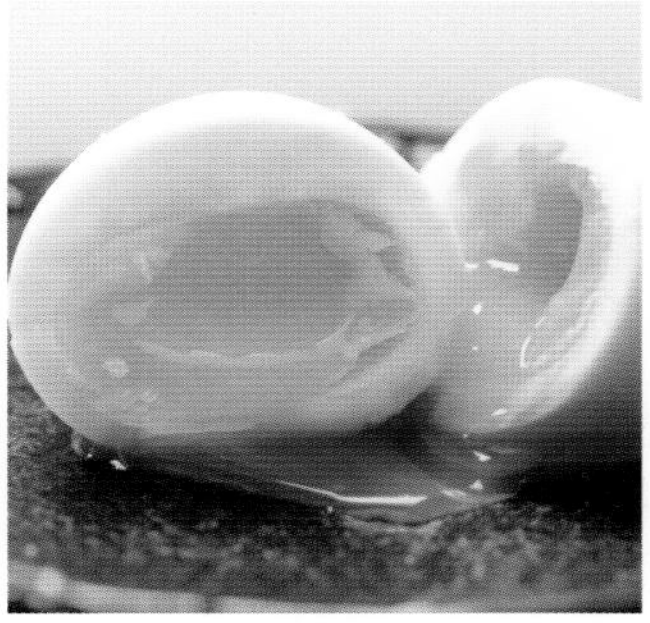

★半熟卵

トロッとした黄身は絶品！めんつゆにつけて、煮卵風にしても美味しい！沸騰したお湯で6分茹でたら冷水へ。

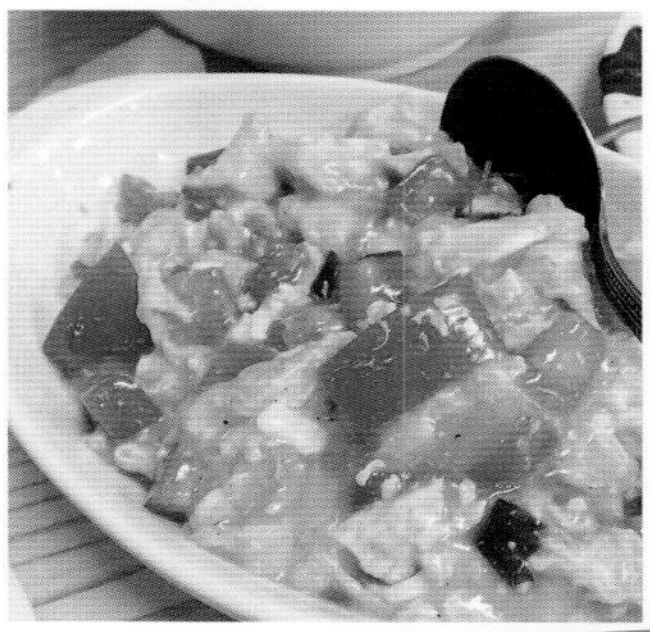

★半熟卵

トマトやピーマン、ほうれん草、かぼちゃと、いろいろな野菜を入れたスクランブルエッグは栄養満点！

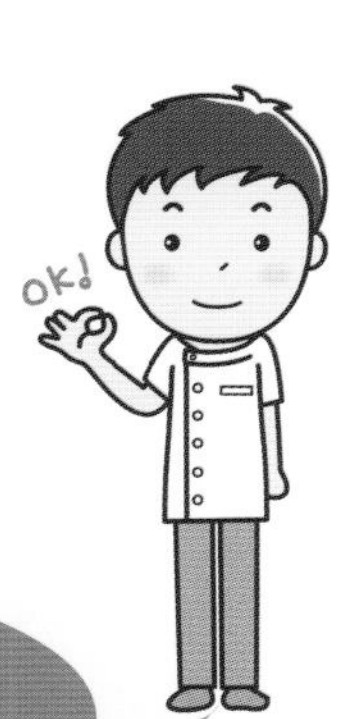

卵には、
たんぱく質、ビタミンD、ビタミンE、葉酸、
鉄、ビタミンB群やカルシウム、カリウム
といったミネラル類もバランスよく
含まれています。

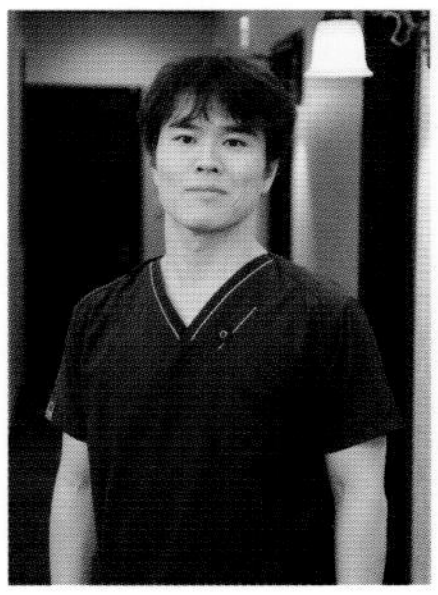

Dr.Masai Teppei Profile

佐久平エンゼルクリニック
政井 哲兵 院長

1997年　鹿児島ラ・サール高校卒業
2003年　鹿児島大学医学部卒業
2003年　東京都立府中病院（現東京都立多摩総合医療センター）研修医
2005年　東京都立府中病院（現東京都立多摩総合医療センター）産婦人科
2007年　日本赤十字社医療センター産婦人科
2012年　高崎 ART クリニック
2014年　佐久平エンゼルクリニック開設（2016年 法人化）

［専門医］●生殖医療専門医　●産婦人科専門医

Information

ご来院頂く前に、クリニックのサイトから問診票（PDF ファイル）をダウンロードすることができます。プリントアウトしてご自宅で落ち着いて書いていただくことができるでしょう。また、当日の受診がスムーズとなり待ち時間も短縮されますので、ぜひご活用ください。
https://www.sakudaira-angel-clinic.jp/about/access/

佐久平エンゼルクリニック

●不妊症は女性の側の問題と捉えがちですが、世の中の不妊症の半分は男性側に原因がある男性因子です。当院ではこれらの原因を的確に判断し、妊娠という最終目標をなるべく早く達成できるよう皆様のお手伝いをさせていただきます。

電話番号．0267-67-5816

診療科目／生殖医療・不妊治療

受付時間／	月	火	水	木	金	土	日/祝日
午前　8:30～12:00	●	●	●	●	●	●	ー
午後　14:00～17:00	●	●	ー	▲	●	ー	ー

休 診 日／水・土曜日の午後、日・祝日
木曜日の午後は不定休

変更情報等、HP での確認をお願いします。

https://www.sakudaira-angel-clinic.jp

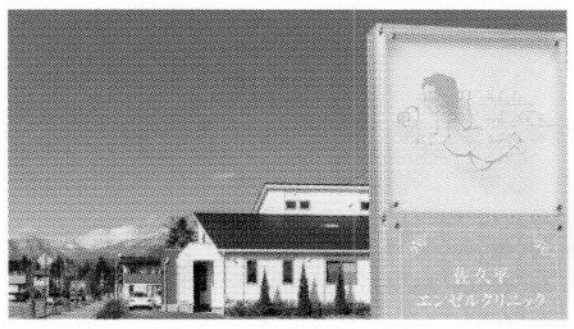

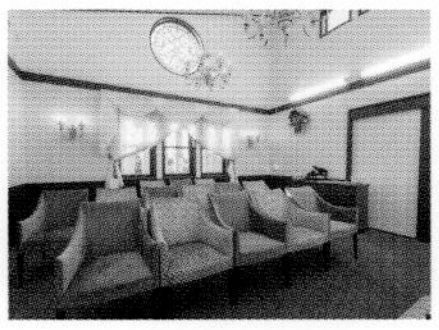

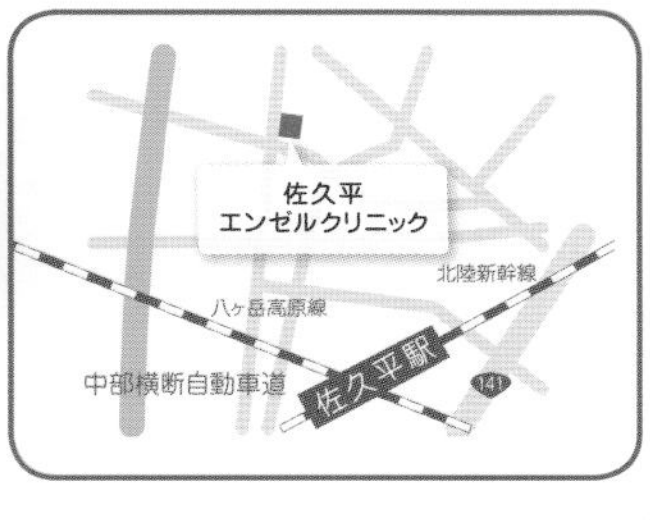

● 385-0021 長野県佐久市長土呂 1210-1
JR 佐久平駅より徒歩約 10 分
駐車スペースあり。 16 台駐車可能

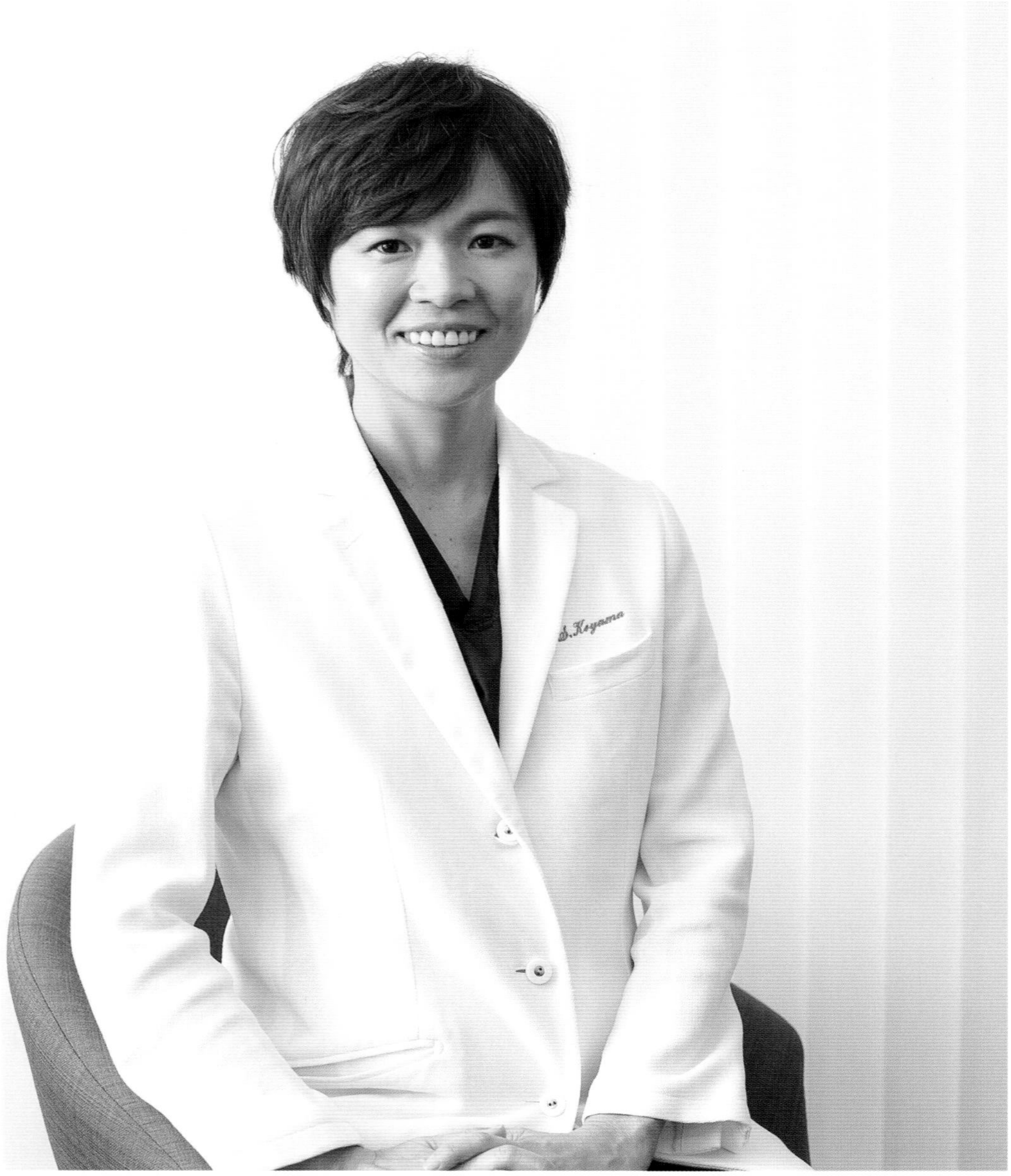

女性が生涯を通していきいきとできるよう

心から安心して頼れる婦人科・不妊治療施設を作りたい

千葉県船橋市

西船橋こやまウィメンズクリニック

院長 小山 寿美江 医師

パパとママ、そして将来のお子さんをモチーフに、安心感、信頼感、明るい未来をデザインに取り込み、心温まるロゴをつくりました。

西船橋の駅近に西船橋こやまウィメンズクリニックが２０２０年１月７日、誕生しました。今までも立派に活躍されていた、さち・レディースクリニックを継承する形でのオープンで、次世代に向け若返り、今後が期待される施設ですので、早速紹介しましょう。

西船橋といえば、知る人ぞ知る日本屈指のターミナル駅で、なんと鉄道の乗り入れ路線を合わせた１日の平均乗車人員は64万人もあるのです。そこには、きっと婦人科・不妊診療科を求めている女性も多くいることでしょう。

その西船橋に、私は「女性が心から安心して通えるクリニックを作っていきたいのです」と、小山先生は話します。

女性が日頃から安心して診てもらえるクリニックが必要

私は産婦人科の前に救急医療や透析医療に携わっていました。医師としてのやりがいも感じながら満足した日々を過ごしていましたが、その忙しいなか、子宮内膜症を悪化させ手術をするという大変な経験をしました。

その時、婦人科医療の重要性に気づいたのです。それ以来、婦人科の医師となりました。

病気は高齢になればなるほど増えていくものですが、女性で生まれてくると若いうちから女性特有の病気に悩まされることが少なくありません。その時、病院で診てもらおうにも婦人科医が男性で相談しづらかったり、仕事が忙しく診察に行けなかったりしているうちに、病状を悪化させてしまい、あとで重大な問題として抱え込んでしまうケースは、たくさんあるでしょう。

さらに、婦人科の病気同様に、時間を置いてしまうことで心配なのが、不妊症です。

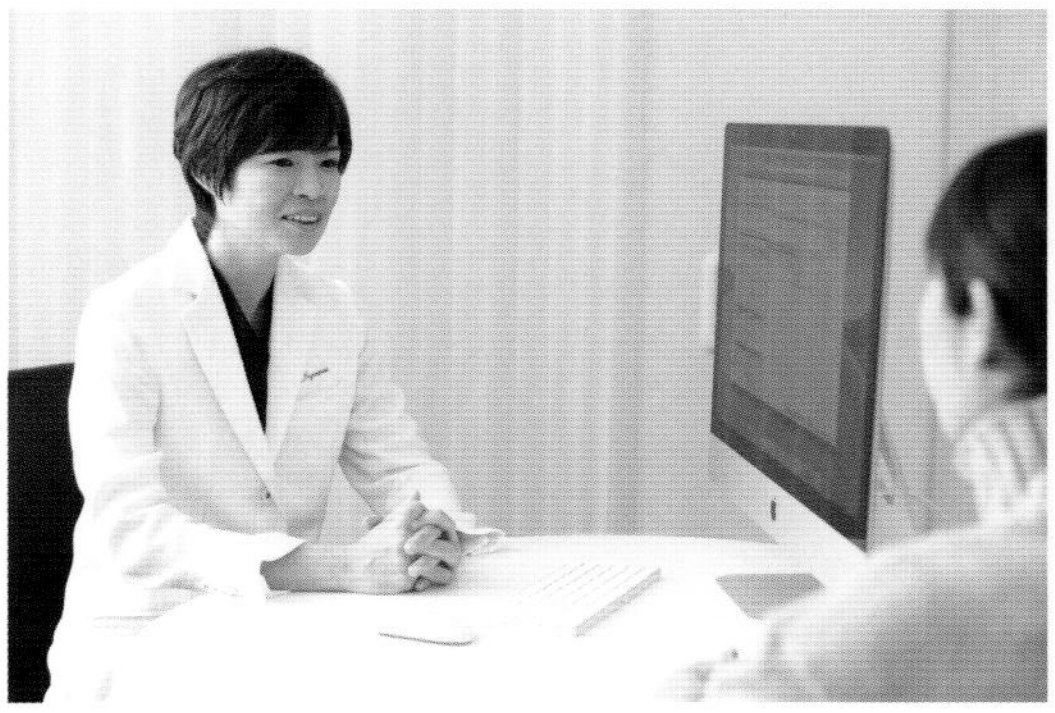

結婚して子供ができないと思いながら忙しく日々を過ごし、気づいたらあっという間に３〜４年経っていたという方がクリニックにいらっしゃる方も多いのです。

みなさんが、安心して早くに来てくださる婦人科クリニック、不妊症で悩む方も通院しやすい、親身に相談できるクリニックが必要であることは、いうまでもありません。

自分の病気がきっかけで産婦人科に転科し、不妊治療・婦人科治療を専門に診てきた私にとって、今回の開業は、婦人科の病気や不妊症で困っている方が少しでも早く、安心してきてくれるようなクリニックづくりの大きなチャンスでもあり、ワクワクしながら頑張っていく気持ちと楽しみで一杯です。

仕事と不妊治療の両立をサポート
〜何も犠牲にしないでほしい〜

これまでの不妊診療で、仕事と不妊治療の通院を両立させようと悩む方をたくさん見てきました。

「赤ちゃんが欲しいけど、仕事も大切」と考えるのは、当然のことです。不妊治療のために仕事を早退したり、仕事を辞めざるを得なかったり、または自分の大切にして来た趣味や教養のための時間を制限したりする方もいました。それはとても残念なことですので、当院では、不妊治療のために何も犠牲にしないでほしい、という思いで平日は夜８時まで、そして土日祝日も診療をおこない、仕事と不妊治療の両立ができるよう体制を整えました。

一般不妊治療では、通院はもちろんのこと、人工授精も平日は夜８時まで、土日祝日も対応できるようにしています。

特に体外受精など、高度生殖補助医療では採卵日が突然決まったりすることもあるので、当院では事前に綿密な計画を立てて治療を進めることで、土日祝日に採卵日を合わせることも可能にしています。また、凍結融解胚移植はホルモン補充周期で行うことにより、土日祝日を含めたご希望の日に胚移植をすることができます。

不妊治療にストレスは大敵です。お仕事や個々の予定に支障がないように不妊治療を進めていくことで、ストレスのより少ない環境で不妊治療をしていただけるようサポートしていきます。

後悔しない不妊治療を

「毎日忙しくて、不妊治療について色々調べたいのに時間がない」とか「ネットでいろいろ書いているのを見るけど、よくわからない」と思いながら不妊治療を開始してしまい、のちに「もっと卵を取っておきたかった」「こんな検査や治療があれば早く受けたかった」「誰もこんな検査があるとは教えてくれなかった」と感じている人もいるでしょう。

不妊治療は、なるべく負担を少なく行っていくことが基本なのですが、それが遠回りになってしまい妊娠に至るまでの期間が長くなってしまうことがあります。

当院では、現在できる検査や治療は最新のものをご提案できるようにし、最初から受けておいたほうが良い検査や治療は積極的にご案内、ご提案していきたいと考えています。

また高年齢の方は不妊治療ができる期間が限られていますので、最短で妊娠ができるように必要な検査・治療を早めに行ってもらうことをお勧めします。

お一人お一人に合った テーラーメイド治療

きちんとした不妊治療を行えば大抵の方が赤ちゃんを授かることができると信じています。

ただ残念ながら、実際は同じ方法でも妊娠できる方とできない方に分かれてしまいます。

検査をして、最善の不妊治療をおこなってもうまくいかない場合には、さらに排卵誘発方法を変えてみたり、胚移植の方法や日にちを変えてみたり、お薬の変更をするなど、さまざまなアプローチが必要になります。

安心して頼れる クリニックにしたい！

女性医師による、親しみやすく相談しやすい雰囲気での診療を心がけています。仕事と通院治療の両立をサポートするために、平日は夜8時まで、土日・祝日も診療しています。

また、体外受精や顕微授精などの高度生殖補助医療においては、常に新しい情報や治療法を模索し続け、最先端の医療で患者様にとって有益となる治療を提供できるよう努めています。

スタッフは、カウンセリングにも力を入れており、無料で相談できるため、予約の上、ご来院下さい。

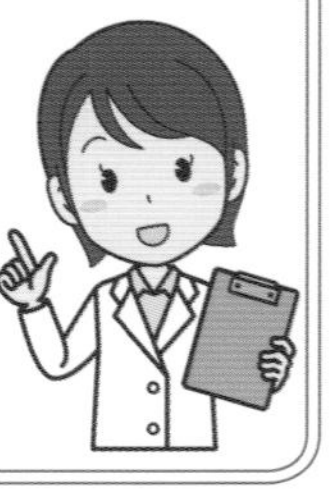

そのため、当院ではひとつひとつの治療をより丁寧に、患者様一人一人に合った最適な治療をおこなうことで、より可能性の高い不妊治療を提案しています。

詳しくは、診療の流れをチャートで添えますのでご覧下さい。

また、体外受精や顕微授精で受精した胚（受精卵）のうち、良好な胚を移植しても、繰り返し着床しない人がいます。

正しい流れで体外受精の治療をおこなっているのに妊娠しないときには、着床に問題がある着床不全が考えられますし、着床しても流産を繰り返すこともあります。2度3度と繰り返せば不育症ということになりますが、当院では、これら着床不全や不育症の検査・治療にも力を入れています。

不妊治療のゴールは 健康な赤ちゃんを その手に抱くこと

体外受精・顕微授精などの高度生殖補助医療の歴史はまだ浅く、現時点でまだ不明なこともありますし、思った以上にお薬もたくさん使います。その治療方法や治療現場の環境も、いろいろな研究などにより常に進化しています。

ですから、当院も最新の情報や検査・治療を取り入れ、不妊治療の最終ゴールとなる、赤ちゃんを抱けるようにすること、また生まれた赤ちゃんが健康であるよう、安心で安全な不妊治療をおこなうことをお約束します。

自分の趣味を持って 楽しい生活を！

さきほど、不妊治療で、何も犠牲にしないでほしいということをお話しましたが、その願いの叶った治療が、私の目標です。

人はいくつになっても、自分の好きなことができることが最高の喜びだと思います。ですから、皆さんにはできるだけ趣味をもち、その趣味が健康にイキイキとできるよう、クリニックを通してバックアップしていきたいという思いがあります。

クリニックのロゴは心を表すハートフルなイメージの中にパパとママ、そしてお子さんのいる温かいファミリーの雰囲気も取り入れてみました。このステキなロゴとともに、自分の目標とする診療へ向け発進できそうです。

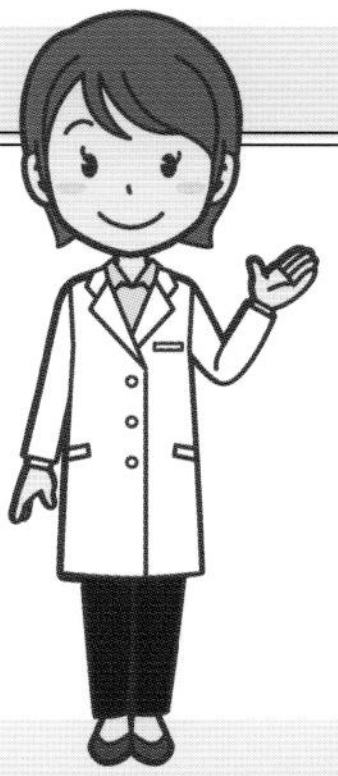

婦人科診療　レディースドック

一般婦人科診療においては、女性のライフステージに合わせたきめ細やかなケアを行っています。

診療内容は、婦人科一般、性行為感染症、漢方治療、避妊（低用量ピル・子宮内避妊具・アフターピル）、アンチエイジング などです。

また、将来の大切なライフスタイルを守ることにもつながるレディースドックを行っています。女性に特有の疾患には、症状がなくても病気が見つかることがあるため、日頃の検査が大切です。年代や用途に合わせた各種ドック（婦人科検診、STI ドック、ブライダルドック、AMH ドック、妊活ドック、メンズドック）を取り扱っています。

これから妊娠を目指すご夫婦や将来妊娠を考えている男性・女性に、ぜひ受けていただきたいと思います。

不妊治療の流れ

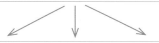

スクリーニング検査

女性

●基礎ホルモン検査　●高温期採血　●風疹検査
●超音波検査　●甲状腺機能検査　●感染症検査
●子宮卵管造影検査　●抗ミュラー管ホルモン　●ビタミン D 検査
●ヒューナー検査　●抗精子抗体　●クラミジア検査

男性

●精液検査　●ホルモン検査　●感染症検査

体外受精　タイミング法　人工授精

不育症・着床不全治療

不育症のリスク因子の検索や着床不全検査、流産予防にも積極的に取り組んでいます。

○ 子宮形態異常　○ 抗リン脂質抗体・血液凝固異常
○ 子宮鏡検査　○ 内分泌異常　○ 夫婦染色体異常　○ ERA 検査
○ 銅・亜鉛検査　○ 慢性子宮内膜炎　○ Th1 ／ Th2 検査

Dr.Sumie Koyama Profile

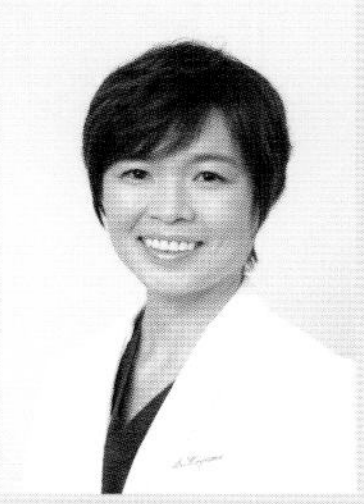

小山 寿美江 院長

[職 歴]
1999 年　琉球大学医学部医学科卒業
1999 ～ 2005 年
　国立国際医療センター
　東京医科大学病院救急救命センター
　東京女子医大病院腎センター
　緑風荘病院血液浄化療法センター
2006 年　昭和大学病院産婦人科学教室入局
2009 年　昭和大学病院産婦人科　助教
2010 年　東京衛生病院産婦人科
2012 年　木場公園クリニック　分院　院長
2017 年　六本木レディースクリニック　院長
2020 年　西船橋こやまウィメンズクリニック 開院

[資格]
日本産科婦人科学会産婦人科専門医
日本生殖医学会生殖医療専門医
日本抗加齢医学会専門医

---- Information ----

体外受精を受けられるカップルを対象に看護師、培養士が加わって丁寧に説明する「体外受精治療説明会」を月２回定期的に実施しています。スタッフの顔が見れてみなさん安心されます。参加費は無料で、受診されたことがない方でも参加することができます。

西船橋こやまウィメンズクリニック

● 不妊症は早めの受診が大切です。不妊症や不妊治療でお悩みの方は、ぜひご来院ください。タイミング法や人工授精及び体外受精・顕微授精などの高度生殖補助医療を専門とする当院から、最適な治療方法をご提案します。

電話番号．047-495-2050

診療科目／不妊治療・高度生殖補助医療・婦人科

診療時間／	月	火	水	木	金	土	日/祝日
午前　9:30 ～ 13:00	●	●	●	●	●	●	●
午後　15:00 ～ 20:00	●	●	ー	●	ー	●	ー

休 診 日／水・金・日・祝日の午後

変更情報等、HP での確認をお願いします。
https://koyama-womens.com

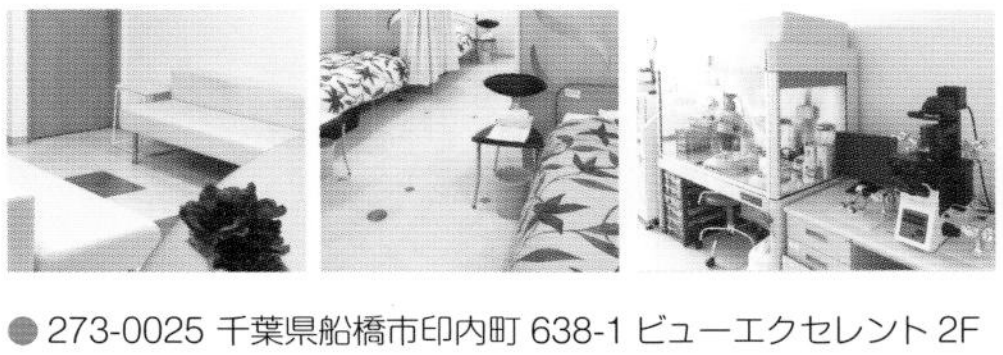

● 273-0025 千葉県船橋市印内町 638-1 ビューエクセレント 2F
JR 総武本線・JR 武蔵野線・東京メトロ東西線・東葉高速線・西船橋駅南口 徒歩 1 分、京成電鉄本線京成西船駅 徒歩 10 分

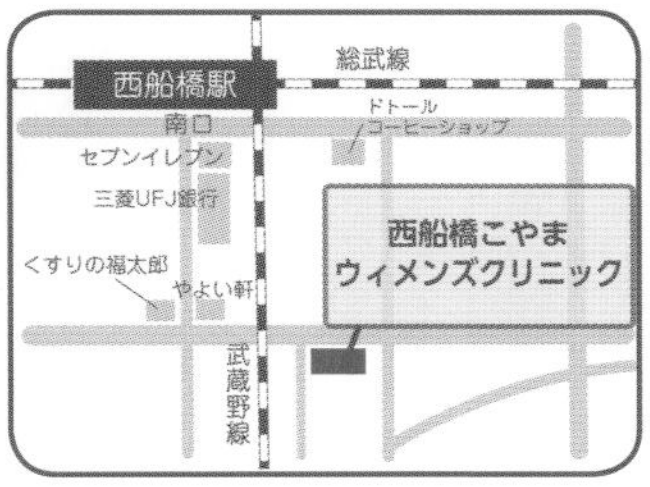

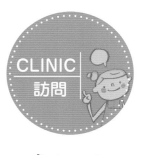

タバコ・お酒・カフェイン・睡眠・漢方・サプリ 無理のない範囲で改善できることをしていきましょう

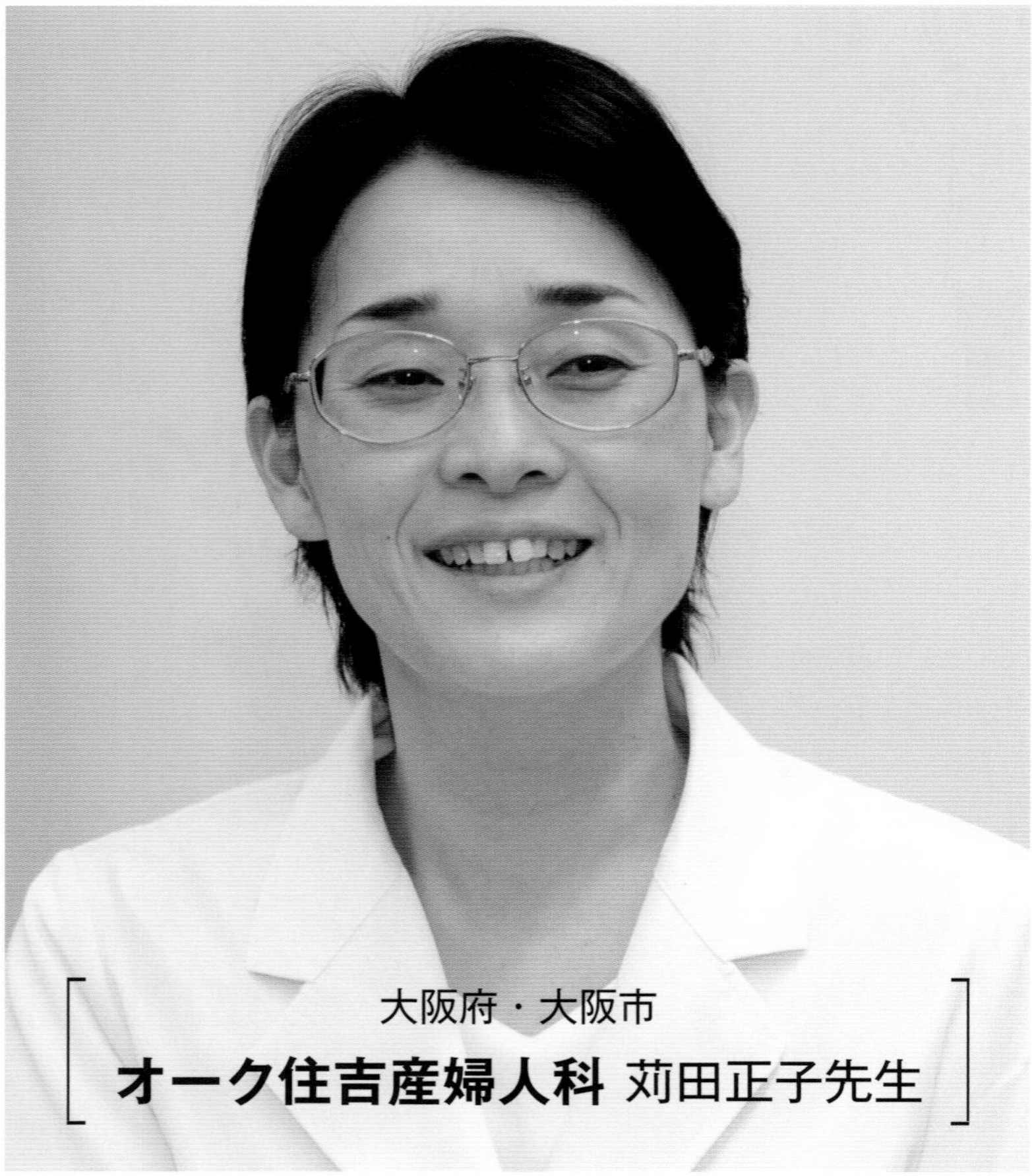

大阪府・大阪市
オーク住吉産婦人科 苅田正子先生

不妊治療を受け、一日も早い妊娠を目指していると、毎日の生活で自分にできることはないかと考える人も多いでしょう。実際、不妊治療にあたっているドクターたちも診察中に「妊娠するために何か自分でできることはありませんか?」と、よく聞かれるといいます。そんなときドクターはどのように答えているのでしょう。今回は、オーク住吉産婦人科の苅田正子先生にお話をうかがいました。

現在の生活状況を聞きアドバイス

■患者様から妊娠するために自分でできることはないかと聞かれたとき、どのように答えているのですか?

患者様から「治療以外に自分でできることはないですか?」と聞かれたら、まず、「タバコを吸っていないか」「コーヒーなどのカフェイン飲料やお酒をどれくらい飲んでいるのか」「睡眠はきちんと取れているのか」といった生活状況をうかがいます。

タバコについては男女ともに精子や卵子に良い影響は与えないのですが、結構吸っている方もいます。なるべくなら止めたほうがいいのですが、なかには止めるのが難しい方もいるんですね。その場合は、喫煙本数を減らすようお勧めします。「禁煙外来に通ってみたらいかがですか?」とお伝えすることもありますね。

お酒やカフェインの摂りすぎはNG

■お酒やカフェイン飲料の摂取についてはいかがですか?

お酒もカフェインも摂りすぎは良くありません。ですが、カフェインは適量の摂取であれば妊娠に良い効果があるという報告もあります。ですから、現在の摂取量を聞いて、適量がどれくらいかお伝えします。カフェインは1日100mg〜200mg程度なら摂取許容量です。コーヒーでいうと3杯くらいになります。ただし、妊娠したらカフェインはからだを冷やす、子宮の収縮を促すというデータもあるので控えたほうがいいでしょう。

お酒はアルコール量1日20gまでが摂取の目安といわれています。缶チューハイや缶ビールなら1本、日本酒なら1合が目安です。

睡眠は量と質の両方が大事

■睡眠も妊娠に関係しているのでしょうか?

はい、睡眠量も妊娠率と関係があるといわれています。男女共に7〜9時間の睡眠をとるのが理想的です。また、睡眠の質も大切で、眠りが浅いといった睡眠障害があると妊娠に影響するといわれています。

ですから、患者様には睡眠時間とともに、しっかり眠れているか聞くようにしています。もし、なかなか眠れない、眠りが浅いといった場合には、からだを動かす、睡眠前にお風呂につかるといった工夫をしてみるといいですね。

サプリメントで受精卵の質が改善!?

■漢方やサプリメントを勧めることもありますか？

はい、漢方だったら血の巡りを良くする、からだを温めるような当帰芍薬散や温経湯など、男性なら補中益気湯を処方することが多いです。

サプリメントは、男女ほぼ同じです。たとえば亜鉛なら男性は精子の数が増える、女性なら着床をサポートするといわれています。他にビタミンDやイノシトール、葉酸なども男女共通で摂取していただいて結構です。

イノシトールは、ビタミンBの類似物質です。体外受精をしていて受精卵の質があまりよくないといった場合には、イノシトールをお勧めすることがあります。最近、イノシトールを摂取することで卵子の質の改善につながるという報告があるからです。もちろん100％ではありませんが、イノシトールの摂取後に受精卵の質が良くなる方はいらっしゃいます。

卵子は原子卵胞から5～6ヶ月かけて成熟するのですが、外的な影響を受けるのは後半の2～3ヶ月といわれています。ですから、サプリメントや薬の影響を受けるのは後半の2～3ヶ月であり、その間、摂取できれば理想的です。

ただし、そのために採卵を先延ばしにする必要はありません。採卵直前の摂取でも良い影響がみられたケースもあるので、お勧めした時点から飲んでもらえれば大丈夫です。イノシトールは2ヶ月分で5000円程度、ビタミンDも4～5ヶ月分で4000円程度と、決して高額なものではありません。

ストレスも妊娠に影響するためこまず発散して！

■ストレスも妊娠を妨げかねないといわれますが…

はい、ストレスも体調に影響します。とくに男性の場合、精液の状態に影響が出ますね。お仕事が忙しかったとき、ストレスがかかったときなど、精子の状態に直結してしまうんですね。ですから何よりも体調を整えることが先決といえるでしょう。

ともすれば、不妊治療自体がストレスになりかねません。患者様のなかには不妊治療を受けていることを周囲に話していない方もいらっしゃいます。その場合、悩みを相談する相手がいなくて、ひとりで抱えていたりします。ですから周囲にいえずに悩んでいたらクリニックのスタッフに吐き出してください。通常の診療時にも、できる限りうかがいますが、しっかり時間を取ってということであればカウンセリング予約を入れていただいても結構です。

頑張りすぎない無理しすぎない

■最後に患者様へのメッセージをお願いします。

妊娠するためにあれもガマン、これもガマンと無理しすぎる必要はありません。頑張りすぎず、無理のない範囲で改善できるところから改善してみてください。

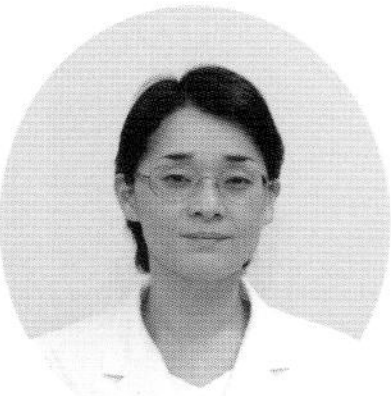

Dr.Masako Karita profile

苅田 正子　医師プロフィール

● 大阪医科大学卒業。同大学病院で臨床研修後、助教として勤務。大阪南医療センターを経てオーク住吉産婦人科勤務、現在に至る。大学では不妊グループに所属し、子宮内膜症と不妊について研究を重ねてきた。

Oak Clinic Sumiyoshi

●オーク住吉産婦人科は 365 日態勢の高度不妊治療施設です。国際水準の培養ラボラトリーがきめ細かくサポートし、ＴＥＳＥやＧＩＦＴ、ＺＩＦＴまで対応しています。高度生殖補助医療のほかにも、不育外来や男性不妊外来も設けています。

オーク住吉産婦人科

電話番号. 0120-009-345

診療科目／『高度生殖医療』『婦人科医療』

診療受付／月～金 9：00～19：00　土曜 9：00～16：00
日曜　9：30～15：00

休 診 日／なし

変更情報などは、HP での確認をお願いします。

https://www.oakclinic-group.com

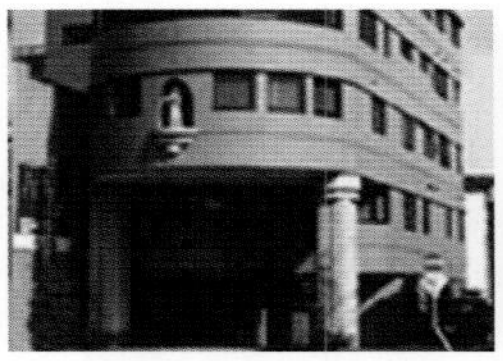

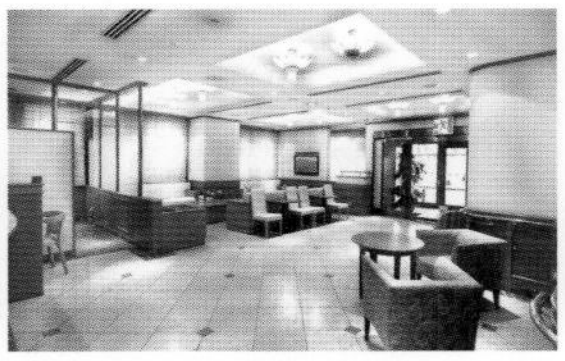

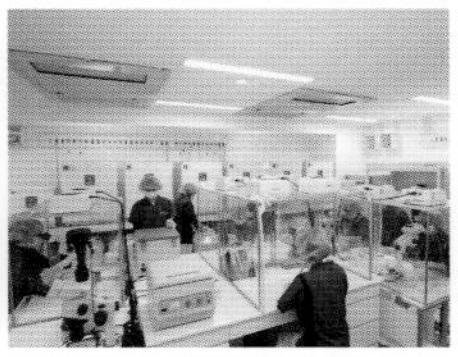

所 在 地●〒 557-0045 大阪府大阪市西成区玉出西 2-7-9

アクセス●地下鉄 四ツ橋線 玉出駅 5 番出口徒歩 0 分

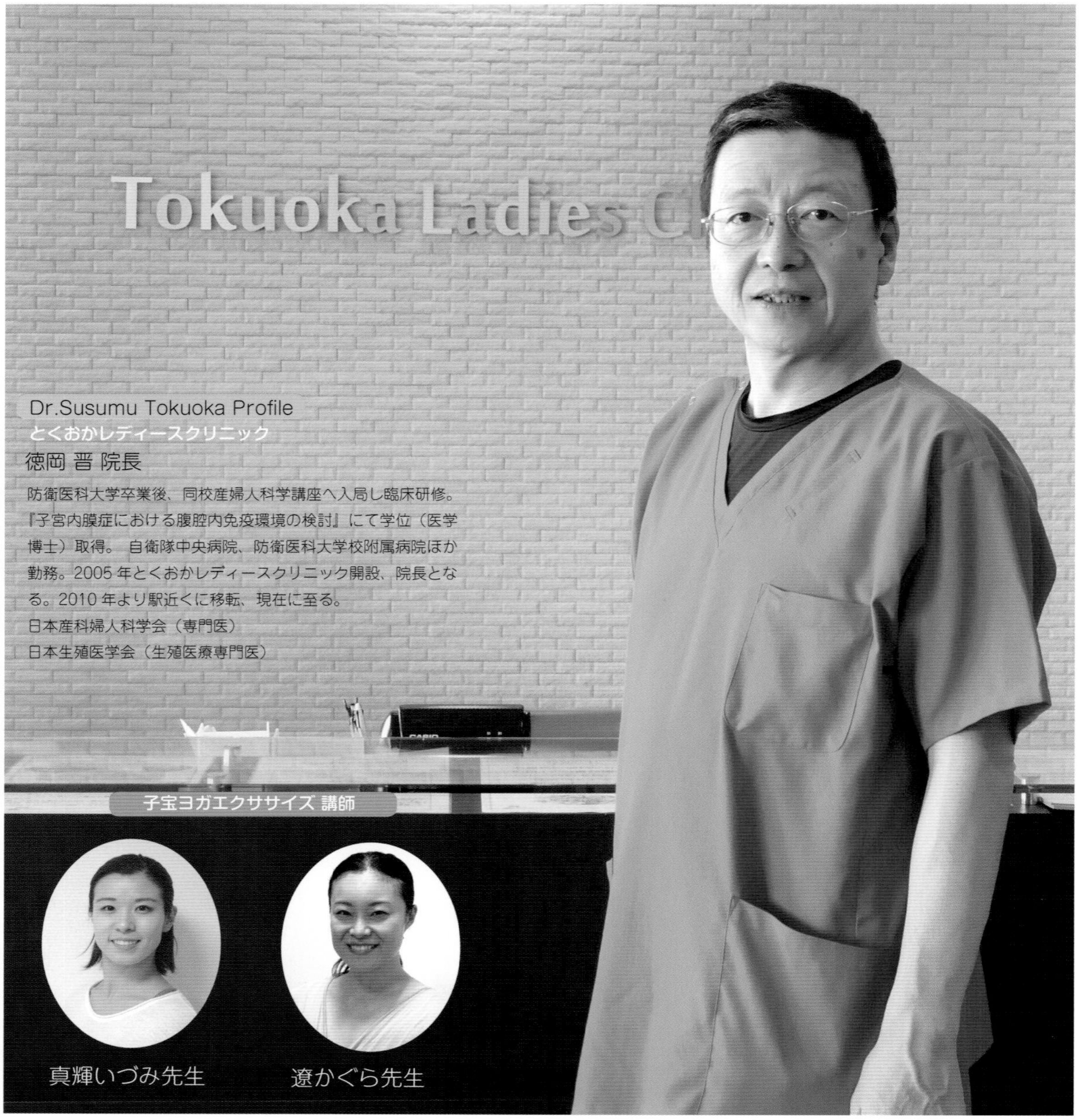

Dr.Susumu Tokuoka Profile
とくおかレディースクリニック
徳岡 晋 院長

防衛医科大学卒業後、同校産婦人科学講座へ入局し臨床研修。『子宮内膜症における腹腔内免疫環境の検討』にて学位（医学博士）取得。 自衛隊中央病院、防衛医科大学校附属病院ほか勤務。2005 年とくおかレディースクリニック開設、院長となる。2010 年より駅近くに移転、現在に至る。
日本産科婦人科学会（専門医）
日本生殖医学会（生殖医療専門医）

子宝ヨガエクササイズ 講師

真輝いづみ先生

遼かぐら先生

血流改善とリラクゼーションを目的に子宝ヨガを実施
患者様にも大好評です！

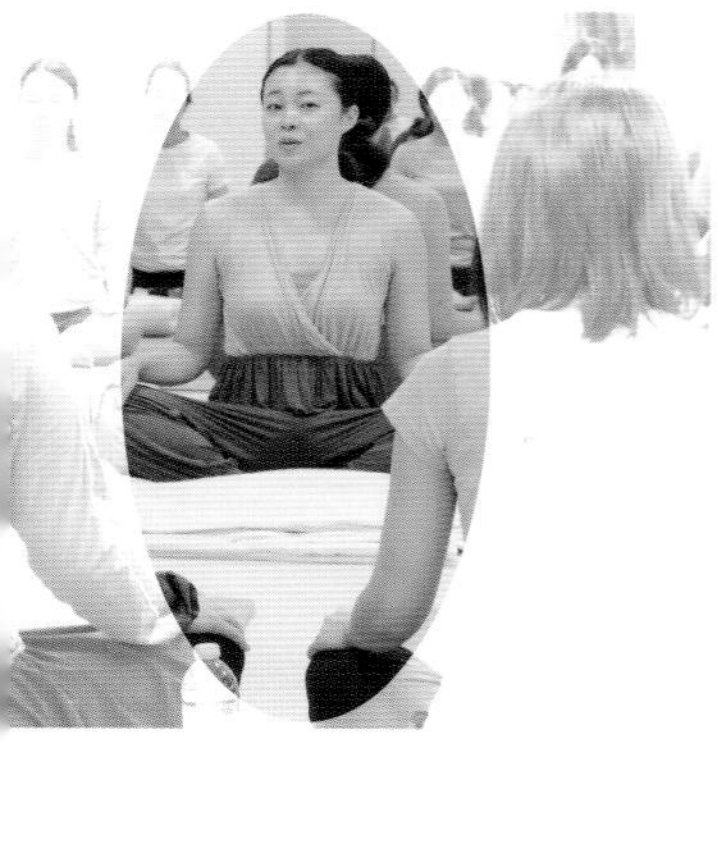

東京都目黒区

とくおかレディースクリニック

院長 徳岡 晋 医師

ヨガによる血流改善とリラクゼーションで、妊娠しやすいカラダづくりを！不妊治療に臨む緊張感の緩和にも効果があるようです。

「妊娠しやすいからだづくりっていうけれど、何をしたらいいのかわからない」

「自分でコツコツ続ける自信がない。通っているクリニックで、妊娠しやすいからだづくりにぴったりなイベントや教室を開催してくれたら参加するのに」

こんなふうに思われる方もいるかもしれませんね。

現在、クリニックによってはマッサージやストレッチ、ダンスといったレッスンを取入れているところもあります。

今回は、とくおかレディースクリニックで実施している『子宝ヨガエクササイズ』について取材しました。はじめに徳岡先生に、治療に運動の導入を取入れている理由や効果などをうかがいましょう。

子宮や卵巣は血流が滞りやすいのでヨガで冷え解消を！

徳岡先生は、どのような目的で『子宝ヨガエクササイズ』をはじめたのですか？

やせすぎ、太りすぎだと妊娠しにくいといわれていますが、患者様のなかに極端にやせすぎだったり、太りすぎの方が目立つわけではありません。ですが、治療以外にご自分で何かできることはないかと考えたときに、血流改善はひとつのポイントになります。

というのも、脳や肝臓といった主要な臓器に比べて子宮や卵巣は末しょうの血管から血液が送られている状態なので、血液の流れが滞りやすいのです。手足の冷えを感じる方は少なくないと思いますが、子宮や卵巣も似たような状態になりやすいということですね。まして女性は筋肉量が少ないので冷えやすい。そこで血流改善や冷えの解消に何かできないかと考え、当院で実施しているのが足裏マッサージのリフレクソロジーと子宝ヨガなのです。

血流改善とリラクゼーションに主眼を置いたプログラム

いつ、どのような内容で受講してもらっているのですか？

レッスンは水曜日の15時から、7名の定員で開催しています。講師は2名で、元タカラジェンヌの方ですが、現在は、ヨガでインストラクターの資格を取得して活躍しています。アスリート並みの方たちですが、当院でのヨガはヨガを極めるというものではなく、あくまでも子宝に恵まれるよう血流を改善すること、そしてリラクゼーションを目的に行っています。

リラックスすることも冷え解消につながっていきますからね。

先生たちには血流改善やリラクゼーションに主眼をおいたプログラムを組んでもらっています。

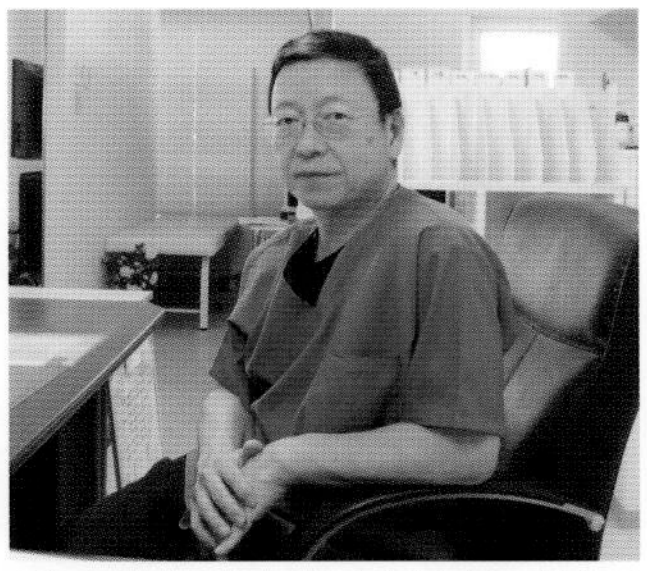

妊娠しやすいからだづくりには、代替医療も関係しています。いいものは取入れて妊娠の可能性を大きくしたいですね。

採卵前や胚移植前の緊張緩和にぴったり

治療中の受講タイミングのオススメはありますか？

1時間のレッスン終了後には、からだが温まって、気持ちはリラックスした状態になります。そういう状態で採卵だったり、胚移植に備えていただけたらと思います。実際、胚移植前に受講される方が多いのですが、どのタイミングで受けていただいても結構ですよ。

受講を希望される方は窓口でお申し込みください。料金は1レッスン1000円（税込）です。

診療と合わせてヨガを受講する方が多いので、受講後の診察で感想をうかがうと、「からだが温まった」「気持ちよかった」と、たいへん好評です。けっして難しいプログラムではないので、レッスンを参考に「自宅でも取り入れたい」という方もいらっしゃいますね。

ヨガに限らず、からだを動かすことはとても良いので、ストレッチなど簡単な運動を毎日の生活に取り入れることをオススメします。

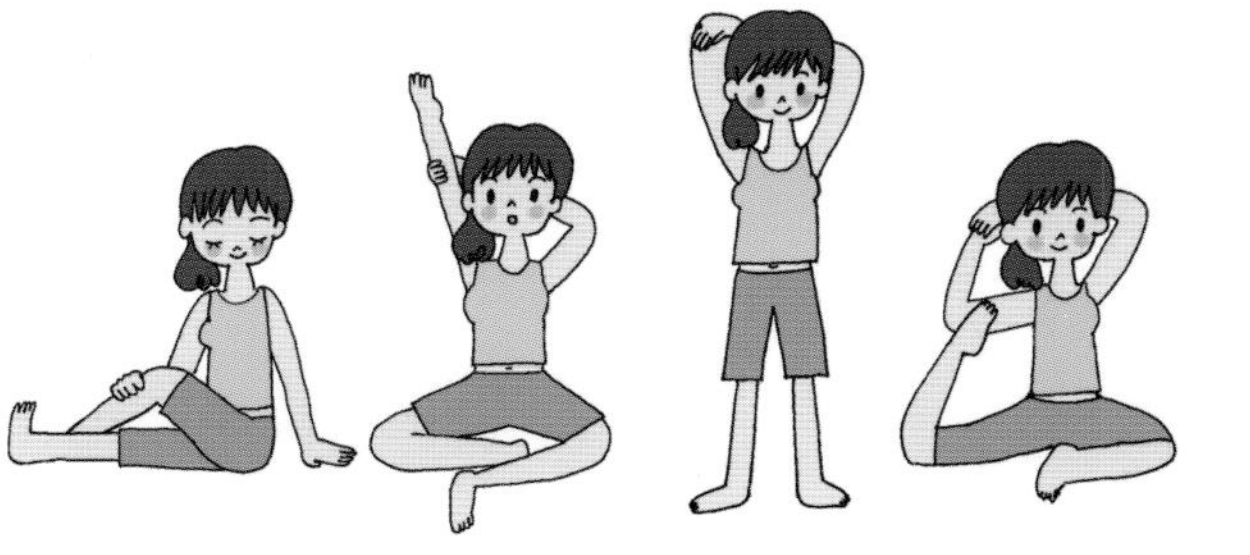

からだを動かそう

かんたんな動きでからだが温まってコリがほぐれる。無理せず、ゆったり、心地よさを体感してください。

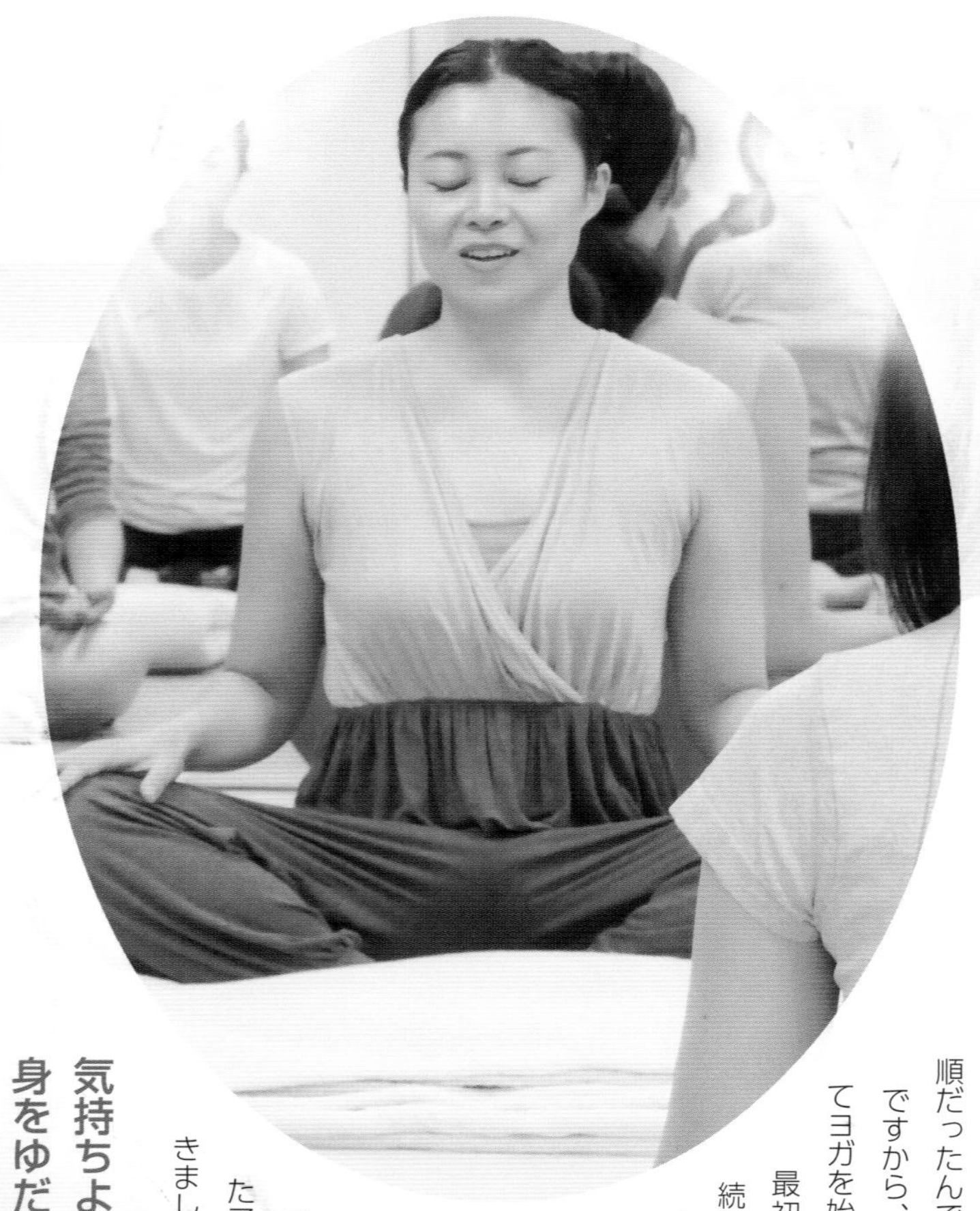

start

徳岡先生のお話のあとで、インストラクターの遼かぐら先生にお話をうかがいました。

そこには女性ならではの理由もあったようです。

生理不順の悩みからヨガをスタート

■先生がヨガを始められたきっかけを教えてください。

以前、わたしは妊娠しにくいからだと言われていました。宝塚時代はとくに生活が不規則でひどい生理不順だったんですね。

ですから、それを改善したいと思ってヨガを始めました。

最初は気持ちいいな程度で続けていたのですが、気づくと生理不順が改善していたんです。それで、もっときちんと身につけたいと思いインストラクターを目指しました。

プライベートでは、できにくいといわれていた子どもを授かることができました。

気持ちよさに身をゆだねてリラックスしてほしい

■子宝ヨガということで、大切にしていることは何ですか?

ひとくちにヨガといっても流派がたくさんありますし、ポーズもさまざまです。

ただ、わたしがここでのレッスンで一番大切にしていることは、通院される方にご自分の時間をもってもらうことです。こちらに通っている方はお家のこと、お仕事のこと以外にも、お子さんを望まれて、いろいろ考えることが多いと思います。しなければいけないことも多いと思います。

ですから、せめてレッスンの1時間だけは、なるべくいろいろなことを手放して、自分の時間をもっていただきたい。気持ちいいというからだの声を聞いてリラックスしていただけたらと思っています。

骨盤周りの血行促進 冷え解消を念頭に

■レッスンの内容で特徴的なのはどんなところですか?

骨盤のなかの血流を良くするために股関節まわりをよく動かす、冷え解消につながるように大きな筋肉を使うことを心掛けています。普段歩いていても股関節を動かしているわけですが、意識して伸ばしてみると、すごく気持ちいいんですよね。左右、片方ずつする動きでは、右だけやった状態だと右の足裏だけ色がかわるなど、からだの変化が目に見えることもあります。

もちろんレッスンが終わったあとに、からだが温まったことを実感していただけると思いますし、からだが温まることで筋肉のほぐれも感じられるはずです。マッサージを受けなくても、からだを動かすことでコリをほぐせるんですよね。実際、レッスン終了後に「こんな動きでからだが温まるんですね」とお話される方も多くいらっしゃいます。

レッスンの内容は季節によって変更したり、受講者の方の質問などを参考に変えることもあります。たとえば「末端冷え性を解消したいけれど、どうすればいいですか?」という質問を受けたら、実際のレッスンでも末端の冷えに合ったポーズを入れたりします。「この動きは〇〇にい

instructor
紹介

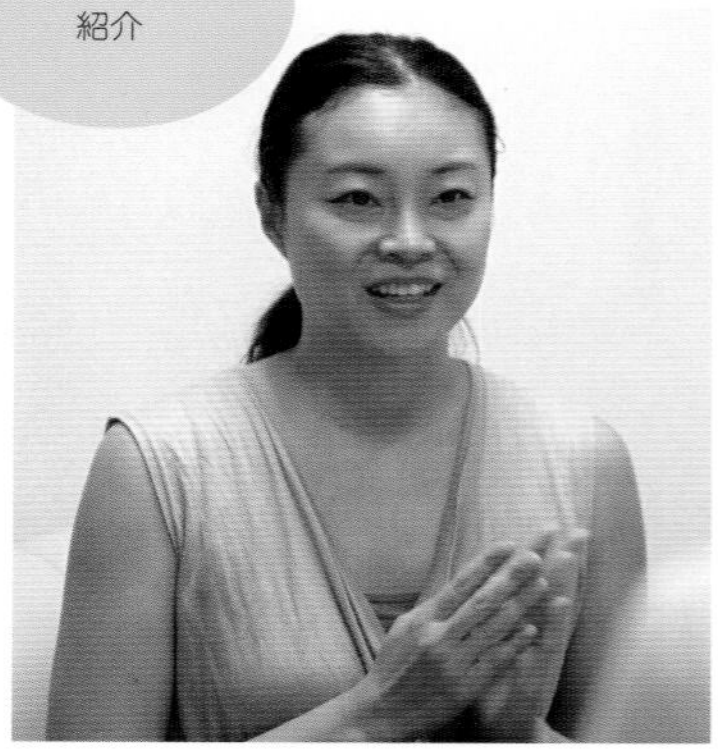

遼かぐら先生

宝塚歌劇団花組で10年間、娘役として在籍していました。退団後、OLに転身しましたが不慣れな環境と仕事のプレッシャーから、体調を崩すことが続いた時期があり、そのときにヨガと出会いました。　ヨガを通じて心身の劇的な復調を身を以て体感し、その経験があったからこそヨガインストラクターになることを決意しました。

現在は、1歳になった長男の子育てに奮闘しながら、ママさんインストラクターをしています。

女性のライフステージに寄り添いながら、皆さんが妊娠されることを祈りつつ、今この瞬間を大切に、ほっ♡と小さな安らぎと幸せを皆さんと感じていきたいです。

ウォーミングアップタイム

レッスンタイム

アロマオイル瞑想タイム

クールダウン

いですよ」といった具合に説明もつけます。

「なんだかわからないけど気持ちいい」というのも、いいとは思いますが、こうするとからだが温まるとか、コリがほぐれるとか意識することで、自分でする際にも参考にできますからね。

無理をすると ケガをすることも… 安全にも気を配って

■ヨガをするうえでの注意点をあげるとすれば…

安全におこなうことですね。レッスン前に準備運動をしてくる方はいないと思いますから、最初はウォーミングアップから入ってレッスンの終わりにはアロマオイルを香らせて瞑想し、クールダウンして終わる。これが1時間におさまっているところがヨガレッスンのよい点だと感じます。

いきなりからだを動かしたり、ポーズを取ってケガをしてしまったら元も子もありませんからね。昨日できたポーズだからといって今日も同じようにできるとは限りません。何気なくやってケガをすることもあります。ですから、そのときのからだの状態を観察しながら、からだを動かすことが大切です。また、ほかの方に合わせる必要もありません。ほかの方がやっているからと無理してポーズを取ったりせずに、自分が気持ちいいと感じる範囲でからだを動かしていただけたらと思います。

週替わりで レッスンを担当 それぞれの違いも 楽しめる

■からだが固いから自信がないという方もいますが…

一般的なヨガのレッスンのように次々にポーズを取ることはしませんし、プログラムも難しくありません。ですから、お家でも取り入れやすいと思います。こんな簡単なことでからだが温かくなってリラックスできるんだなと知っていただけたら。週1回1時間ですが、ゆったり楽しんでいただけると思います。

講師は2名で1週間おきに担当しています。血流改善、リラクゼーションといった大きな目的は同じですが、細かいレッスンの内容はそれぞれ違いますので、毎週参加しても、違ったレッスンを楽しんでいただけますよ。

ヨガを通して 皆さんの健康を サポートできたら

■最後に患者様へのメッセージをお願いします

子宝ヨガエクササイズですから、妊娠されて、いつの間にか卒業されていく方もたくさんいます。会えなくなるのは寂しいですが、お子様に恵まれて卒業される方が増えるようにお手伝いできたら幸いです。

ヨガは今だけでなく一生楽しめる運動ですから、出産後にも、年齢を重ねてからも生活に取り入れて健康に過ごしていただきたいですね。

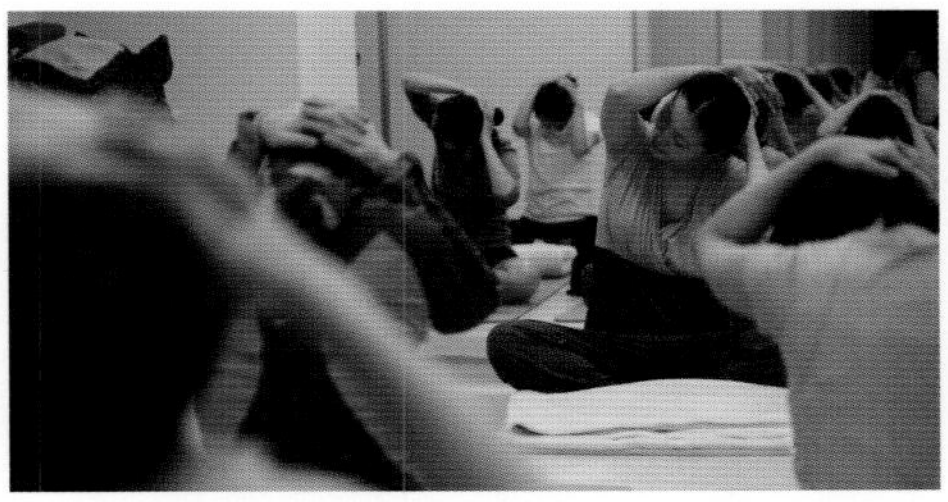

子宝ヨガエクササイズは、遼かぐら先生と真輝いづみ先生の2名が隔週でレッスンに当たります。開催は毎週水曜日、15時から1時間のレッスンです。

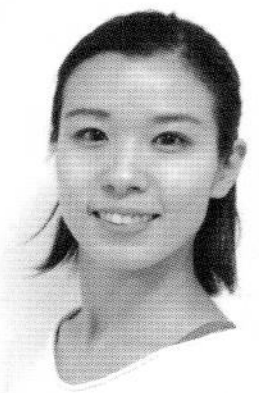

instructor 紹介

真輝いづみ先生

2007年～2015年まで宝塚歌劇団 花組男役 真輝いづみとして在籍。現役中から体のメンテナンスの為に始めたヨガを本格的に勉強してインストラクターになりました。現在は都内のフィットネスクラブや溶岩ヨガスタジオにてレッスンを担当しています。

皆様の心に寄り添いながら心地良い空間を作れたらと思います。心と体に優しいヨガの時間を一緒に過ごしましょう！

とくおかレディースクリニック

●『いきいきと健康で、より若々しく、一日も早く妊娠したい、そんな女性の願いを叶えるために』という診療理念そのままに、患者様の希望を叶えられるよう日々真剣勝負で診療にあたっています。

電話番号. 03-5701-1722

診療科目／生殖医療・不妊治療

受付時間／	月	火	水	木	金	土	日/祝日
午前　09:45～12:30	●	●	●	ー	●	●	ーー
午後　14:45～18:30	●	●	●	ー	●	▲	ーー

休 診 日／木・日・祝日、土曜の午後は特別予約のみ

変更情報等、HPでの確認をお願いします。

http://www.tokuoka-ladies.com/

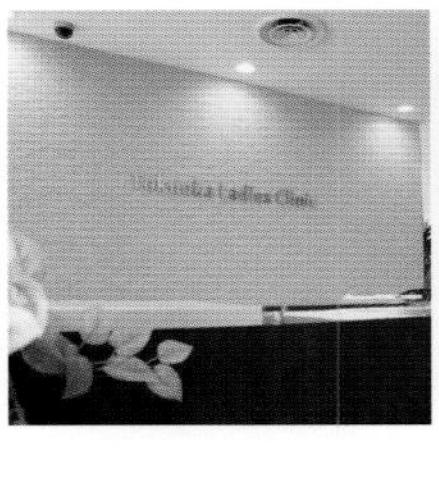

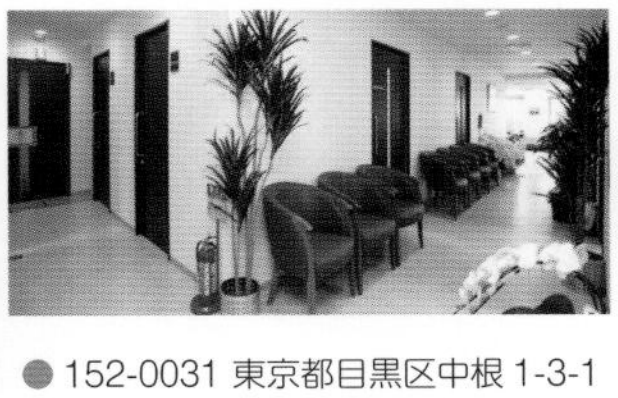

● 152-0031 東京都目黒区中根 1-3-1
三井住友銀行都立大学駅前ビル 6F

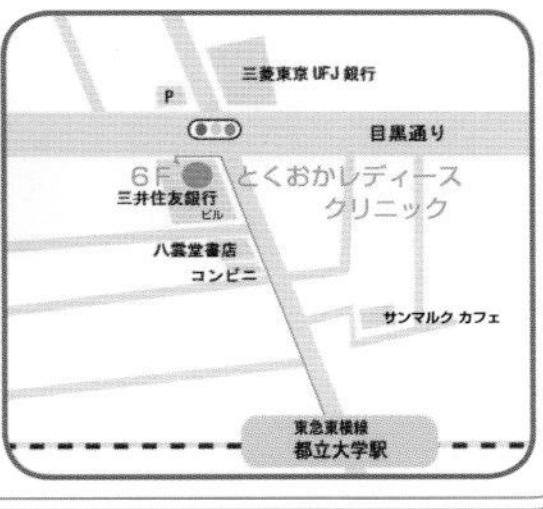

ときわ台レディースクリニック　藤野剛医師は

医療機器メーカーの開発した精子計測キット・YOを導入しました！

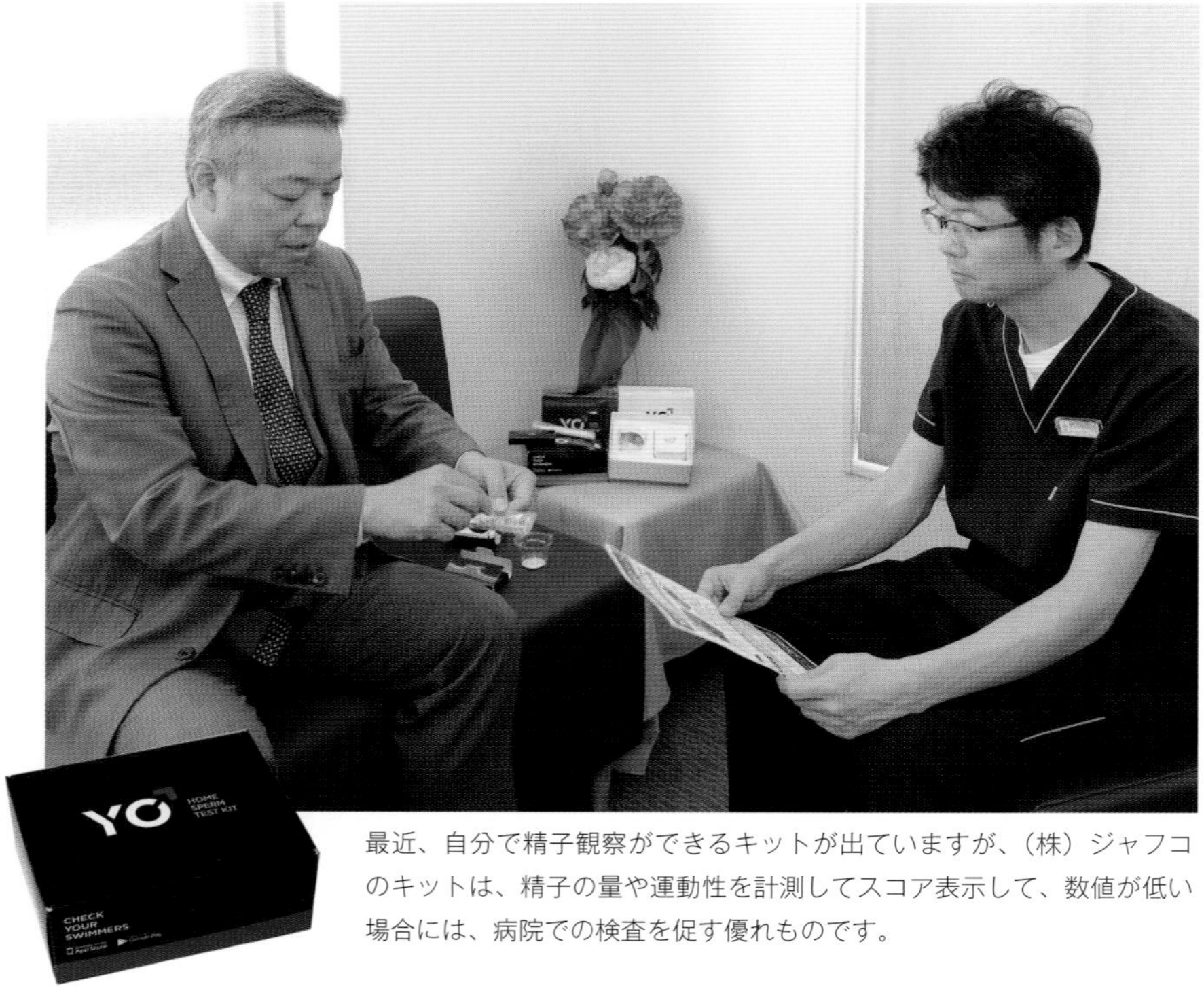

最近、自分で精子観察ができるキットが出ていますが、（株）ジャフコのキットは、精子の量や運動性を計測してスコア表示して、数値が低い場合には、病院での検査を促す優れものです。

社会の中で不妊治療への理解は深まり、病院への敷居も低くなってきていると思いきや、まだご主人の重い腰が上がらないという夫婦もいるようです。

ときわ台レディースクリニックの藤野剛院長は、「もっと早くに不妊症に気づいて欲しい夫婦・カップルが社会の中にたくさんいる」と言います。そして、治療中の夫婦でも、ご主人が検査に対してなかなか協力的でなかったり、意識が低いケースもあるそうです。婦人科へ行くのは女性、自分に原因があったらどうしようなど、男のプライドがあるのでしょう。まだまだ何かと心配もあるようですが、先生は最近、家でも簡単にご主人の精子が計測できるキット導入を決めました。

「精子計測キットYO」という製品で、射出した自分の精液をスライドに乗せて、スマホのカメラで撮影し、専用のアプリで計測できる優れものです。

今日は、メーカーの担当、森田さんが先生に説明するとのことで、私たちも取材させていただきました。

早速お聞きしましょう

森田「先生、日頃はSQA（左ページ下参照）をご使用いただきありがとうございます。説明にうかがったジャフコの森田です。宜しくお願いします」

藤野「いつもSQAでお世話になっております。培養室では、実際に精子検査となると目視が多いのですが、SQAは検査には有効な器機ですね。そのメーカーの精子計測キットなので、特に興味を持っていました。

今日は実際の使い方の説明などをお願いします」

開発のきっかけ

森田「ありがとうございます。はじめに、開発に至ったお話をさせてください。

近年、不妊症の原因の半分は男性側にあることがわかってきました。そして、先生と同じように、海外でも男性の病院での検査不足を心配するドクターの声があり、1日でも早くご主人が病院に行くきっかけとなる精子計測キットの開発要望がありました。

精子特製分析機SQAシリーズを開発してきた精子計測専門の医療機器メーカーMES社にも、ユーザーであるお医者様から、まずは自宅で計測できるキットがあれば、その計測結果が病院へ行くことへのきっかけになるのではないかと相談があり、開発したのがこのYOです。

精子検査専門で医療機器を開発してきたメーカーだからこそ、精液検査に必要な『液化』を促進させて検査時間を短縮させる『液化促進パウダー』も添付しています」

藤野「どこの国でも同じようなことが言われているわけですね。実際に、嫌なものは嫌だと思われるご主人には、説明するのもすごく難しいことです」

森田「男性は、妊娠や治療を自分のこととして捉えるには難しい面もありますよね。

私も以前に、男性不妊のSNSに入っていてオフ会では奥様方からのいろいろな話を聞き、その気持ちを知りました。

この精子計測キットは、海外で先行して発売されたのですが、どこの国の男性も同じようなのです」

藤野「女性にとっては、生殖適齢期があり、不妊治療を受ける

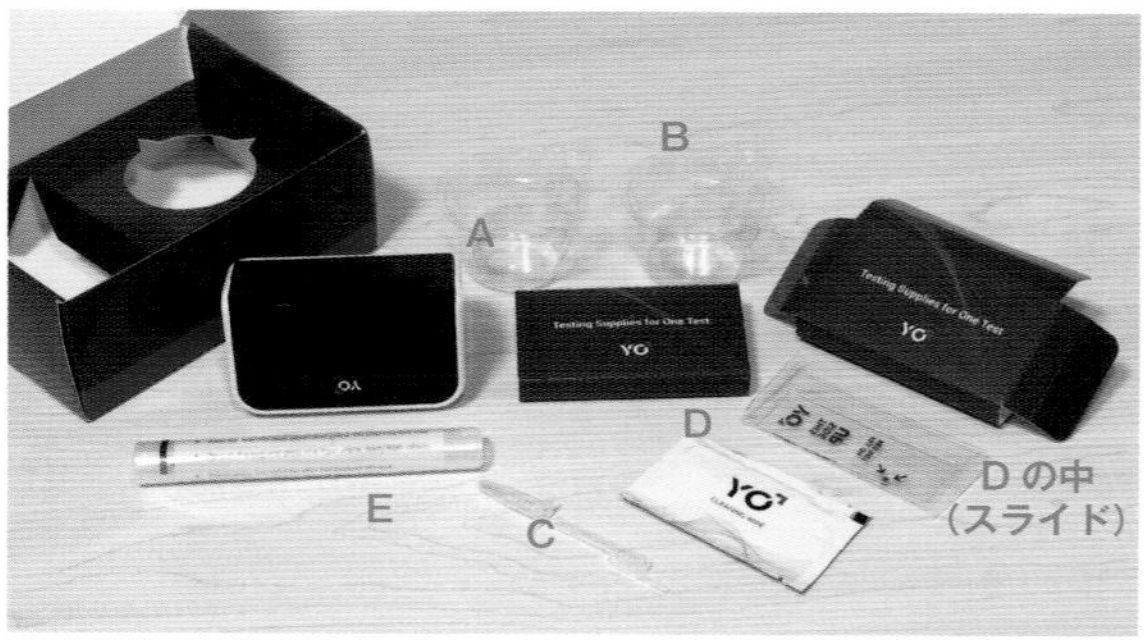

精子計測キット「YO」のセット内容。２回分の計測ができる。（説明書付）

のにも年齢との勝負という面がありますから、できるだけ早く夫婦が不妊に気づき、できるだけ早くに専門医に受診するのが望ましいのです」

森田「健康診断のような気持ちで、一般社会の若い層の男性が、将来の結婚に向けて自分の精子の様子をチェックするのにもよいキットかと思うのですが、そのような意識がオーソドックスになっていくのには、まだまだ時間がかかることと思います。

　このキットであればクリニックや病院まで行って精液検査を受けるのに抵抗があるご主人も、自宅で自分の精子の様子をチェックし、治療への意識を高めてもらうことができると考えています」

藤野「ここのところ、日本でもいくつかのキットが発売されていますが、どれも不十分に感じていたところ、精子特性分析機器を提供している医療機器メーカーから案内された御社のキットに注目したのです」

使い方を説明します

　はじめに、これらが内容となります（前頁下画像参照）。Aはスマホをつなぐアタッチメント。Bは精液を入れる容器。Cはスポイト。DはスライドでEはアタッチメントを使用後に次の計測まで保管する袋になります。

　①まずは、容器Bに精液を射出して付属の液化促進用のパウダーをふりかけて10分間液化するのを待ちます。

　②スライドDに①で準備した容器B内の精液を、スポイトCで吸い取り載せます。

　③次に、アタッチメントAにスマホをジョイントさせます。

　④アタッチメントにDをセットしてスマホのカメラで録画撮影します。

　⑤専用のアプリがビデオの記録動画を分析して計測結果を表示します。

　計測後のアタッチメントは、キレイにしてEに入れ保管します。アタッチメントは各スマホに対応しています。

藤野「これは分かりやすくて簡単そうですね。これから患者さんに紹介し、病院になかなか足が向かないご主人などにできるだけ使ってもらいましょう。

　このように自分で測れる精子計測キットがもっと普及し、男性の方が早めに病院で治療ができるようになるといいですね」

森田「そうですね。先生、本日はありがとうございました」

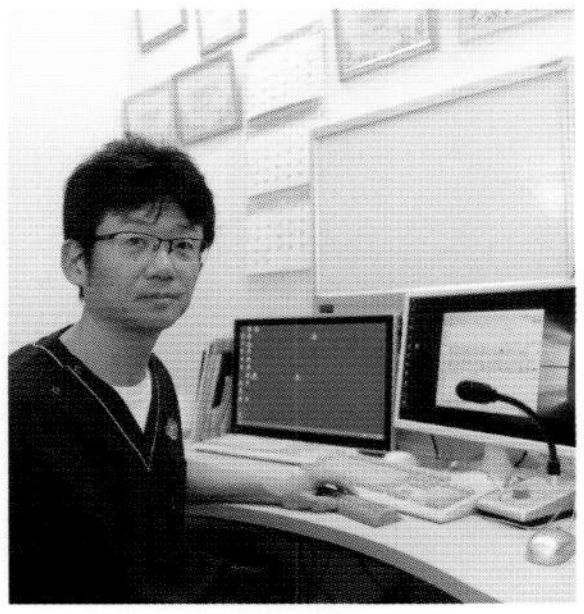

ときわ台レディースクリニック

＜藤野 剛 院長プロフィール＞

専門医・指定医／産婦人科専門医・母体保護法指定医

経歴／平成７年３月、帝京大学医学部卒業。同年５月　帝京大学医学部産婦人科入局。平成９年４月に焼津市立総合病院勤務。その後、帝京大学大学院。帝京大学医学部附属病院助手。大川病院勤務を経て平成 20 年９月、ときわ台レディースクリニック開業。

ときわ台レディースクリニック

電話番号．03-5915-5207

診療科目／『生殖医療、婦人科医療』
診療時間／午前 9:00 ～ 12:00
午後 15:30 ～ 18:30
木・土 は午前のみ
休 診 日／日曜・祝日
変更情報等、HP での確認をお願いします。

治療方針は、患者さんに丁寧な診療を行うこと。そのために、体外受精の実施件数もあらかじめ対応できる範囲にしぼり、一般不妊治療から丁寧な診療をしていくこと。また、患者さん一人ひとりの対応時間も必要に応じ、1 時間ほどしっかりかけています。

https://tokiwadai-lc.com/

JAFFCO
株式会社ジャフコ
営業所　〒 154-0012
東京都世田谷区駒沢 1-17-15 渡会ビル３階
電話　03-5431-3551
http://yospermtest.jp/
http://www.jaffcoltd.com/

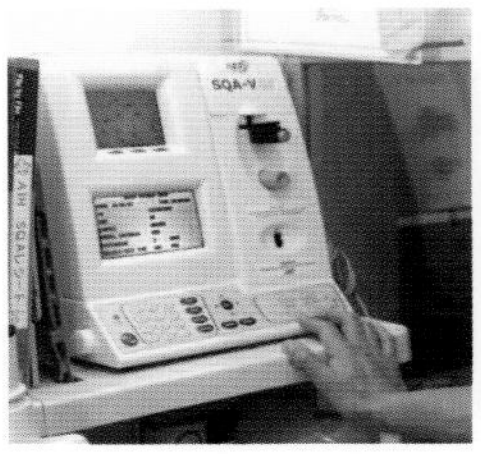

精子検査器 -SQA

今回紹介する精子計測キット YO は、医療器機として婦人科等に提供されている精子特性分析機 SQA を販売するジャフコが発売。長年にわたり精子の計測にたずさわって来た企業からの案内となり、他社の精子観察キットと比べ、より細やかで信頼性の高い計測キットとなります。

YO HOME SPERM TEST KIT

スマホであなたの精子を簡単に計測（iPhone の各機種に対応！）

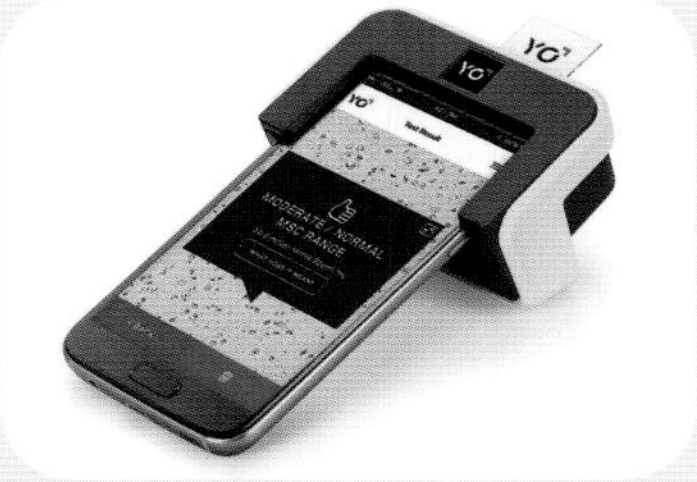

画面は、今回計測した精子のビデオ映像と表示文字

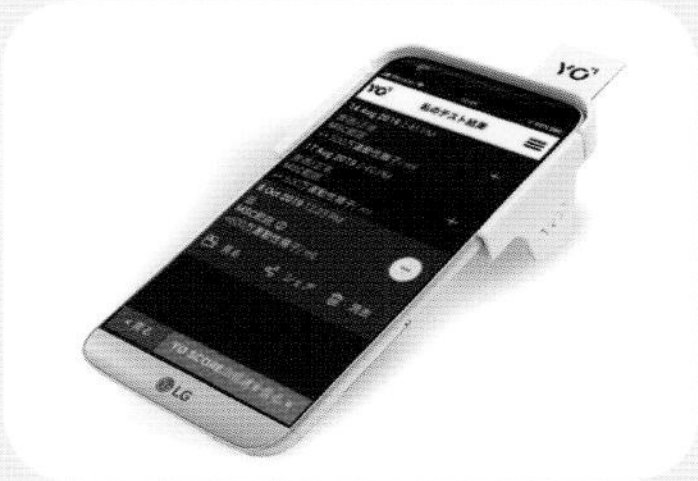

画面は、計測結果（運動精子濃度）の時系列表示

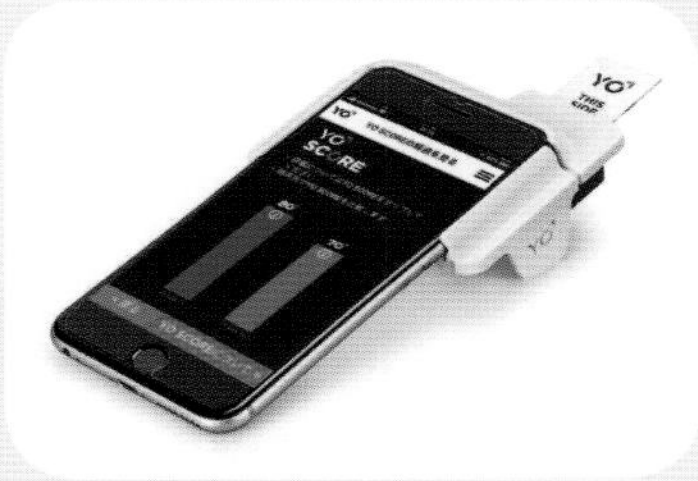

画面は、今まで計測した YO SCORE の時系列表示

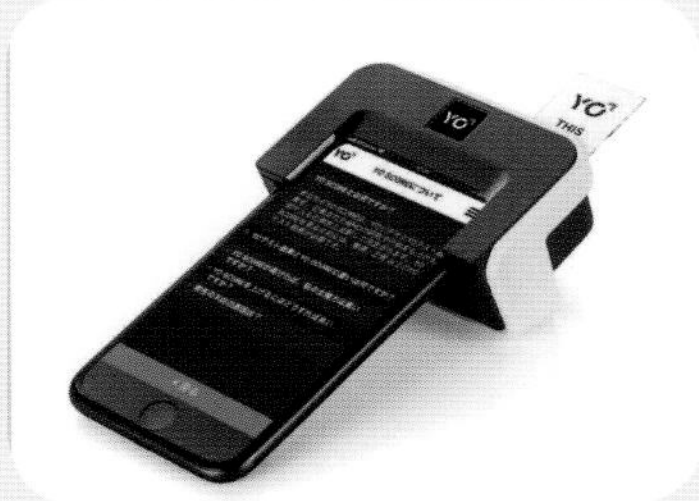

画面は、今回の計測結果に対する詳細説明

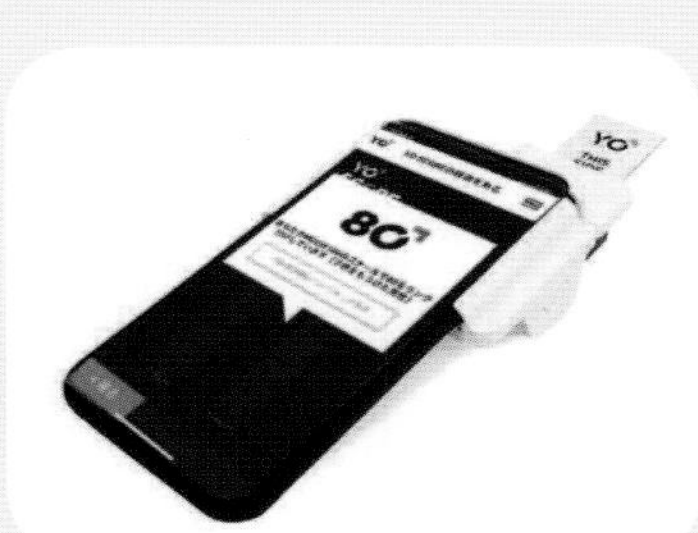

画面は、今回の計測での YO SCORE 表示

自宅で、PC やスマホで自分の精子の様子を見て計測までしてくれるのが YO です

神谷レディースクリニックでのEMMA《エマ》・ALICE《アリス》検査の効果

EMMAは、不妊治療時に子宮内環境を調べ、着床不全や反復不成功者などの妊娠率を高める大事な検査です。

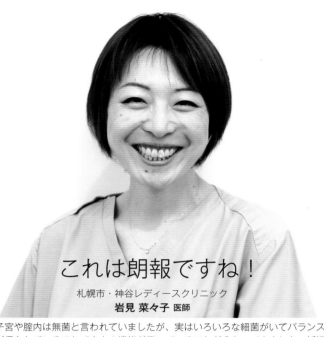

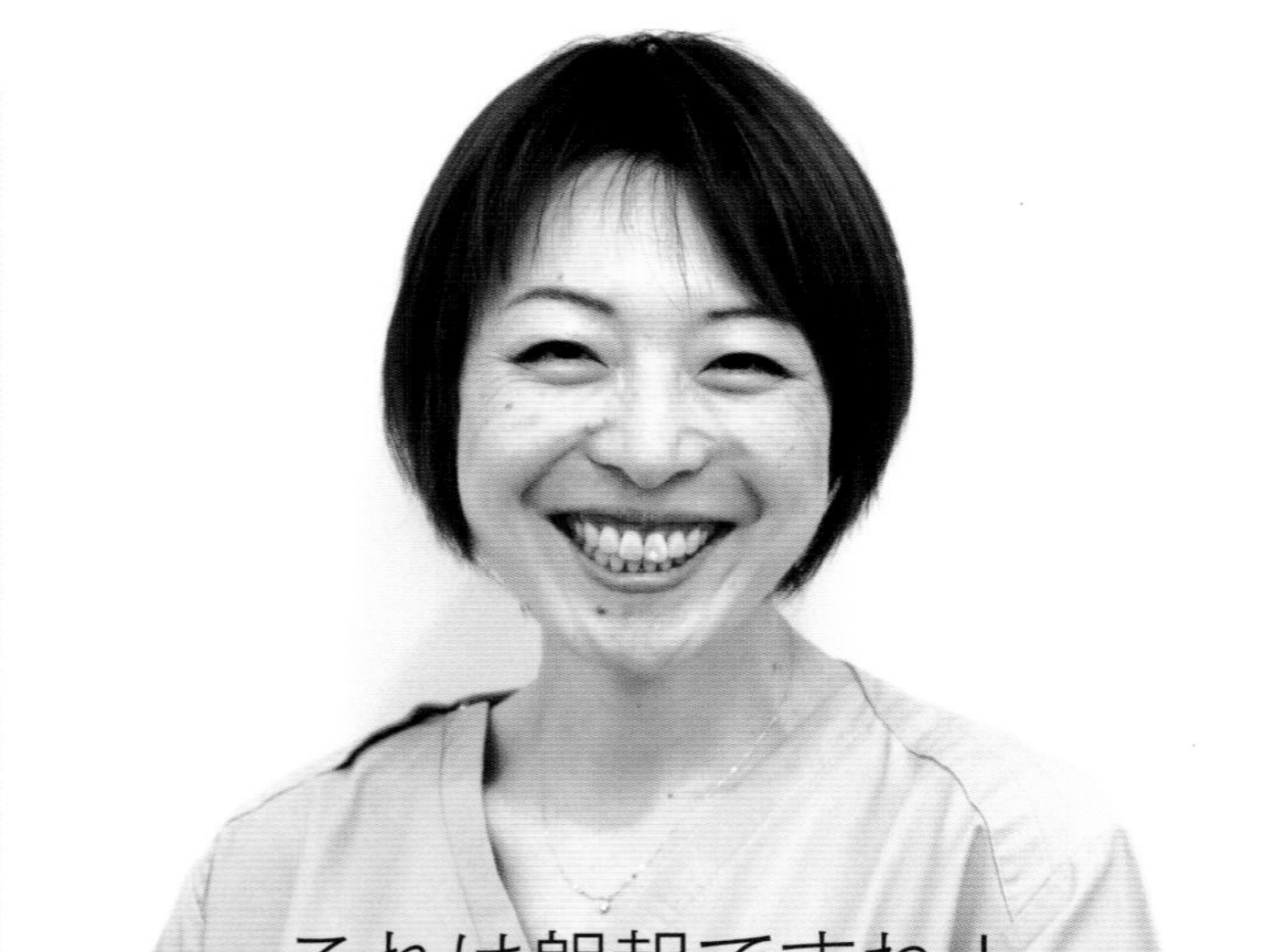

これは朗報ですね！

札幌市・神谷レディースクリニック
岩見 菜々子 医師

子宮や腟内は無菌と言われていましたが、実はいろいろな細菌がいてバランスが保たれていることで本来の機能が働いていることが分かって来ました。妊娠の第一歩となる胚の着床にもそれらバランスが関係していることが分かり、適切な治療で、今まで妊娠できなかった人の妊娠例が増えています。

当院で43歳未満の反復着床不全患者さん131名にEMMA・ALICE検査をし、結果、推奨治療をした55症例のうち、初回の移植で34.5%（19名）が妊娠継続中、2回目までに42%（34名）が妊娠継続しています。合わせれば6割の方が妊娠しています。

子宮内環境の大切さをある患者様に出会い、気づかされたことが本検査に着目するきっかけでした。その患者様は、海外在住の間にARTにて移植胚の着床前検査を行い染色体正常の胚を3回移植しても着床せず帰国のタイミングとなって、当院での不妊治療をご希望され受診となりました。子宮鏡や腟培養検査では異常を認めなかったのですが、子宮内マイクロバイオーム検査を行ったところ、子宮内には善玉菌といわれているラクトバチルスが5%未満しか存在せず、ガードネレラ菌という悪玉菌が90%を占めている状態でした。この状態を抗菌薬とプロバイオティクス治療により改善し移植を行ったところ、初めて子宮内への着床が得られました。これ以降、子宮内環境にラクトバチルスが存在することの大切さを感じ、着床不全の患者様の子宮内環境に注目するようになりました。

EMMA検査で子宮内環境をチェック

長い間子宮内は無菌と考えられていましたが、検査技術の向上により、子宮内にも常在菌が存在することがわかってきました。子宮内に存在する細菌は菌量がとても少ないため、培養検査では正しく検査することができず、細菌のDNAを抽出して子宮内の環境をチェックすることができる検査がアイジェノミクス社の提供しているEMMA検査です。この検査の良いところは最新の次世代シーケンシング技術を用いて子宮内膜細菌叢の分析を行い、培養可能な菌も培養不可能な細菌も検出でき、子宮腔全体の細菌のバランスがわかります。

その内容は、

1、子宮内膜におけるラクトバチルス菌の割合（ラクトバチルスは子宮内や腟内に存在する乳酸桿菌で善玉菌と言われており、割合が多い方の妊娠率が高いといわれています。）

2、善玉菌の発育を妨げると言われている悪玉菌の種類と割合

3、上記から子宮内細菌叢が正常か異常か、菌の共生バランスの失調があるかどうか

4、悪玉菌の種類や存在割合により適切な抗菌薬の提案とプロバイオティクス治療の必要性について

ALICE検査がセットでできる

ALICE検査は、慢性子宮内膜炎の原因となる10種類の特定の細菌を検出し、菌が存在した場合には慢性子宮内膜炎を発

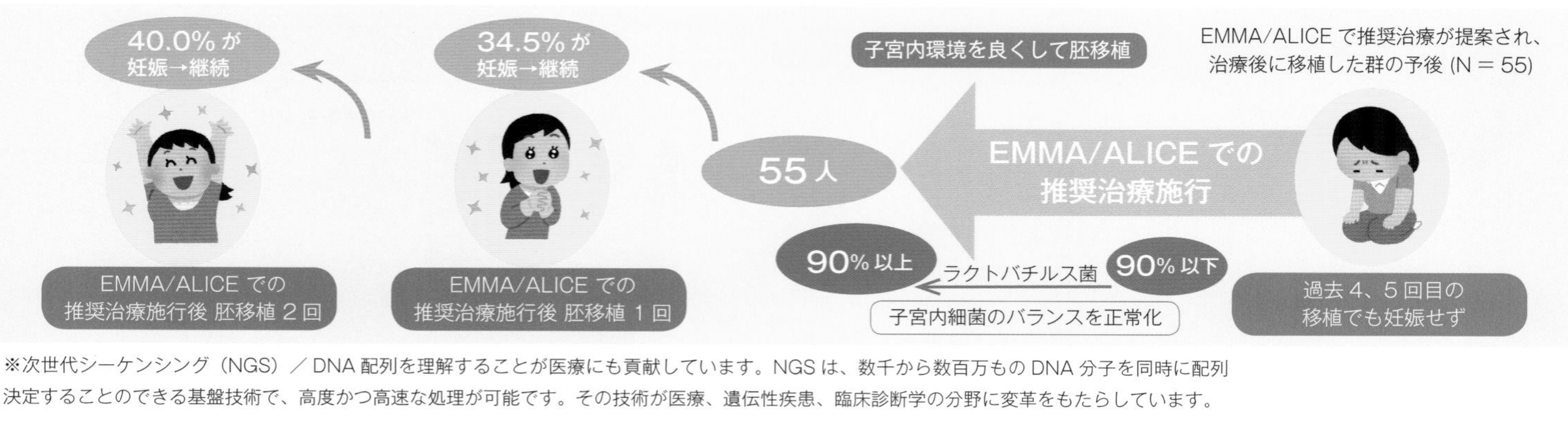

※次世代シーケンシング（NGS）／DNA配列を理解することが医療にも貢献しています。NGSは、数千から数百万ものDNA分子を同時に配列決定することのできる基盤技術で、高度かつ高速な処理が可能です。その技術が医療、遺伝性疾患、臨床診断学の分野に変革をもたらしています。

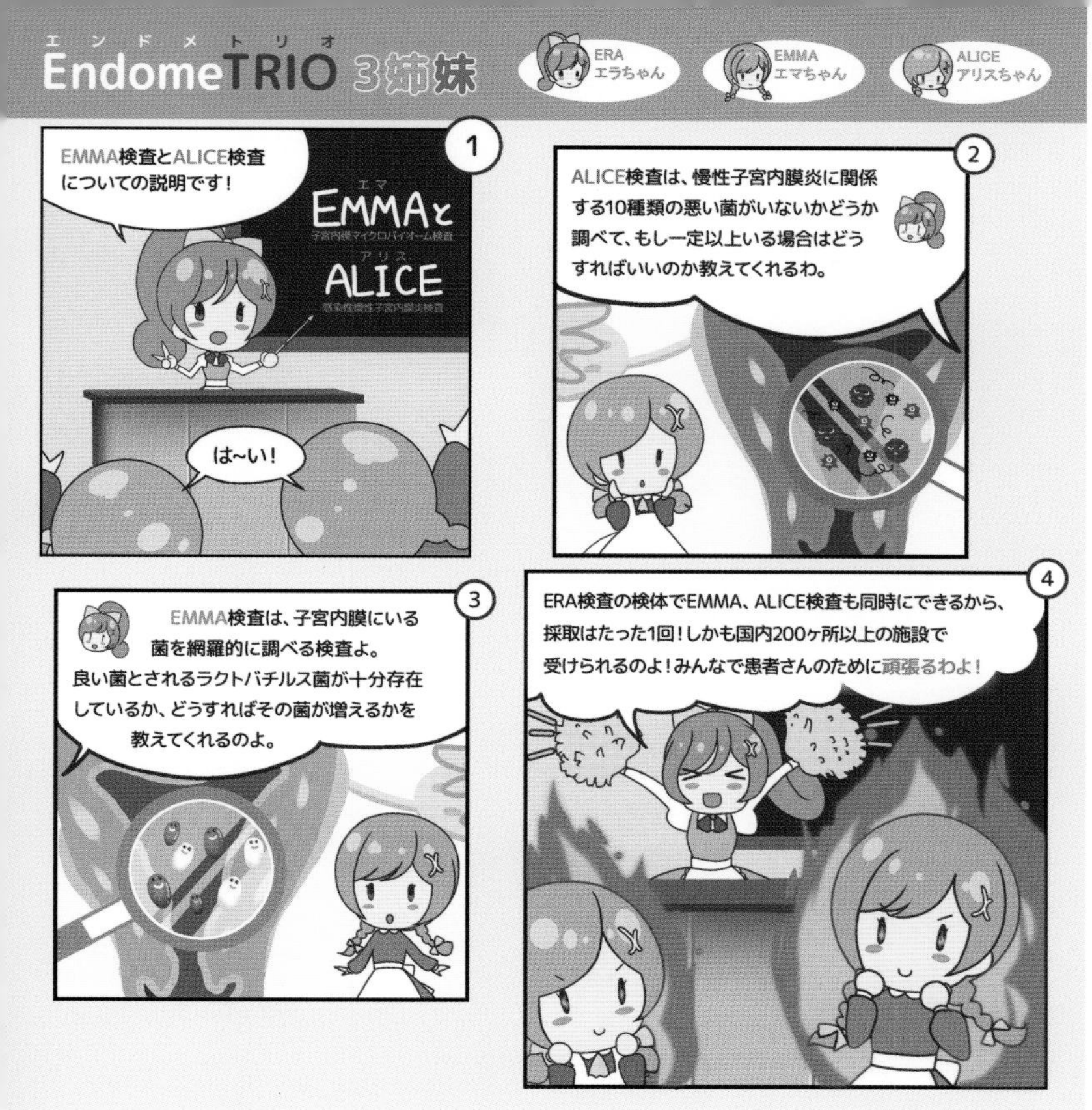
EndomeTRIO《エンドメトリオ》 3姉妹
ERA エラちゃん
EMMA エマちゃん
ALICE アリスちゃん
1
EMMA検査とALICE検査についての説明です！
EMMA《エマ》と
子宮内膜マイクロバイオーム検査
ALICE《アリス》
感染性慢性子宮内膜炎検査
は～い！
2
ALICE検査は、慢性子宮内膜炎に関係する10種類の悪い菌がいないかどうか調べて、もし一定以上いる場合はどうすればいいのか教えてくれるわ。
3
EMMA検査は、子宮内膜にいる菌を網羅的に調べる検査よ。良い菌とされるラクトバチルス菌が十分存在しているか、どうすればその菌が増えるかを教えてくれるのよ。
4
ERA検査の検体でEMMA、ALICE検査も同時にできるから、採取はたった1回！しかも国内200ヶ所以上の施設で受けられるのよ！みんなで患者さんのために頑張るわよ！

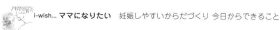

症している又は今後発症するリスクが高いことがわかります。EMMA検査と同時に検査できる点がメリットであり、この二つの検査結果の組み合わせから、抗生剤治療についても膨大なデータを参考に推奨されますので、患者様への個別治療が可能となります。

EMMA／ALICE検査の推奨治療

　腸内フローラの環境調整にはラクトフェリンなどのサプリメントも話題になっておりますが、腟内環境を内服で整えるようとすると長期間の治療が必要となったり、腸からの吸収が不良の場合には内服では改善が得られなかったりすることが多いのです。

　アイジェノミクス社の推奨治療であるプロバイオティクス治療は腟内へのラクトバチルス菌の投与を提案しています。

　腟内製剤はアジアで入手できるものをレポートに記載しておりますので、検査を行っている施設であれば入手可能と思われます。

今後のビジョン 期待されること

　受精卵の染色体が正常であっても着床率は70％前後といわれており、着床には胚の染色体以外の要因も関連しているといわれています。その一つである子宮内環境と慢性子宮内膜炎の関係について検査ができるようになったことは、これまで良い結果が得られず悩んでいらっしゃった患者様の治療の一助になる可能性が期待されます。

　また、過去に慢性子宮内膜炎や子宮内の炎症を是正するために広域の強力な抗菌剤が長期間投与され続けてきましたが、これにより善玉菌であるラクトバチルスが減少してしまうリスクも伴います。本検査により目的菌に照準を限定した治療を行うことができますので、耐性菌の蔓延予防にもつながり、またプロバイオティクス治療のみで環境の改善が得られる患者様には不要な抗菌薬の投与を避けることができます。

　このような点から、当院では着床不全や反復流産の患者様にEMMA／ALICE検査をご提案しています。

　着床の窓を診るERA、そして子宮内環境をEMMA／ALICEで整えることで妊娠のチャンスが広がることを期待しています。

神谷レディースクリニック

電話番号．011-231-2722

札幌の不妊治療専門「神谷レディースクリニック」は、患者様の安心と信頼を確保する最高の環境で、専門医によるハイレベルな不妊治療をご提供しています。

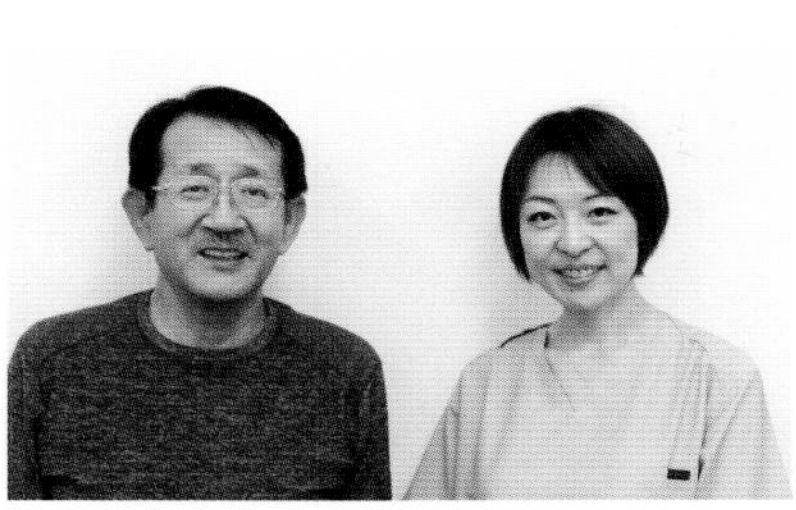

詳しくは、HP での確認をお願いします。
https://kamiyaclinic.com/

＜神谷 博文 院長プロフィール＞

主な資格／麻酔科標榜医・日本産科婦人科学会　産婦人科専門医・医学博士号取得・細胞診指導医

経歴／ 1973 年 札幌医科大学医学部医学科卒業　札幌医科大学医学部麻酔科学講座。1976 年 札幌医科大学医学部産婦人科学講座。1979 年 札幌医科大学医学部第一病理学講座。1982 年 国家公務員共済組合連合会　斗南病院　産婦人科（医師）。1987 年 国家公務員共済組合連合会　斗南病院　産婦人科（科長）。1998 年 神谷レディースクリニック開業。

＜岩見 菜々子 医師プロフィール＞

主な資格／日本産科婦人科学会認定専門医・日本抗加齢医学会 抗加齢専門医

経歴／ 2005 年 3 月札幌医科大学卒業。同年 4 月から初期研修医として札幌社会保険総合病院（現在は札幌北辰病院）、札幌医科大学附属病院に勤務。その後は、07 年 5 月から板橋中央総合病院にて産婦人科後期研修医、09 年 7 月から札幌医科大学附属病院産婦人科、11 年 10 月からレディースクリニックぬまのはた、13 年 4 月からとまこまいレディースクリニックにて勤務し、14 年 6 月より現在の神谷レディースクリニックに勤務中。

Igenomix®
WITH SCIENCE ON YOUR SIDE

東京都中央区日本橋人形町 2-7-10　エル人形町 4F
TEL : 03-6667-0456
http://www.igenomix.jp

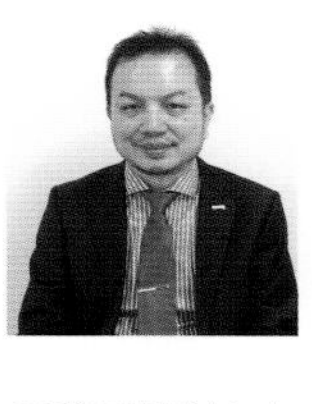

アジア太平洋地域統括責任者　張 博文 (Andy Chang) プロフィール
1999 年 清華大学（台湾）卒業
2005 年 京都大学大学院にて博士号を取得
2011 年 マイクロアレイの最大手 Affymetrix Japan 社にて技術部長を経て、APAC 事業開発ディレクターに就任
2017 年 Temple University Japan において MBA 取得（首席）
2017 年 Igenomix Japan 日本法人代表 兼 APAC 事業開発 ディレクター
2019 年 Igenomix アジア太平洋地域統括責任者

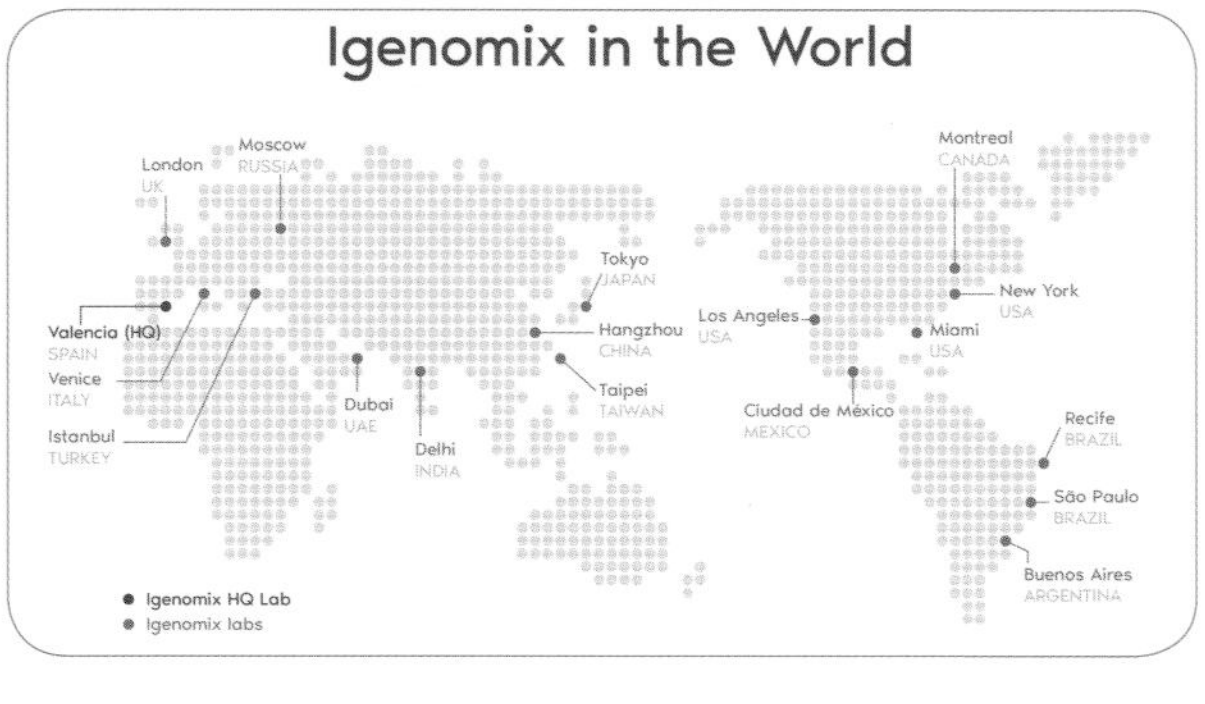

日本生殖医学会学術講演会を見学して
不妊治療の今はどうなっているのでしょう？

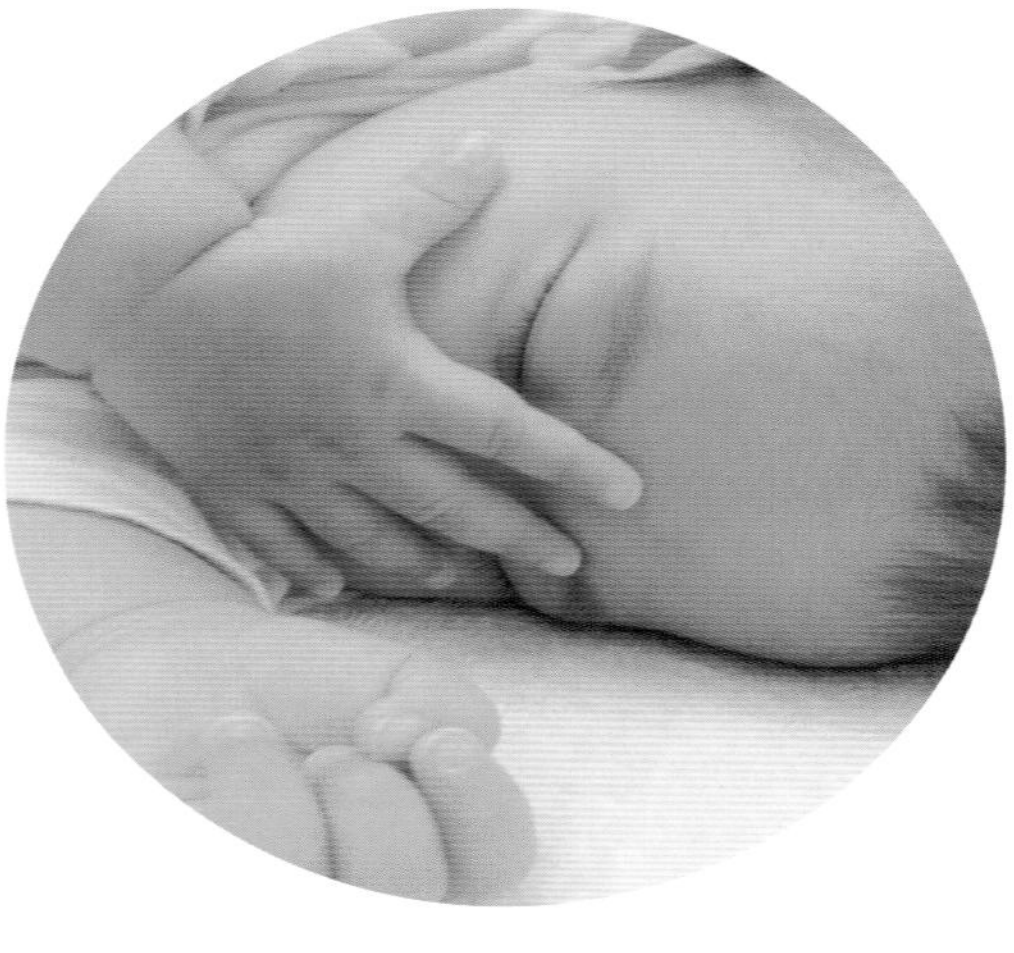

毎年開催のある、日本生殖医学会の学術講演会を見学してきました。

今年で第64回となる学術講演会は、11月7〜8日の2日間、神戸国際会議場・国際展示場で開催され、会長を岡田弘医師（獨協医科大学埼玉医療センター・泌尿器科主任教授）が務めました。

日本生殖医学会は、生殖医療（不妊治療）にたずさわる医師のもっとも大きな組織で、目的は、「人類および家畜と動物の生殖に関する基礎的および臨床的研究について、研究業績の発表、知識の交換、情報の提供などを行い、もって学術の発展と人類の福祉に寄与すること」としています。

会員数は、全国8ブロックと海外1ブロックの9ブロックから5182名を数え、その他法人会員や名誉会員などが加わり、役員構成だけでも133名となります。（学会ホームページ参照）

会では、生殖に関するさまざまな研究や業績が、講演やセミナー、ポスター展示などで発表されます。

また、生殖医療をバックアップする関連企業がブースを設け、最新の商品展示をしながら会場に集まる先生方へ、説明をしています。

今回のメインテーマは「世界に発信する個別化生殖医療」。テーマにふさわしいプログラムの講演やシンポジウムが数多く組まれ、海外から招かれた著名な先生方の講演もありました。

研究発表を大きな紙面にまとめて発表するポスター展示コーナーも300以上の発表があり、過去最高数となる企業の展示コーナーは、生殖医療に関連する機器やサービス関連の製品紹介でにぎわっていました。

それぞれを見ていくと、今行われている生殖医療の実際と今後が垣間みれます。

ただ、膨大な内容となるため、講演やシンポジウムに関しては予めチェックしながらみなさん広い会場のあちこちを忙しそうに移動して聞いていました。

それらプログラムからテーマや演題を見てみましょう。

一般演題

一般演題の口演では、男性不妊、新しい技術とデバイス、卵胞発育、妊孕性温存、内視鏡、症例報告、体外受精、胚評価、カウンセリング・看護、胚移植・着床、不育症・生殖免疫、培養環境、その他、PCOS、内膜

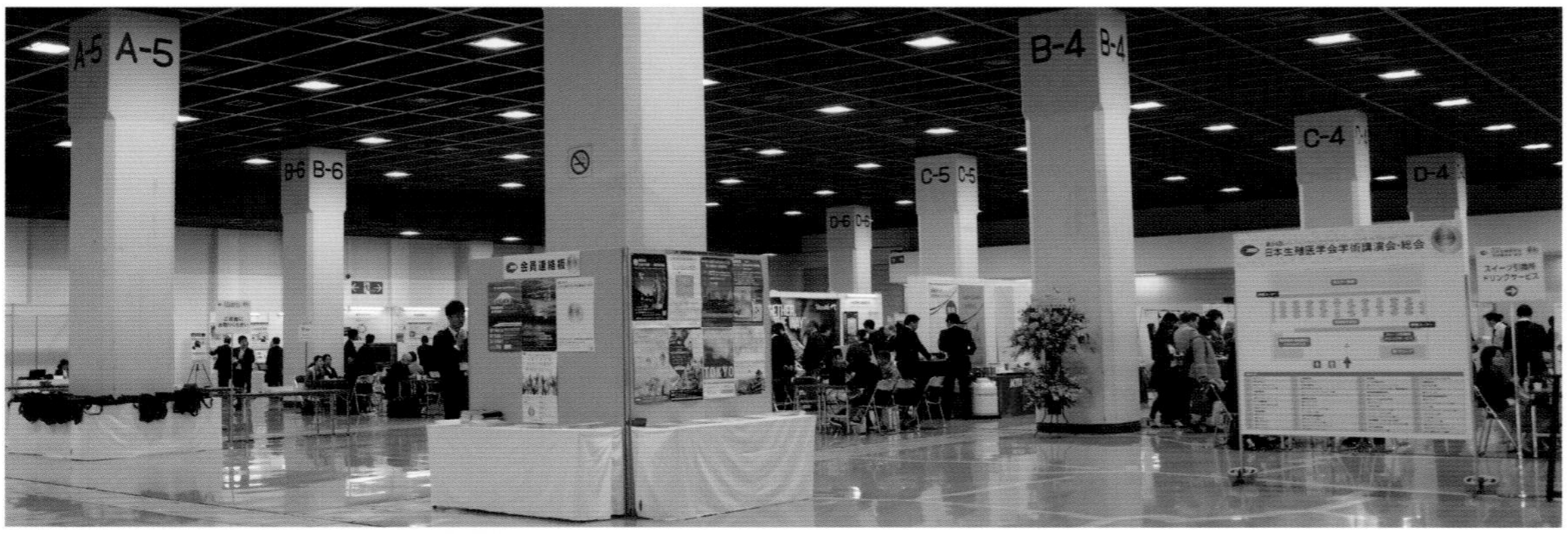

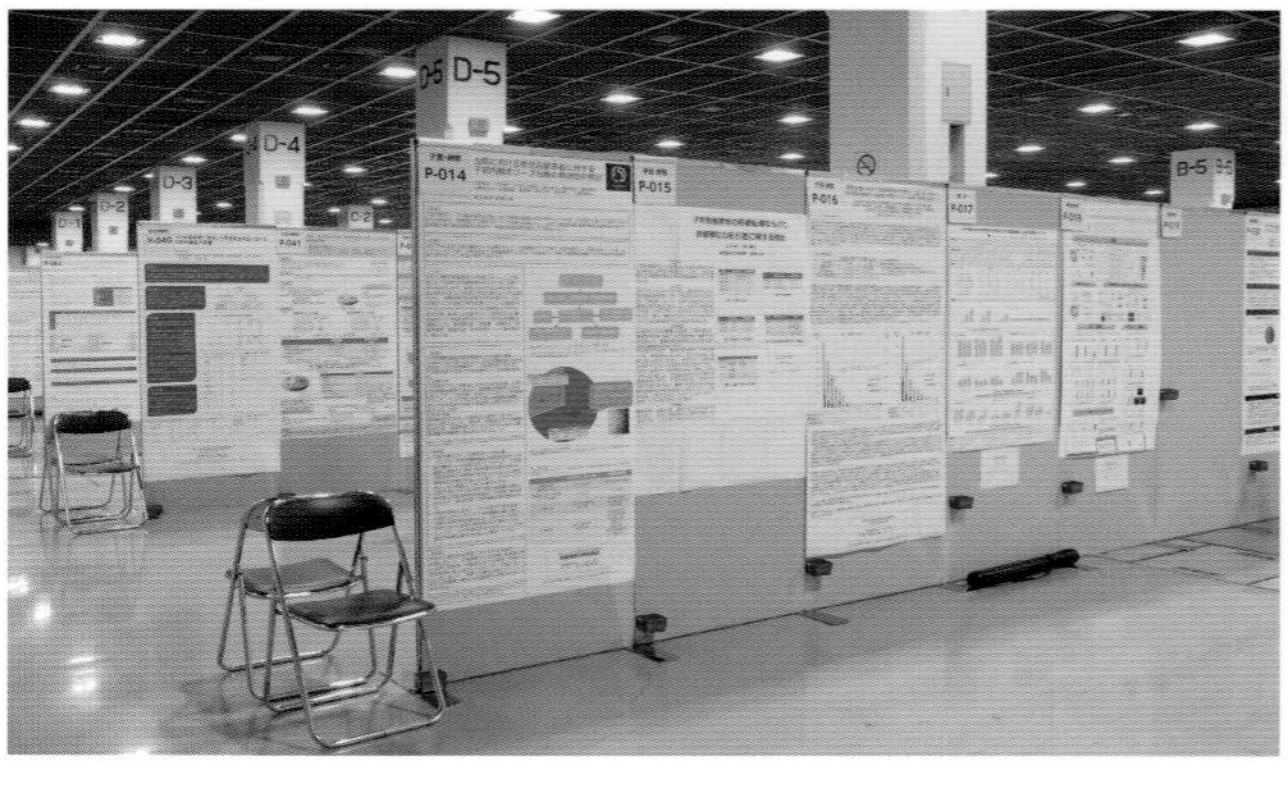

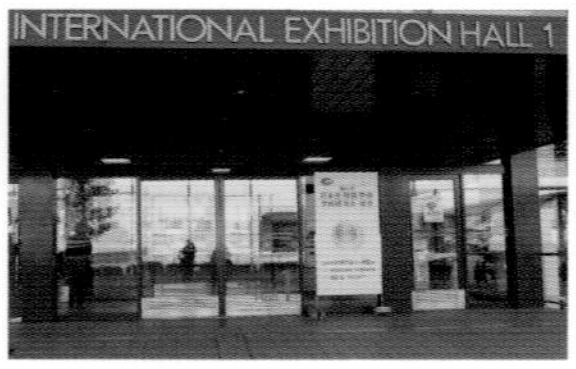

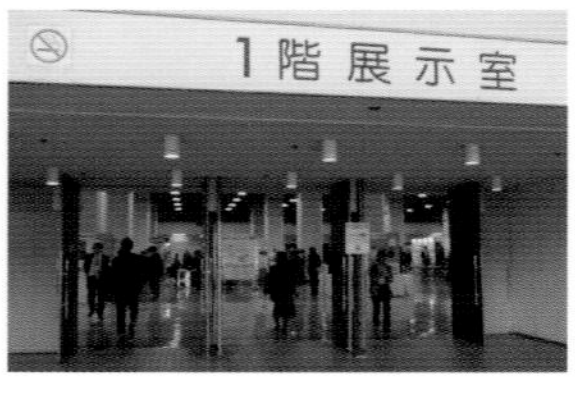

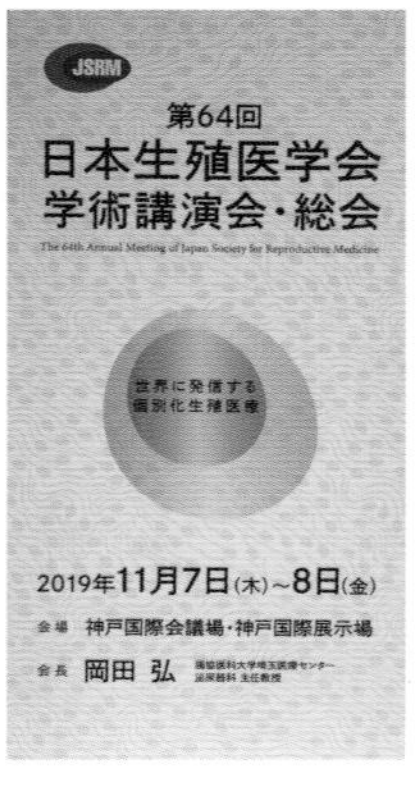

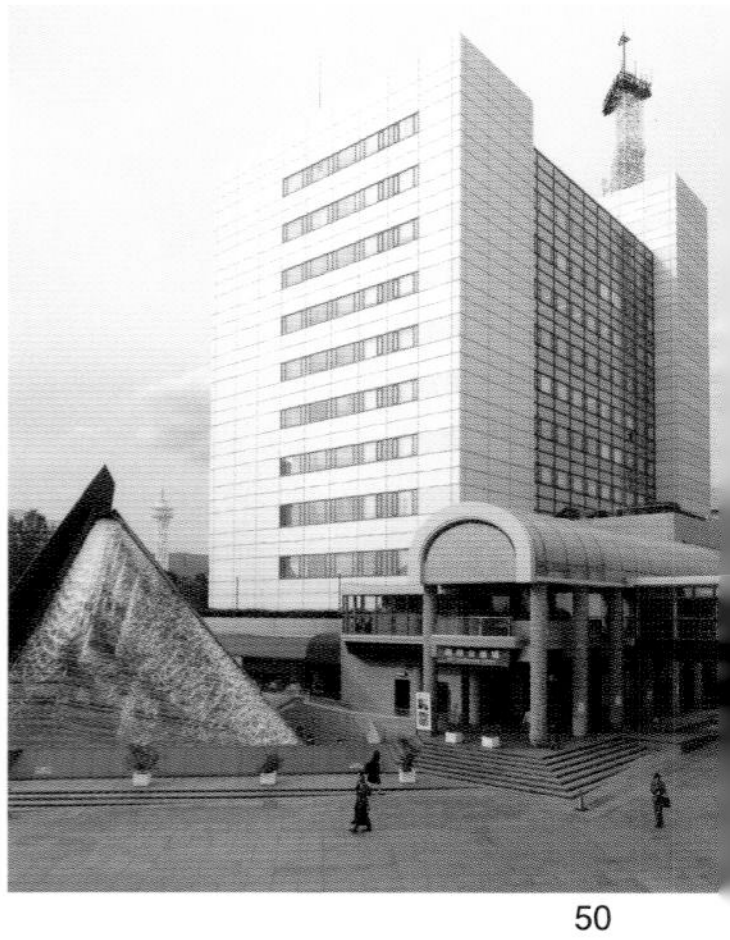

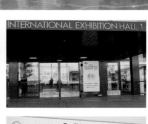

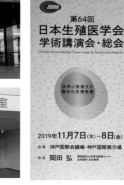

TITLE

学会で取り上げられているテーマをチェック！

プログラム

- 会長講演
- 特別講演
- 教育講演
- 男性不妊
- 新しい技術
- 生殖医療における栄養
- 子宮内膜症
- 受精能の未来

シンポジウム

- 生殖医療における危機管理
- 妊孕性温存療法の新展開
- 配偶子の体外成熟
- 新技術への期待
- 統合医療
- 栄養療法

一般演題テーマ（ポスター）

- IVM
- 胚の評価
- New device
- 凍結保存
- 胚移植・着床
- 生殖免疫
- 着床前診断
- Oncofertility
- 妊孕性温存
- 診断・検査
- 内視鏡
- 症例報告
- 医療経済
- 統計
- カウンセリング・看護
- 当事者支援・教育
- その他（基礎）
- 卵巣
- 子宮・卵管
- 卵子
- 卵胞発育
- 内分泌（女性）
- 多嚢胞性卵巣症候群
- 子宮内膜症
- 精子・精巣
- 内分泌（男性）
- 精索静脈瘤
- 性機能障害
- TESE/micro TESE
- 妊娠・流産・不育
- 体外受精
- 顕微授精
- 培養液・培養環境

一般演題テーマ（口演）

- 男性不妊
- 新しい技術とデバイス
- 卵胞発育
- Oncofertility・妊孕性温存
- 内視鏡
- 症例報告
- 体外受精
- 胚評価
- カウンセリング・看護
- 胚移植・着床
- 不育症・生殖免疫
- 培養環境
- 内膜症
- その他

症をテーマに、136の研究などの発表がありました。

テーマごとに座長が決められ、会の2日間をフルに使っての発表です。

発表に当たるのは、医師だけでなく、培養士や看護師などのスタッフ等で、場内からは聴講者が質問や疑問、異議などもあり、活発な意見交換がありました。その光景を見るのも醍醐味ですが、意見が交わされることでより磨きがかかり、それが日頃の診療に活かされているのだと感心しました。

発表には関心も高く、集まった医師等も貴重な情報収集源とし、自身の研究や診療に工夫することへとつながっていきます。

講演とシンポジウム

また、会長講演や特別講演、教育講演では、男性不妊、新しい技術、そして生殖医療における栄養の話、子宮内膜症のことや受精能の未来の話題がテーマとなっていました。

シンポジウムは、生殖医療における危機管理、妊孕性温存療法の新展開、配偶子の体外成熟、新技術への期待や統合医療、栄養療法があり、様々な家族形成のかたちをテーマにしたシンポジウムは特に私たち編集部も興味深く聞き入りました。

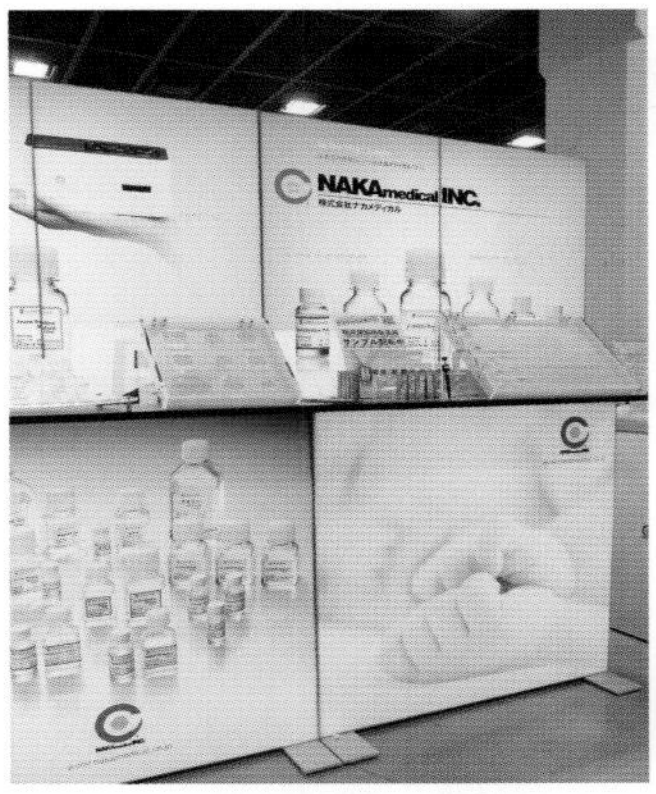

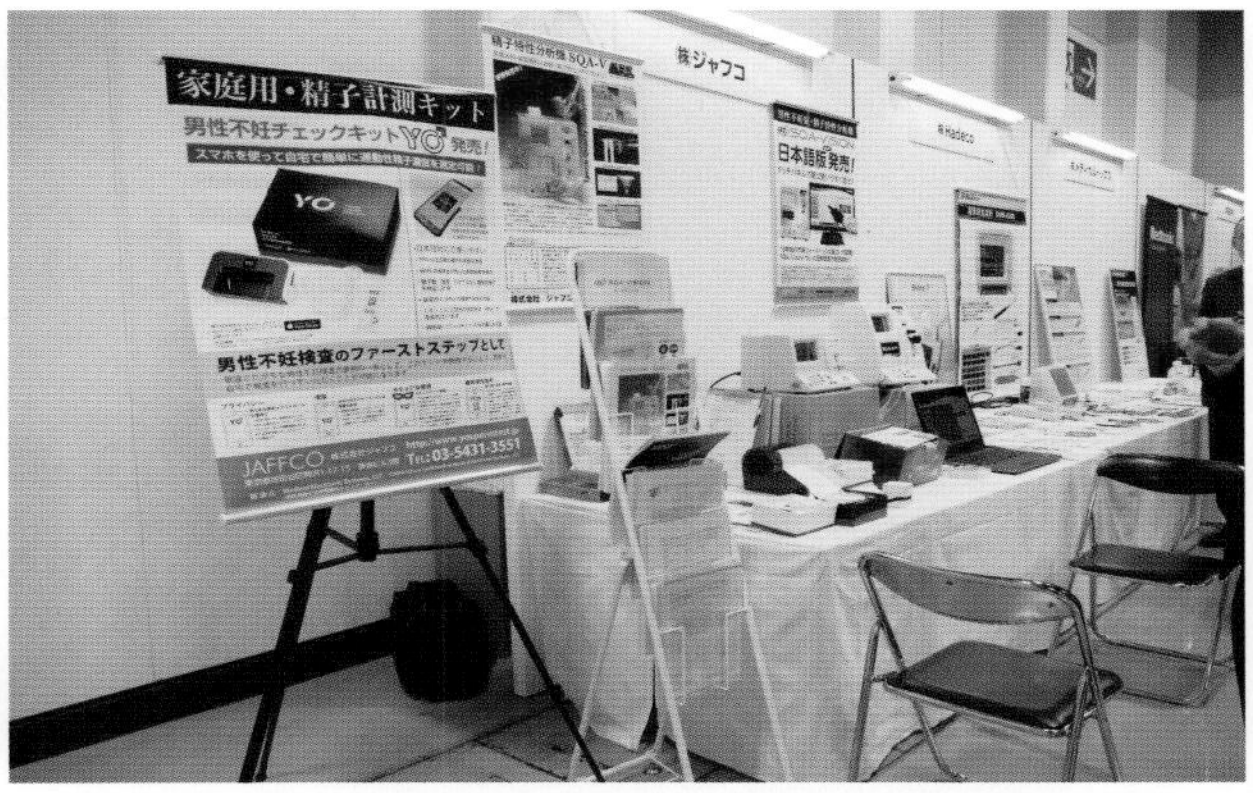

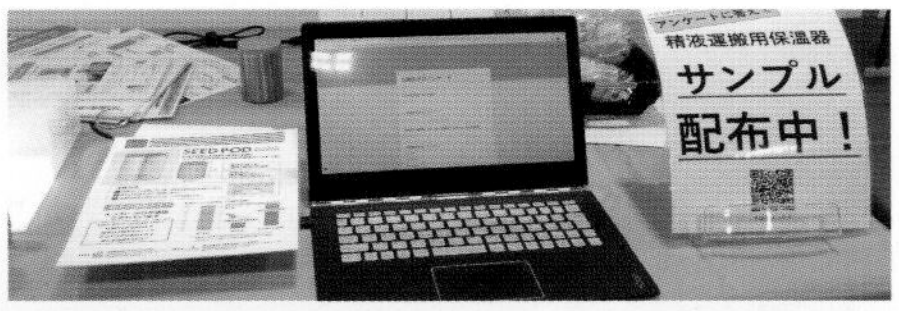

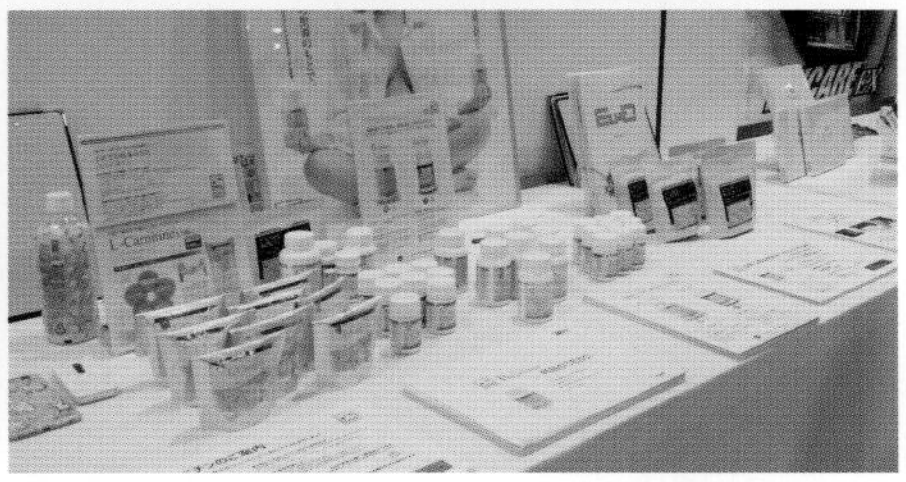

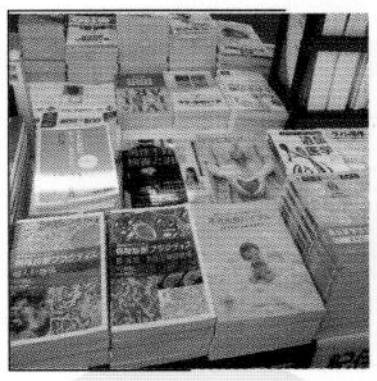

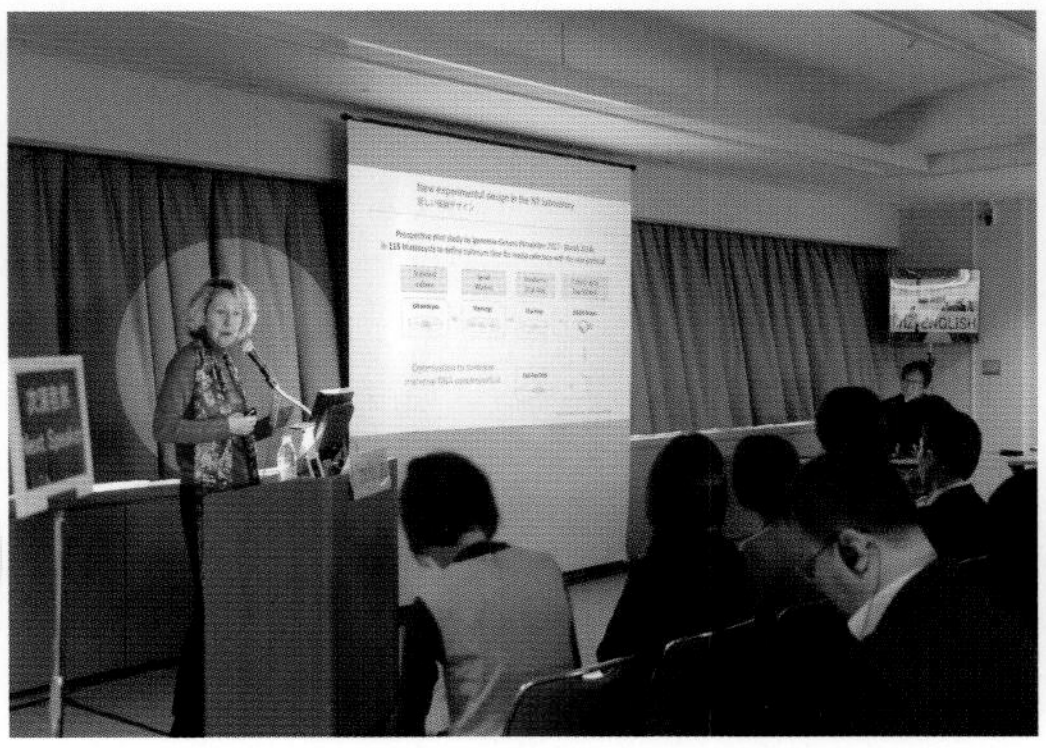

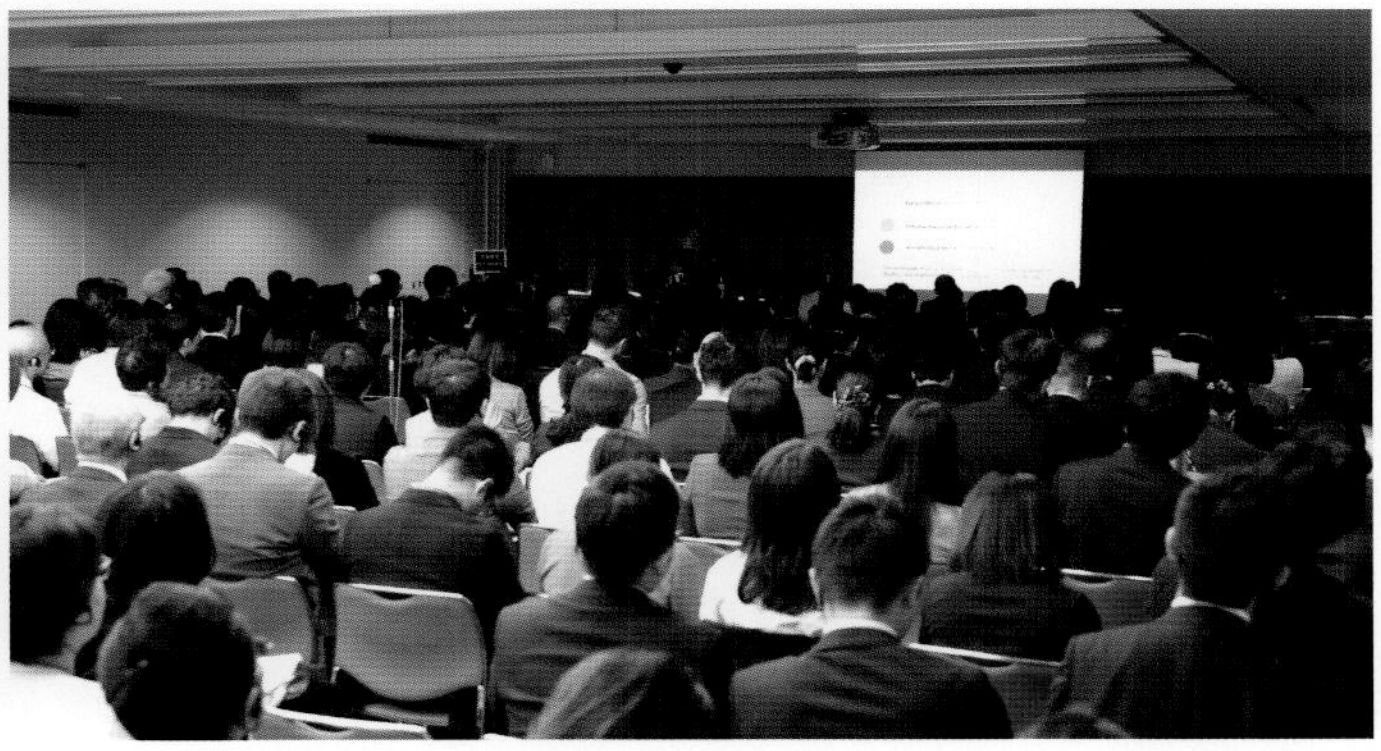

会場風景

ママになりたいあなたへ。

温活グッズをご紹介！

温活グッズで 妊娠しやすいからだづくり

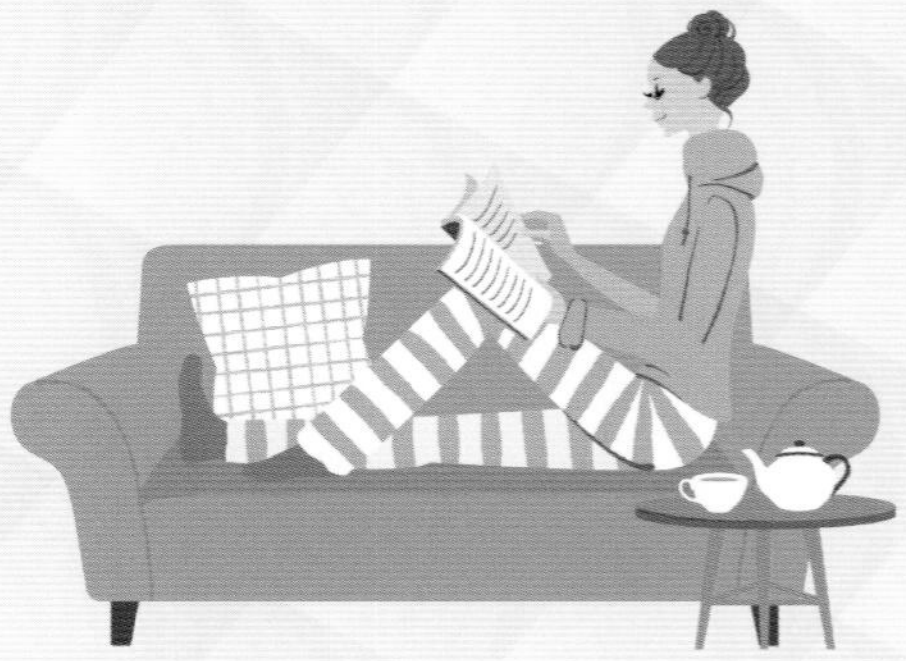

赤ちゃんがほしいと思っているあなたへ。妊娠しやすい身体づくりのために冷えは大敵です。日頃から冷え性の方にとってはいつでも、また寒い季節を迎えるとき、温活グッズで冷えを乗り切りましょう！

温か家電

体を温める家電はいろいろあります。テレビを観ながら、読書をしながら、のんびりタイムに体を温めることができる家電は妊活期には1つは欲しいと考える人も少なくありません。あなたのお好みは？

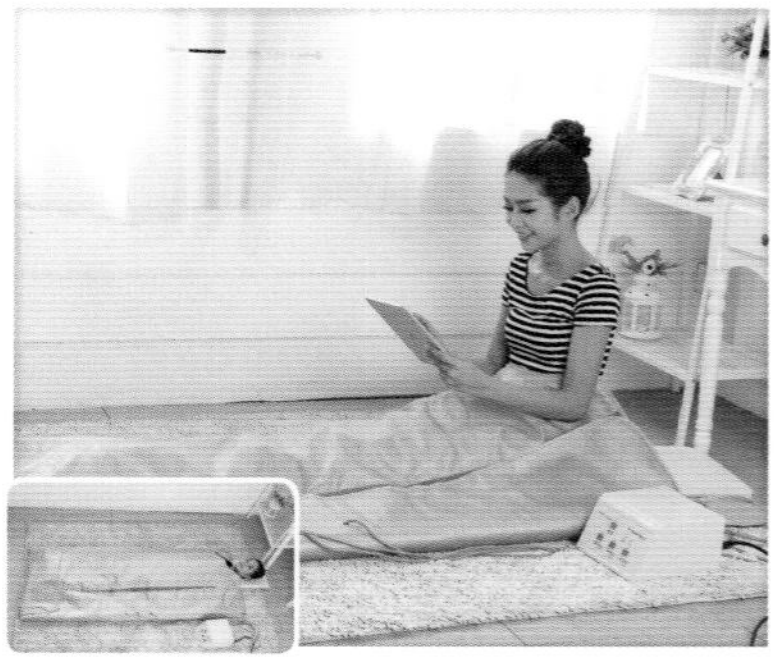

遠赤外線マット「ビューティーエバー」

遠赤外線放出量が一番多い高品質カーボンファイバーヒーター（炭素繊維）で、電磁波をカットしながら、素早く身体を温めます。　弘洋株式会社

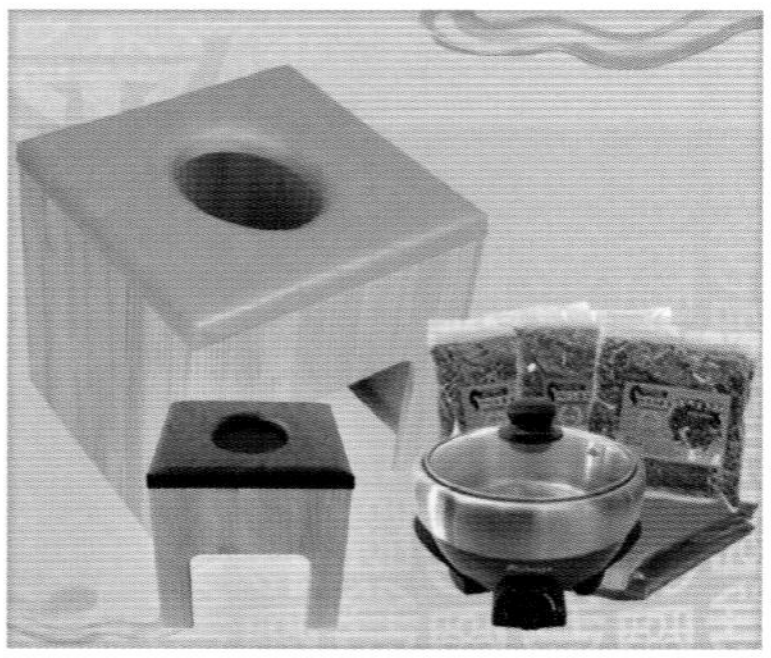

よもぎ蒸しセット

自宅でも楽しくよもぎ蒸しで【温活】【妊活】しましょう。
無農薬栽培のよもぎ蒸しで女性の健康をサポート!
よもぎ蒸しで【心身とも温かい女性を目指す】
草原商事株式会社「ハート座浴」

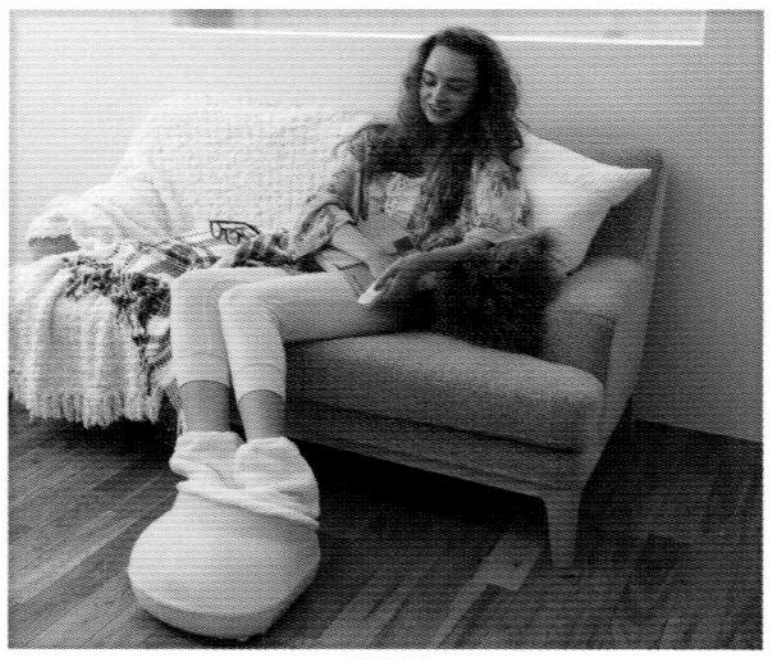

ルルド
あったかフットモイスチャー

超音波ミスト +PTC ヒーターの“温ミスト”で全身ポカポカ。超音波振動により霧状になった水とヒーターで、しっとりすべすべ素足に。　株式会社アテックス

温かインナー

女性にとって、インナーはもっとも身近な温めグッズ。冷えから体を守るインナーを身につけていれば身も心も、心強いもの。インナーから冷えを乗り越えましょう！

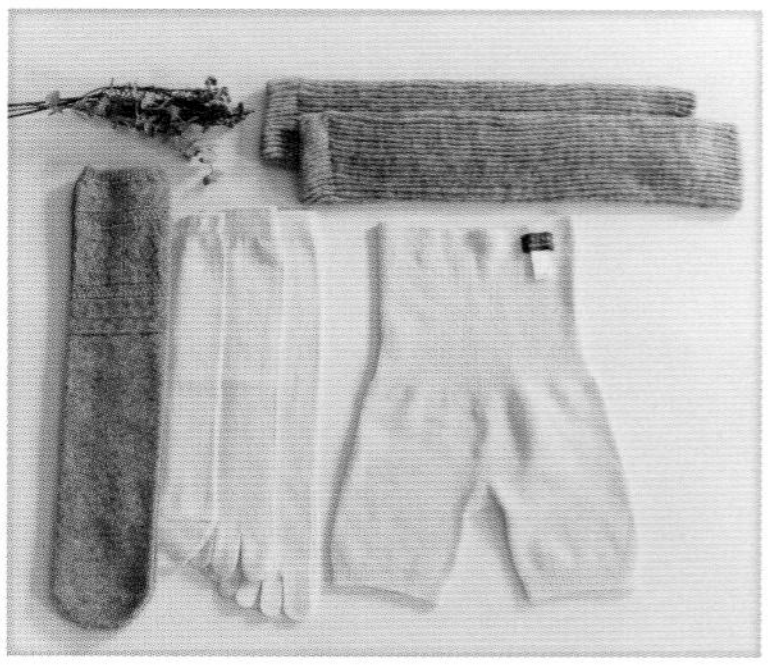

くらしきぬ 妊活応援セット

冷えを改善することで、身体の血行が良くなり子宮の機能が上がるなど、倉敷の絹をつかった応援セットです。

株式会社クラビズ

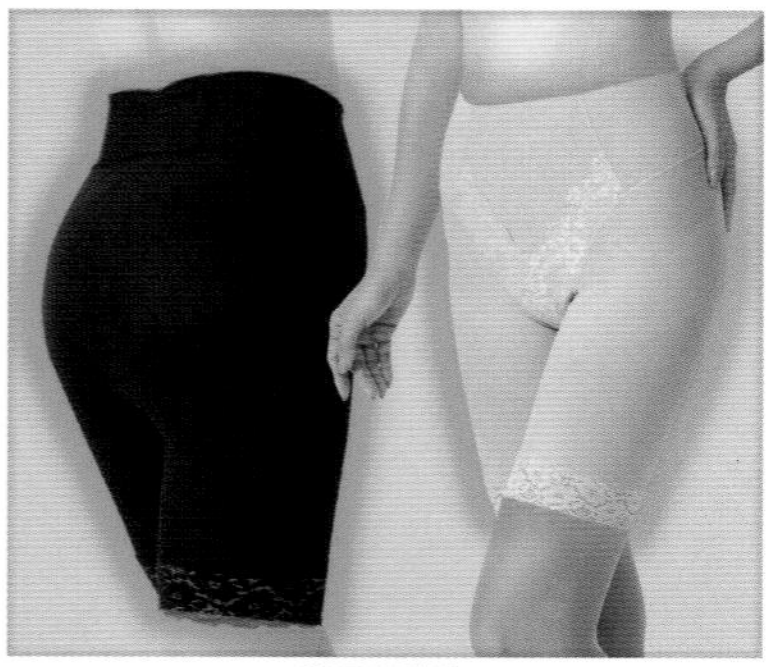

芦屋美整体
あったか骨盤スリムショーツ

天然火山岩繊維をナノ化した生地で、蓄熱性・保温性バツグン。骨盤まわりを気持ちよくサポートします。

株式会社コニー

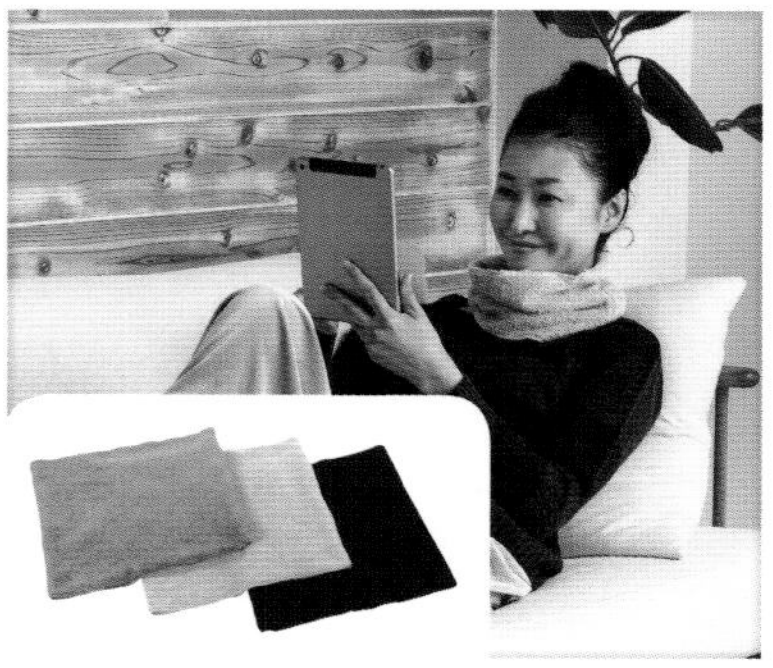

ロマンス岩盤浴 ネックウォーマー

常温で遠赤外線放射など様々な効果があると言われているブラックシリカをポリエステル糸に練りこむことで保湿性を高めている優れもの。お部屋でも効果的！　株式会社ロマンス小杉

入浴剤

お手軽に、そしてリラックスして楽しめるお風呂。お風呂タイムは、体を芯から温める絶好の時間です。

好きな香り、好きな色の入浴剤で楽しみながら体を温めましょう。

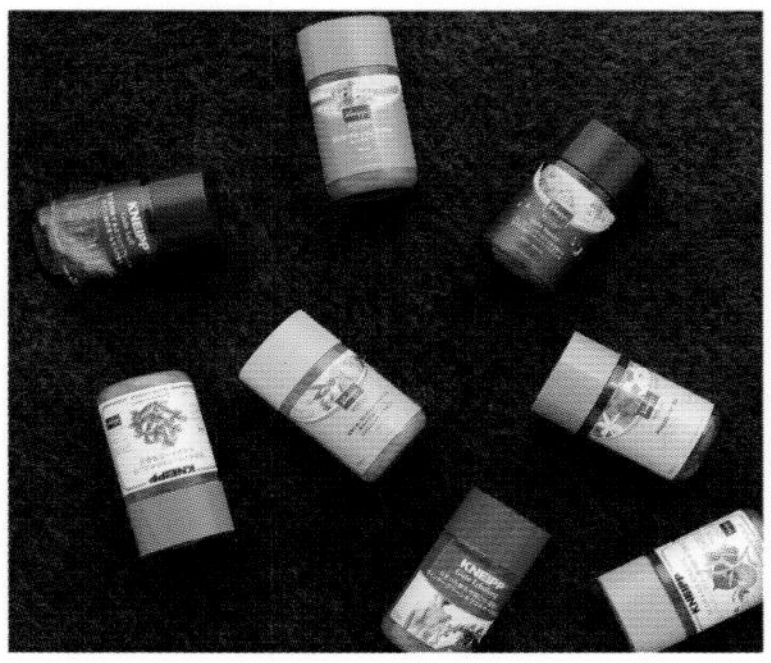

クナイプ **バスソルト**

2 億 5000 万年前の古代海水を精製した岩塩と天然ハーブのエッセンシャルオイルから作られた、ドイツのバスソルト。豊かな香りに包まれて、芯からぽかぽか。
株式会社クナイプジャパン

バブ **メディキュア**

高濃度炭酸のオフロが温浴効果を高めて、疲労・肩こり・腰痛・冷え性に効く。湯上り後も温かさが長続きする温泉成分を配合。

花王株式会社

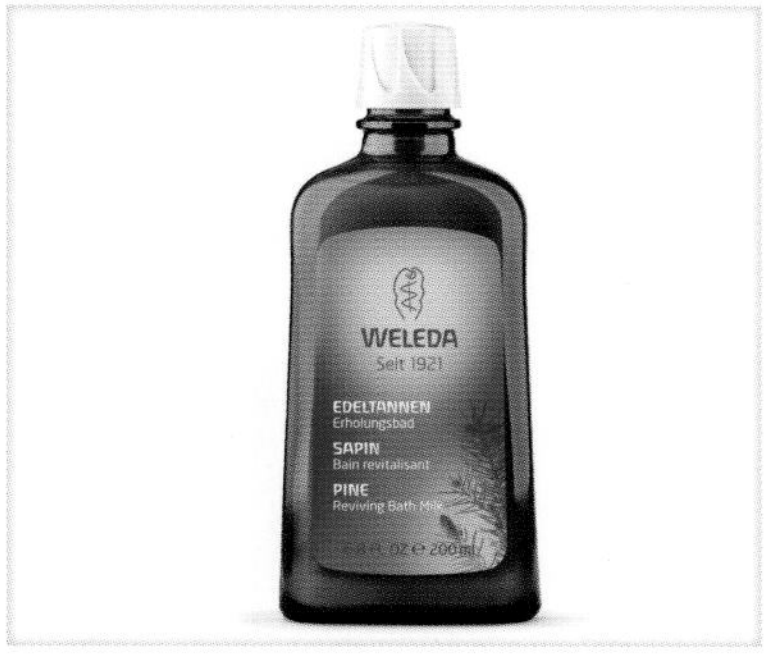

WELEDA **バスミルク**

穏やかなモミの香りに包まれてゆっくりと深呼吸。まるで森林浴をしているかのような心地よい香りが人気の入浴剤。1 日の終わりの入浴に。

株式会社ヴェレダ・ジャパン

温熱シート

温熱シートは、体に直接貼ることができる優れもの。寒い季節の必須アイテムです。あなたが冷えを感じる部分に合うシートを探してみてくださいね。

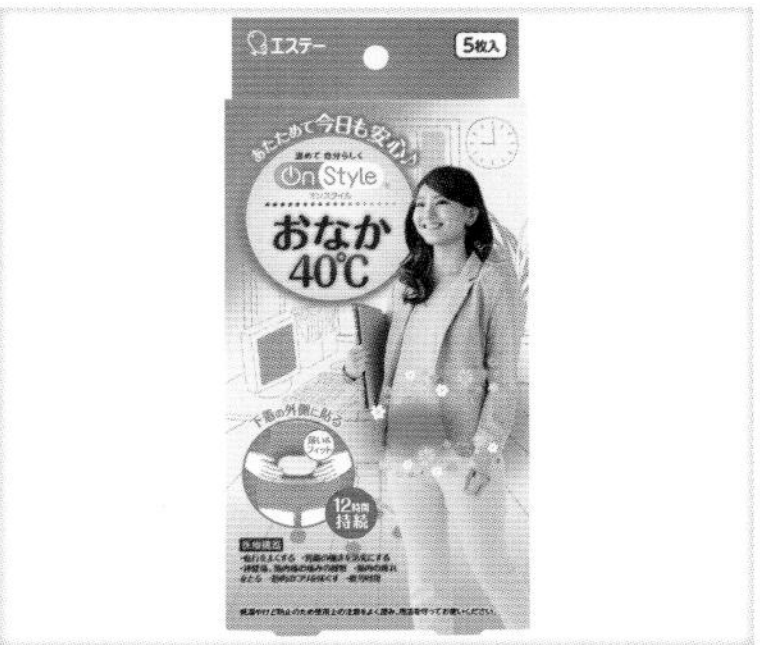

On Style **おなか 40℃**

女性が冷えからくる体の違和感から解放されて理想の自分らしく、前向きに過ごせるようにサポート。薄型の温熱シートでおなかや腰を約 40℃の温かさで温めます。

エステー株式会社

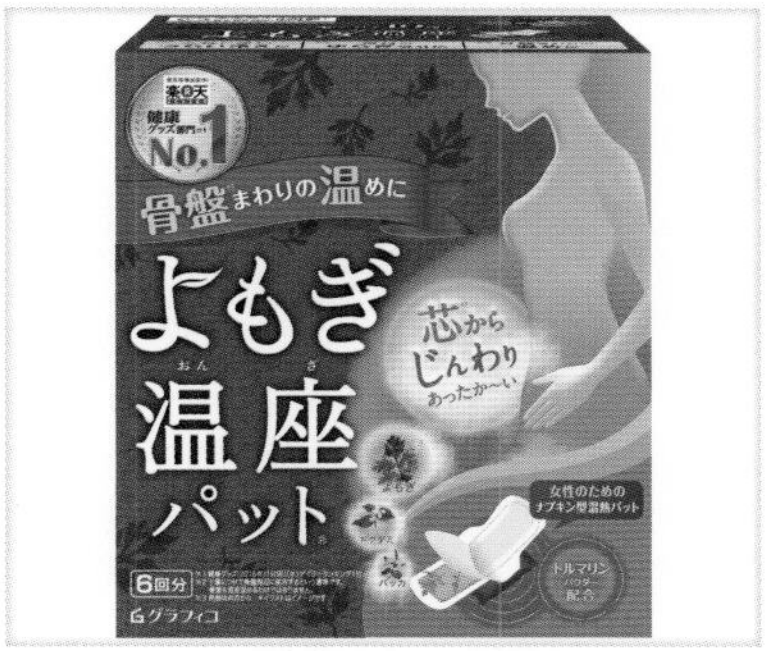

優月美人 **よもぎ温座パット**

美の習慣として古来より韓国に伝わる「よもぎ蒸し」。からだの中心に位置する骨盤まわりをじっくり温めて全身をぽかぽかに。

株式会社グラフィコ

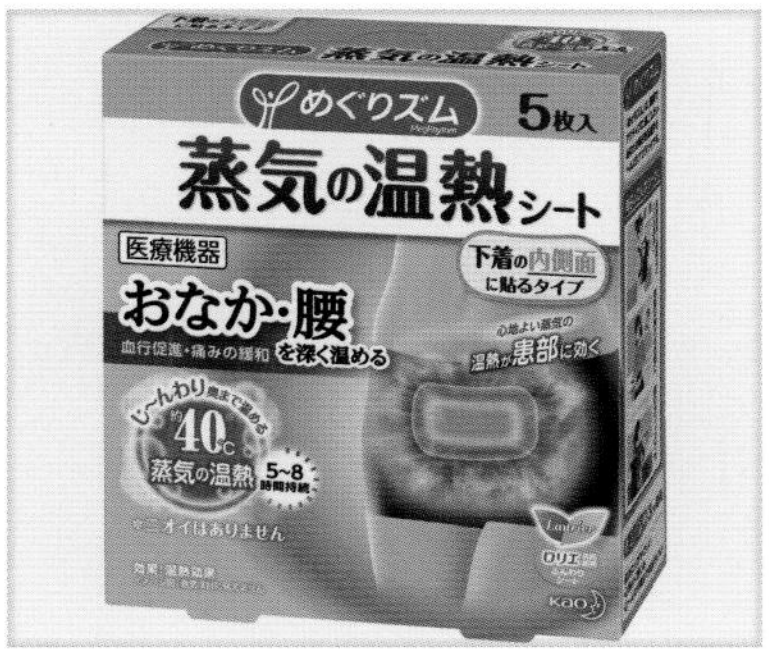

めぐりズム
蒸気の温熱シート　下着の内側面に貼るタイプ

下着の内側面に貼って、おなかや腰を温める医療機器。心地よい蒸気の温熱が、おなかや腰を温め、血行を促進します。

花王株式会社

温か飲み物

体を温める飲み物は、たくさんあります。仕事や家事の合間にあったか効果のある飲み物でホッと一息つきませんか?

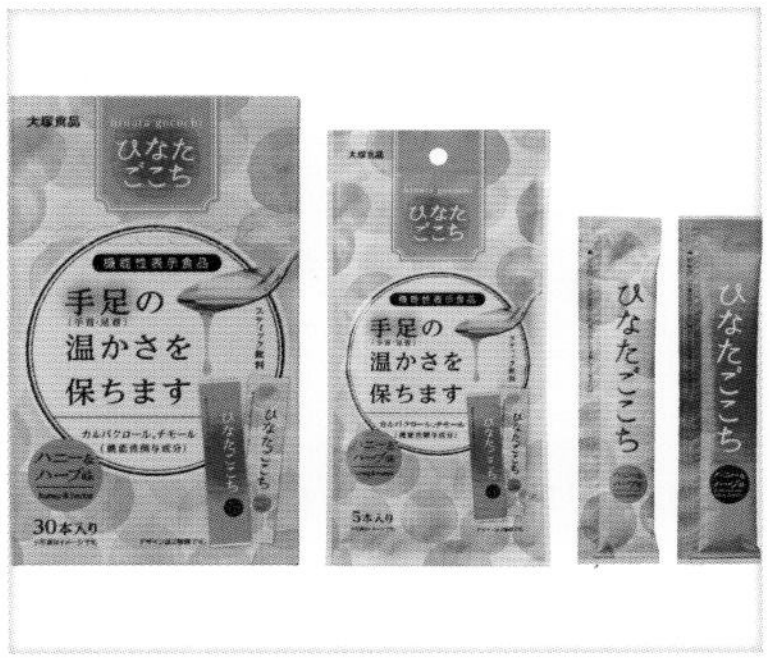

ひなたごこち

手首や足首の温かさを保つといわれるカルパクロール、チモール（機能性関与成分）を含むスティック飲料。そのまま飲めるので 持ち運びも便利！（※そのほかに含まれている成分）
大塚食品株式会社

※（ウィンターセイボリー、ごぼう、てん菜糖、しょうが、オタネニンジン、デーツ、山椒、ビフィズス菌（殺菌）、水溶性食物繊維）

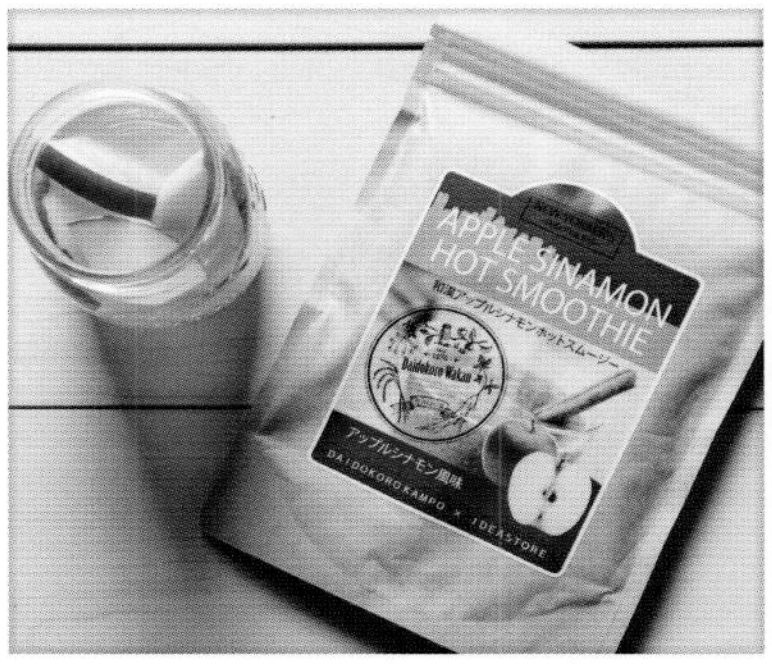

和漢ホットスムージー アップルシナモン味

温かいスムージーで、カラダの芯から美味しく温まって、和漢の効果で健康生活にも期待！ 寒い時こそ飲みたくなる一杯から冷えを予防。
株式会社 IDEA

楽しみながら情報収集しましょう!

最近は何かと情報時代。ネット検索やショッピングでも、いろいろなアイテムが簡単に探せます。 いい物に出会った時の気分も最高。

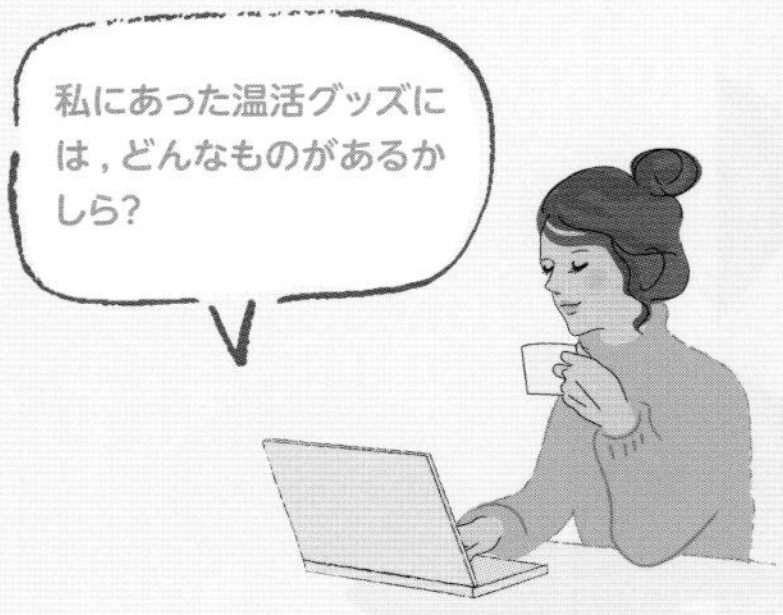
私にあった温活グッズには，どんなものがあるかしら?

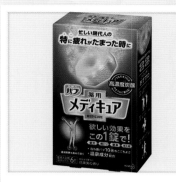

ママになりたいあなたへ。
温活グッズ手作りしてみよう!

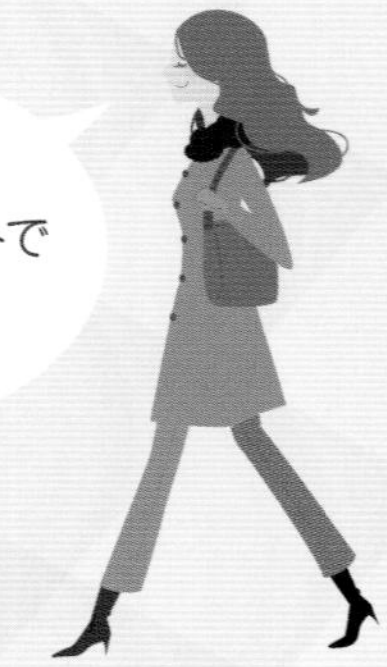

寒いけど、
冷えとりパットで
あったかい♥

温活グッズを手作りしてみよう!

お尻が冷たい! 手足が冷たい! と悩む女性は少なくありません。いろいろな温活グッズがありますが、簡単に手作りできるものもあります。また、チクチクと針仕事をしている間は、嫌なことも忘れて没頭できるかもしれませんね。今回は、冷えとりパットとあずきカイロをご紹介します。

冷えとりパット

材料

布　…　Wガーゼ　20cm角　2枚
　　　　タオル地　20cm角　1枚
刺繍糸　…　お好きな色
スナップボタン　…　1組

1

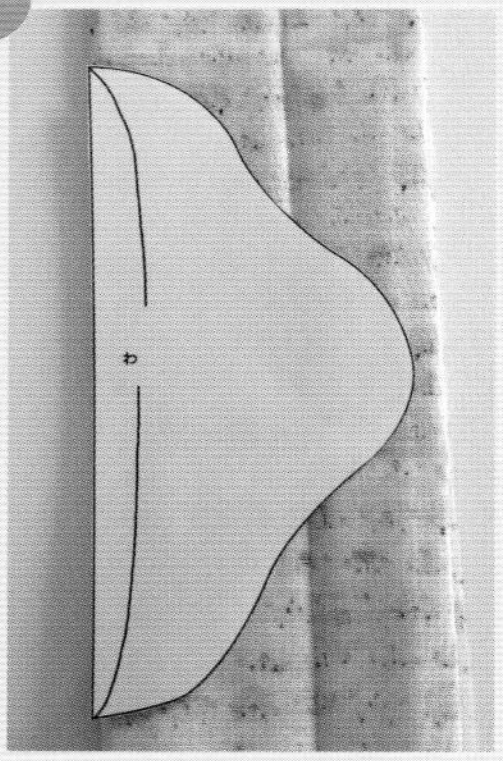

まずは、型紙通りにダブルガーゼ2枚、タオル地1枚の布を断ちます。縫い代は必要ありません。3枚の布は、全部同じ大きさです。アイロンをかけておくと、縫いやすくなります。

2

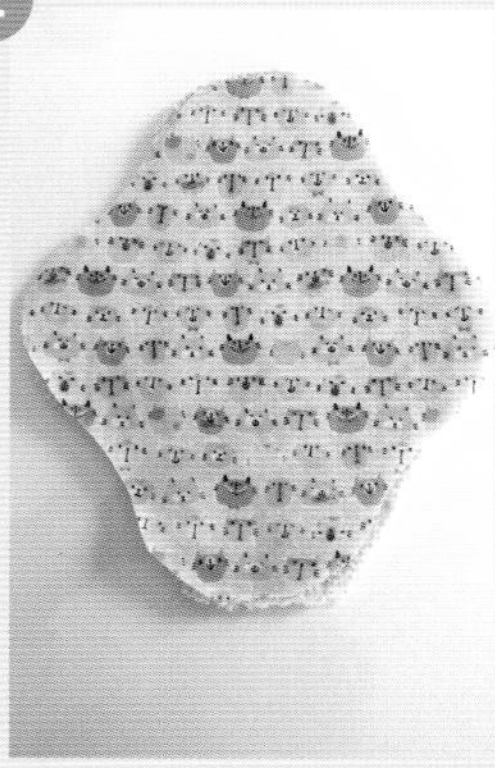

ガーゼ生地を裏にして、タオル地を重ねます。その上にガーゼ生地を表面が見えるようにタオル地をガーゼ生地で挟むように重ねます。何箇所かクリップで留めておくといいでしょう。

3

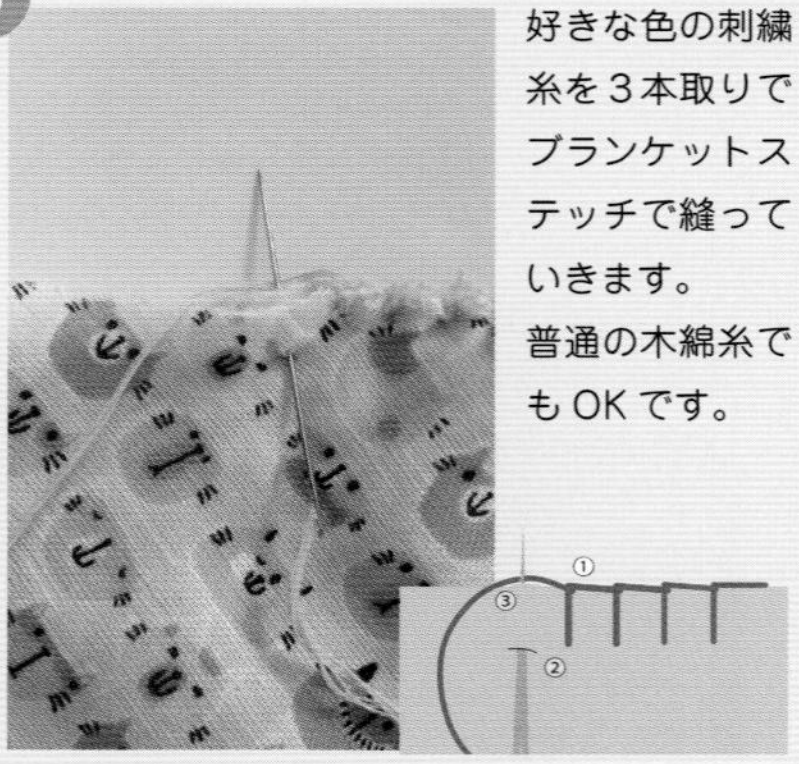

好きな色の刺繍糸を3本取りでブランケットステッチで縫っていきます。
普通の木綿糸でもOKです。

4

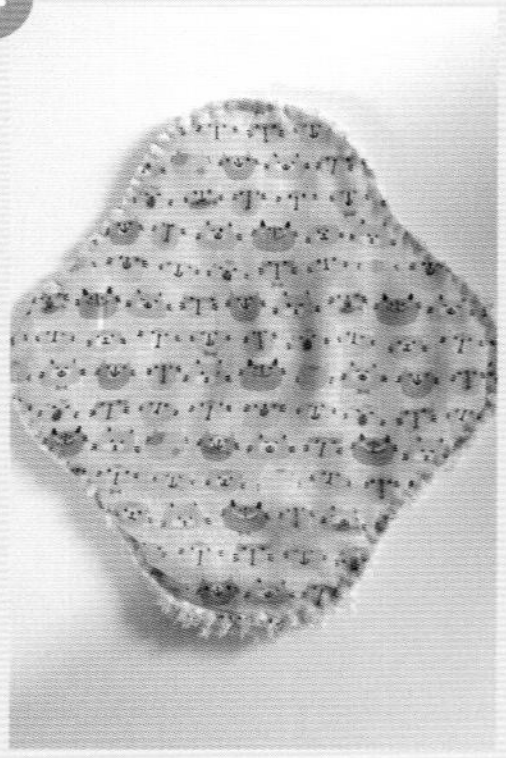

フチをぐるっと、ブランケットステッチで縫ったら、ウイングの部分にスナップボタンをつけて出来上がり。

5

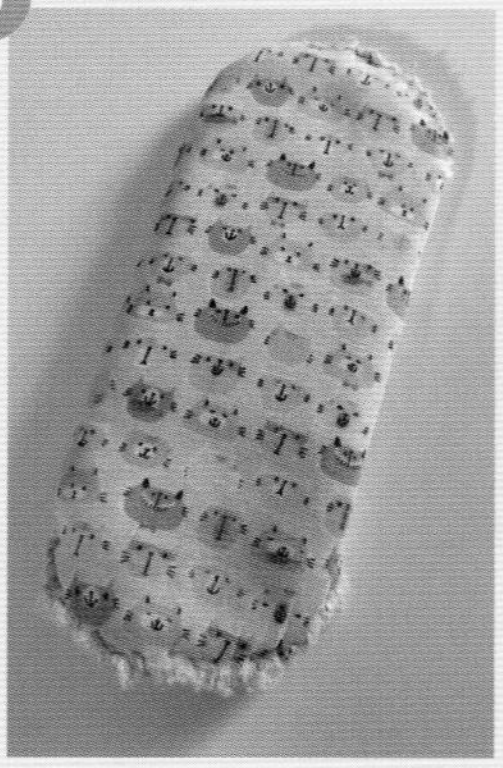

スナップボタンのある面をショーツの股の部分へ包むようにして留めます。見えている面が肌に直接触れる面です。

冷えとりパット型紙

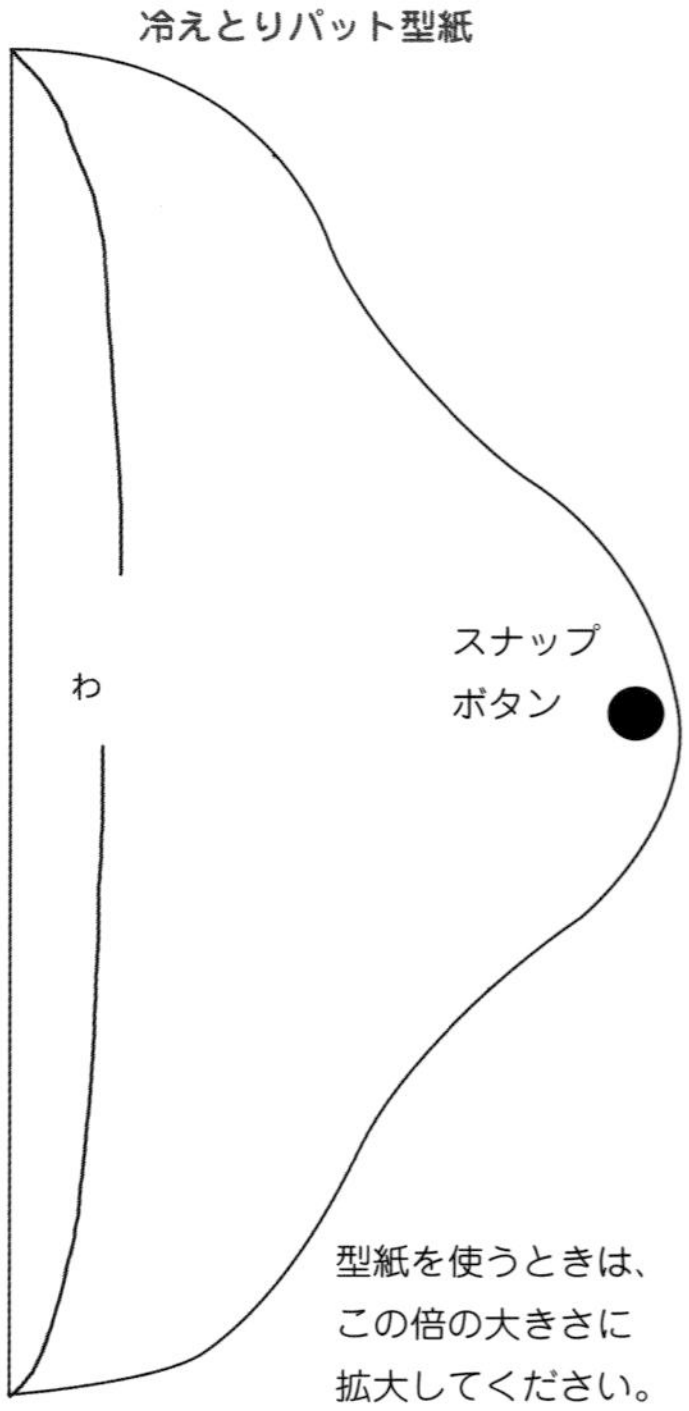

型紙を使うときは、
この倍の大きさに
拡大してください。

冷えとりパットが1枚あるだけで、お股の冷えを緩和できます。
温熱シートと合わせて使う場合には、蒸れないように気をつけましょう。
また、吸水性の高いコットンなどで作れば、生理用の布ナプキンとして使えますよ。

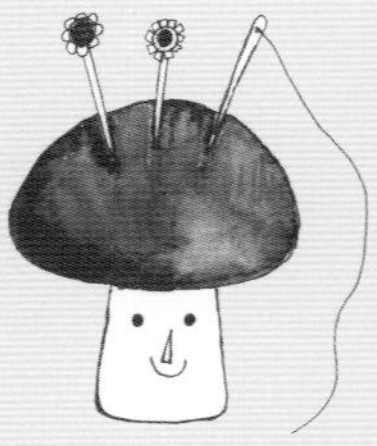

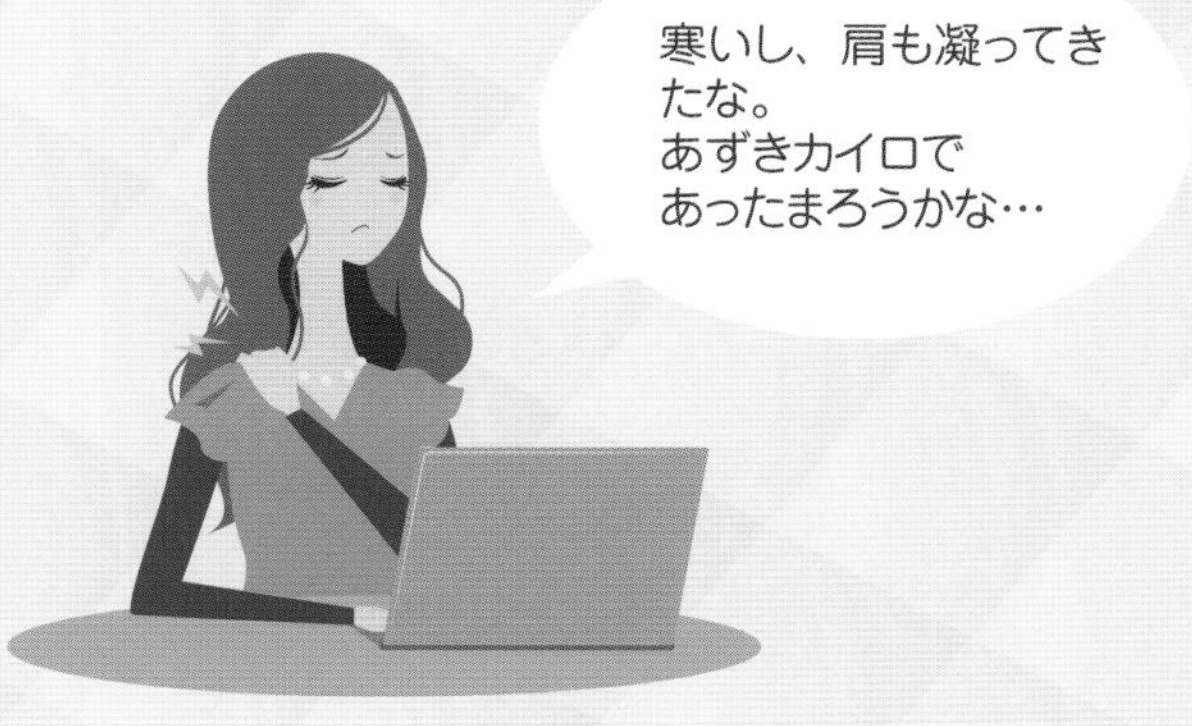
寒いし、肩も凝ってきたな。
あずきカイロで
あったまろうかな…

あずきカイロ

材料

布　…　ガーゼのハンカチ　1枚
　　　　コットン　　　　　1枚
　　　　（ハンカチサイズに合わせて）
スナップボタン　　…　　1組
あずき（200～250g）…　1袋

1

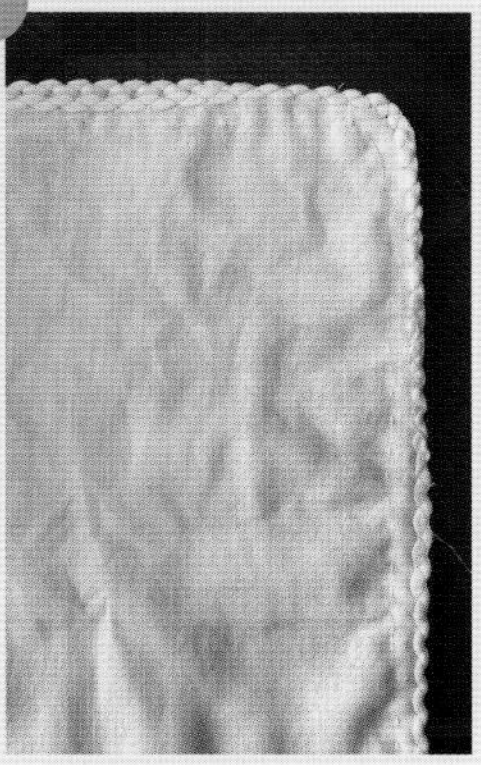

ガーゼのハンカチを二つ折りにしてフチを並縫いで縫います。ハンカチを使うことで、端の処理を気にすることがなく縫うことができます。

2

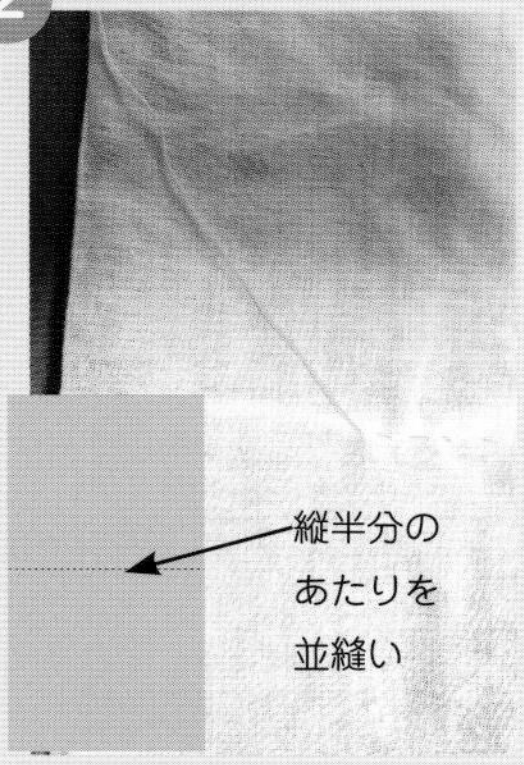

あずきを入れる分だけあけて、縫い止めたら裏に返します。縫い止めた部分からあずきを入れ、穴を塞ぎ、縦半分ほどのところを並縫いしてあずきが偏らないようにしましょう。

3

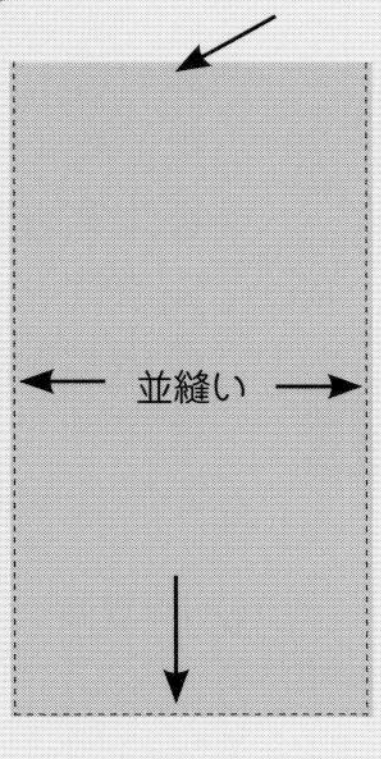

カバーになる布は、ガーゼよりも横は一回り大きく、縦は10cmほど大きく裁断します。
裏にしてカバーの三方向を縫い、上部はあけておきます。手拭いなどを使うと上部にくる部分の端の処理をせずに済みます。

4

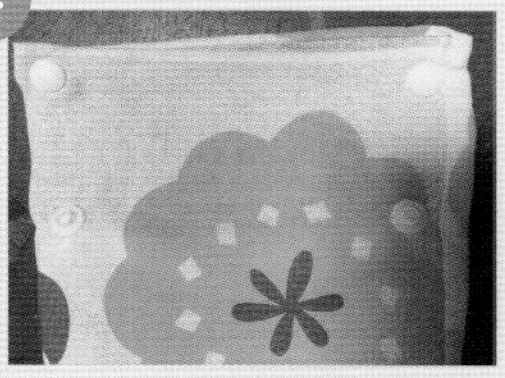

上部にスナップボタンをつけます。三つ折りにしたときにボタンが止められるようにしましょう。あずきの入っている中袋を一度入れて、スナップボタンの受けの位置を先に決めます。止めボタンは、カバーを返し、逆からボタンの受けの位置を確認して、止めボタンをつけます。

5

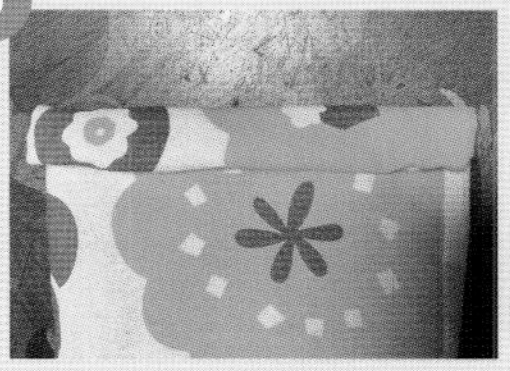

上部を三つ折りにしたら、スナップボタンが止まるようになりましたか？
このカバーの中にあずきの入った中袋を入れたら出来上がり。

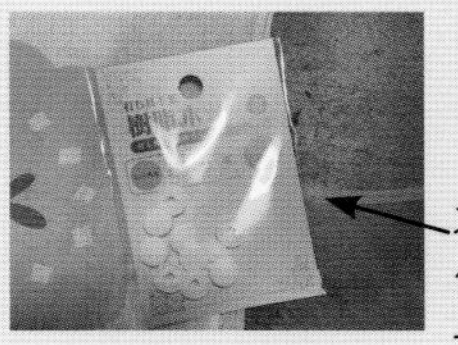

スナップボタンは100円ショップでゲット！

6

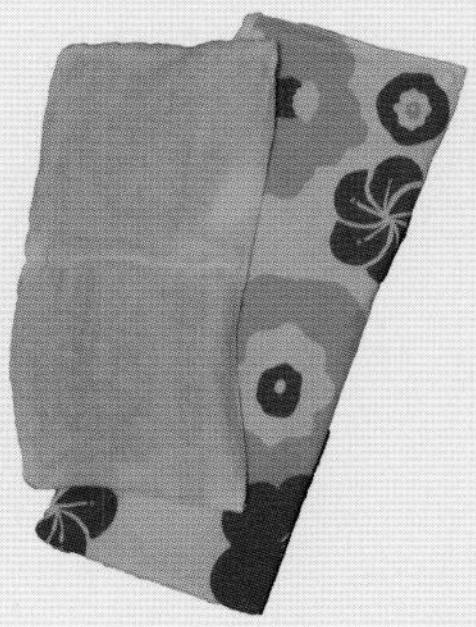

あずきの入っている中袋を500Wのレンジで30秒～1分くらい温めます。温まると、あずきのいい香りがします。
カバーに入れて、体の温めたいところにあてましょう。

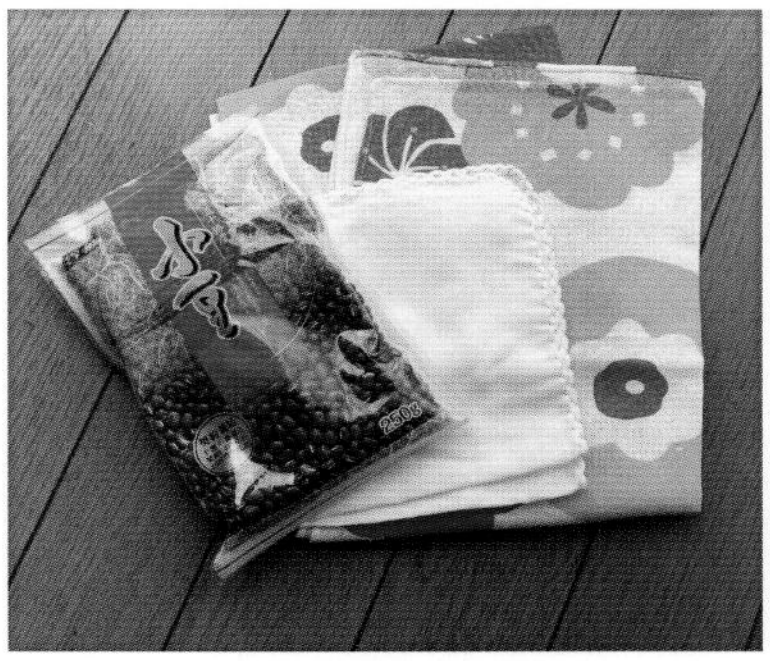

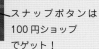

あずきカイロの材料

あずきカイロは、温かさが持続するのは20分程度ですが、繰り返し使うことができ経済的です。温める場所に合わせて、いろいろなサイズで作ってみましょう。

レンジで温める際は、熱くなりすぎないように注意し、熱くなっている時は、少し冷ましてから肌に当て、火傷に注意しましょう。

約100回くらいは繰り返し使うことができますが、夏など使わない時期は、ジップロックなどに入れて冷蔵庫で保管しましょう。

繰り返し100回以上使っていると、レンジで温めた際に、あずきが焦げて出火の原因になります。

中袋のあずきが割れてきているようであれば新しいものを作る時期だと考えてくださいね。

洗い替え用にいろいろな色や柄でカバーを作って楽しみましょう。

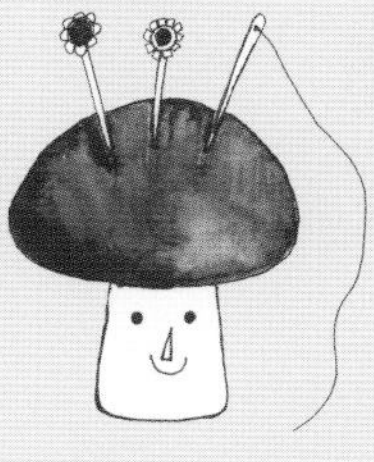

このコーナーでは、全国のクリニックで行われている
不妊セミナー（勉強会や説明会）の情報を紹介しています。

Seminar information

あなたの
今後の治療に
お役立ち！

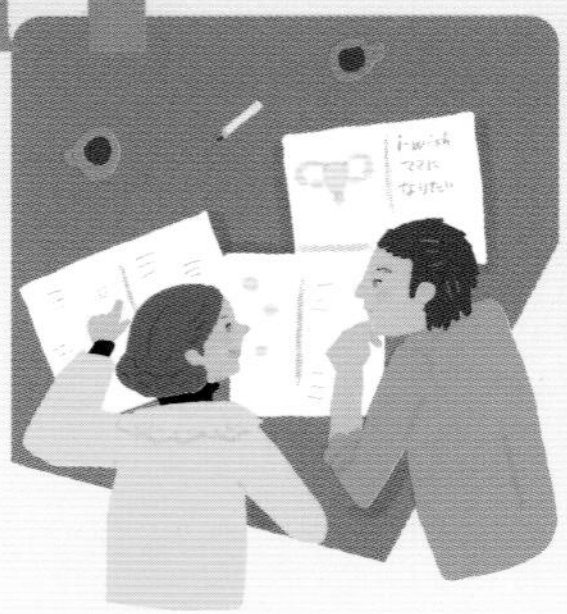

参加予約▶
参加予約の方法も
分かります

夫婦で参加すれば理解はさらに深まります

夫婦でタイミングを合わせてきたけれどなかなか妊娠しない！ 治療を続けてきたけれど、これからどうしたらいいのかな？ そんな時、みなさんはいろいろな情報を調べ始めることでしょう。手軽で簡単なインターネットから情報を得る方も多いと思いますが、おススメはクリニックの勉強会です。最近では、多くのクリニックで勉強会などが開催され、医師から直接、正確で最新、最適な情報を得ることができます。病院選びをするときには、いくつかの勉強会に参加してみるのがおススメです。自分たち夫婦に合った医師選び、病院選びがきっとできるでしょう。ぜひ、ご夫婦一緒に参加してみてくださいね！

- 妊娠の基礎知識
- 不妊症と治療のこと
- 検査や適応治療のこと
- 治療スケジュール
- 生殖補助医療・体外受精や顕微授精の説明
- 費用や助成金　など

Saitama　Access 東武東上線・東京メトロ有楽町線・副都心線 和光市駅南口　徒歩 40 秒

https://www.tenderlovingcare.jp

恵愛生殖医療医院

埼玉県和光市本町 3-13 タウンコートエクセル 3F
TEL: 048-485-1185

参加予約▶ TEL ：048-485-1185

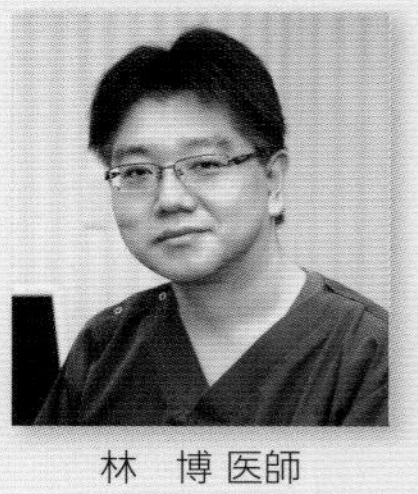

林　博 医師

■名称…………生殖医療セミナー
■日程…………原則土曜日15時半~約1時間半程度
■開催場所……当院内
■予約…………必要
■参加費用……無料
■参加…………他院の患者様 OK
■個別相談……無し

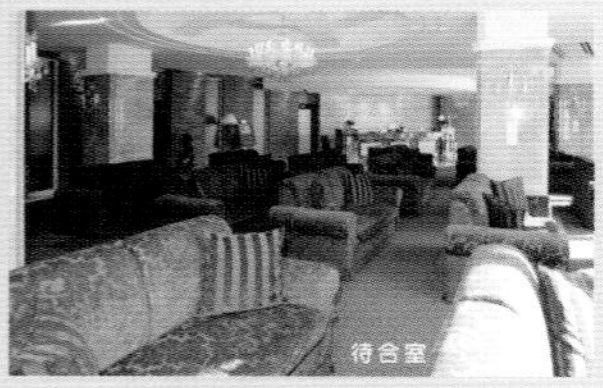

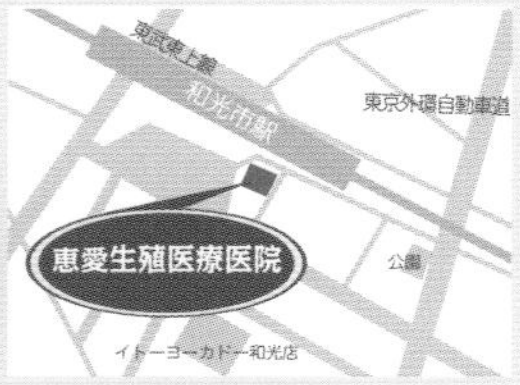

●世の中には不妊症や不育症に関しての情報があふれていますが、なかには誤った情報もあります。正しい知識をより深めてもらうための講義形式のセミナーです。ぜひご夫婦でご参加ください。（他院で治療中の患者様は、事前の受付、予約が必要です）

Chiba Access JR 総武線・武蔵野線・東京メトロ東西線 西船橋駅南口 徒歩１分

https://koyama-womens.com

西船橋こやまウィメンズクリニック

千葉県船橋市印内町６３８－１ ビューエクセレント 2F
TEL: 047-495-2050

参加予約▶047-495-2050

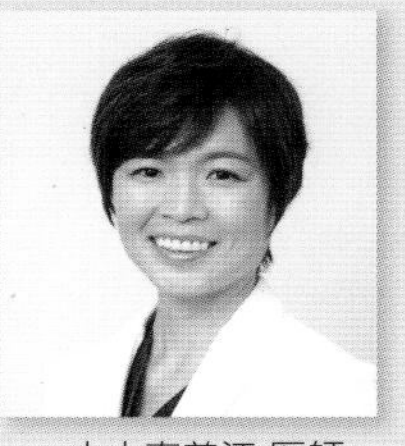

小山寿美江 医師

■名称…………体外受精治療説明会
■日程…………月２回程
■開催場所……クリニック内
■予約…………必要
■参加費用……無料
■参加…………他院患者様 OK
■個別相談……有り

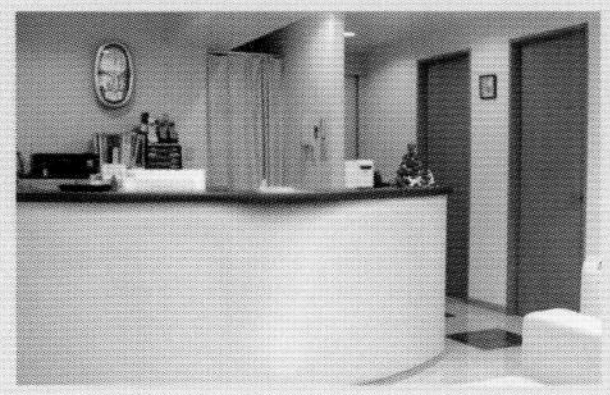

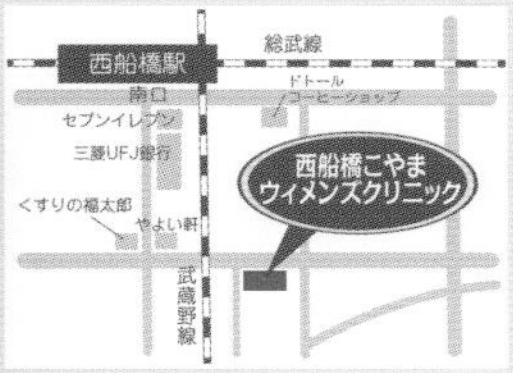

●西船橋こやまウィメンズクリニックはタイミング法や人工授精及び体外受精・顕微授精などの高度生殖補助医療を専門とする不妊治療クリニックです。不妊治療にお悩みの方はまずご来院ください。じっくりお話やご希望を伺い、最適な治療方法をご提案します。また看護師による無料の不妊カウンセリングや「体外受精治療説明会」を月２回定期的に実施しております。

Tokyo Access JR 神田駅より 徒歩３分

https://www.aidakibo.com

あいだ希望クリニック

東京都千代田区神田鍛冶町３-４ oak 神田鍛冶町ビル２F
TEL: 03-3254-1124

参加予約▶ホームページの
申込みフォームより

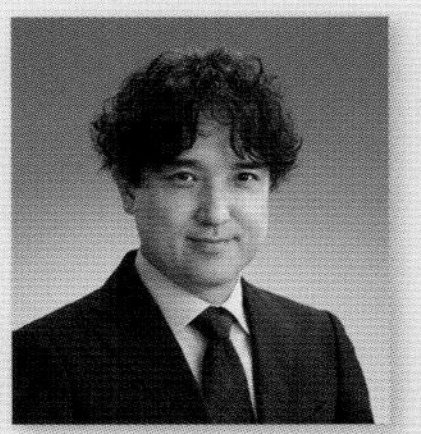

会田拓也 医師

■名称…………自然周期体外受精セミナー
■日程…………月１回
■開催場所……クリニック内
■予約…………必要
■参加費用……無料
■参加…………他院の患者様 OK
■個別相談……有り（１組１つまで）

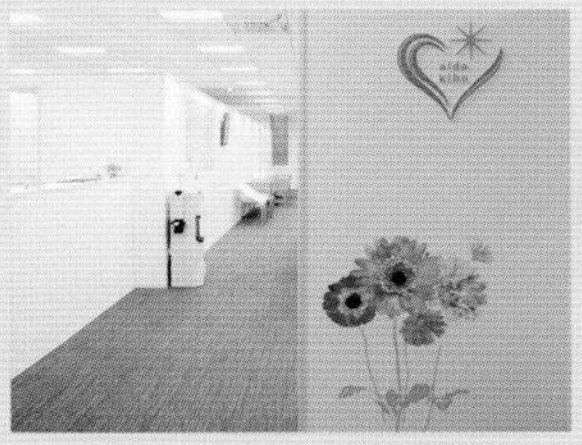

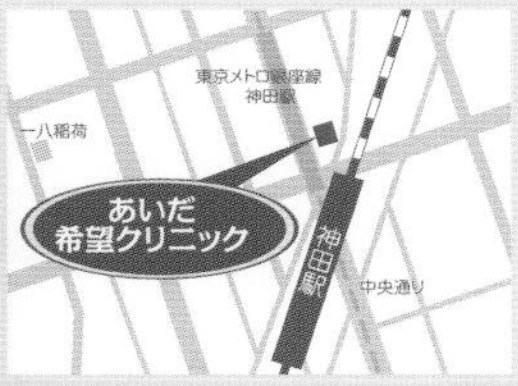

●体外受精治療を考えているご夫婦にむけ、自然周期体外受精セミナーを開催しています。体外受精に対する疑問、不安をセミナーを通して解決してみませんか？ お一人での参加も可能です。通院する施設での開催ですので、治療についてはもちろんのこと、通院時間やクリニックの雰囲気を感じていただけます。

Tokyo Access 東京メトロ銀座線、東西線、都営浅草線日本橋駅（B6 出口）直結

https://www.naturalart.or.jp/session/

Natural ART Clinic 日本橋

東京都中央区日本橋２-７-１ 東京日本橋タワー８F
TEL: 03-6262-5757

参加予約▶ホームページの
申込みフォームより

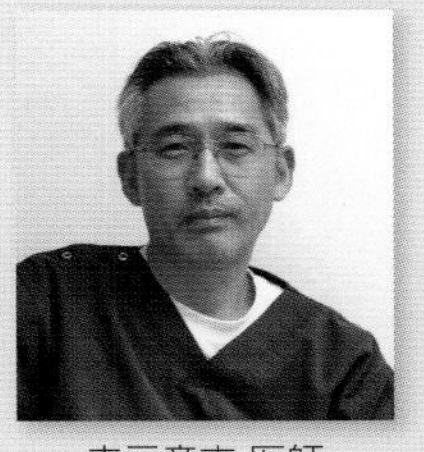

寺元章吉 医師

■名称…………体外受精説明会
■日程…………月４回ほど
■開催場所……Natural ART Clinic 日本橋他
■予約…………必要
■参加費用……無料
■参加…………他院の患者様 OK
■個別相談……有り

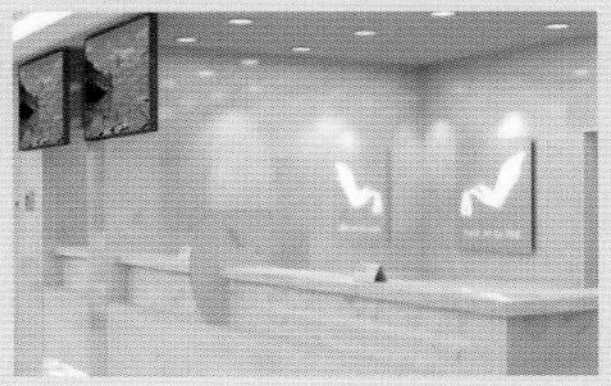

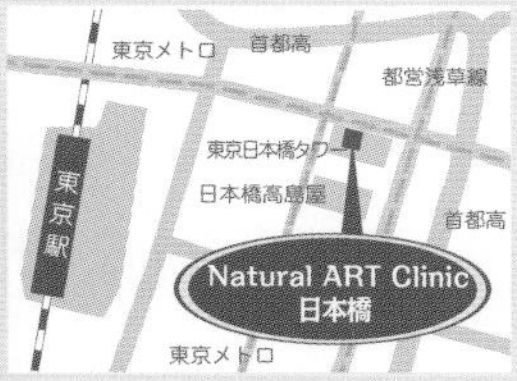

●定期的（月４回ほど）に不妊治療/体外受精説明会を行っております。医師による当院の体外受精方法・方針を専門的な知識を織り込みご説明いたします。

Tokyo Access JR 新橋駅日比谷口 徒歩２分、地下鉄銀座線・都営浅草線新橋駅８番出口 徒歩１分、地下鉄都営三田線内幸町駅Ａ１出口 徒歩１分

https://www.yumeclinic.net/session/

新橋夢クリニック

東京都港区新橋２-５-１ EXCEL 新橋
TEL: 03-3593-2121

参加予約▶ホームページの申込みフォームより

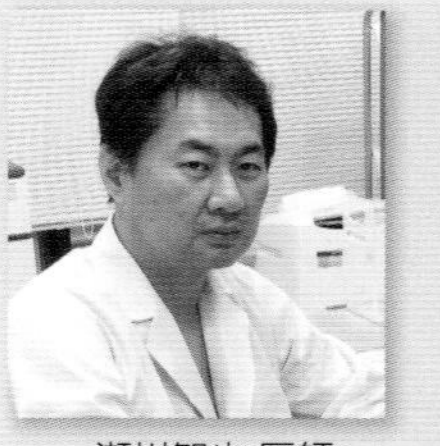

瀬川智也 医師

■名称…………体外受精説明会
■日程…………月２回程
■開催場所……新橋夢クリニック他
■予約…………必要
■参加費用……無料
■参加…………他院患者様 OK
■個別相談……有り

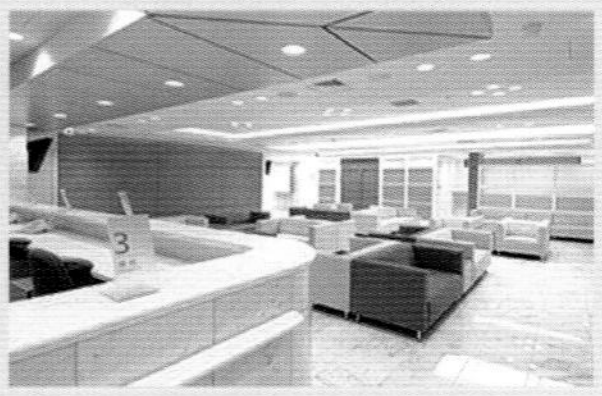

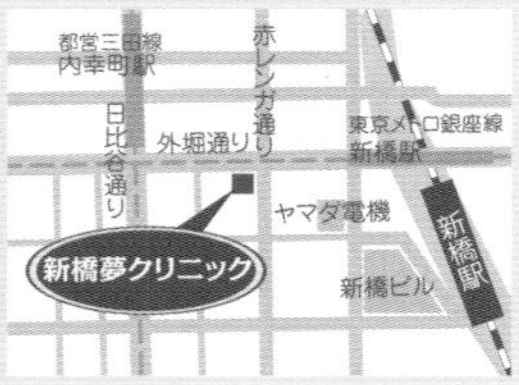

●定期的（月２回ほど）に不妊治療/体外受精説明会を行っております。医師はじめ培養士・看護師・検査技師・受付による当院の体外受精方法・方針を専門的な知識を織り込みご説明いたします。

Tokyo Access 東京メトロ千代田線・半蔵門線・銀座線　表参道駅 徒歩３分

https://www.c-ange.jp

クリニック ドゥ ランジュ

東京都港区北青山 3-3-13 共和五番館 6F
TEL: 03-5413-8067

参加予約▶ホームページの申込みフォームより

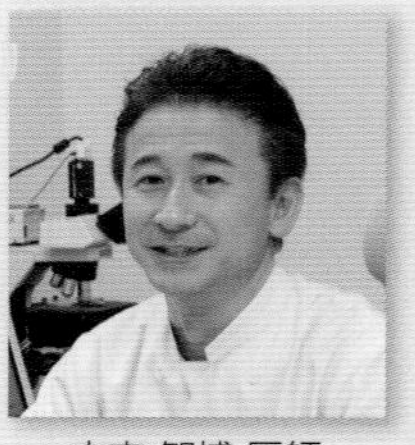

末吉 智博 医師

■名称…………不妊治療説明会
■日程…………月１回ほど
■開催場所……クリニック内
■予約…………必要
■参加費用……無料
■参加…………他院の患者様 OK
■個別相談……有り

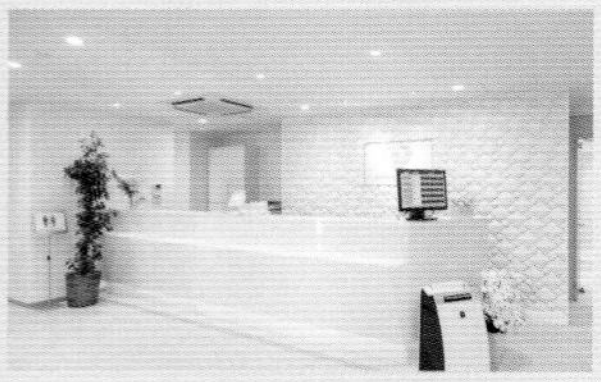

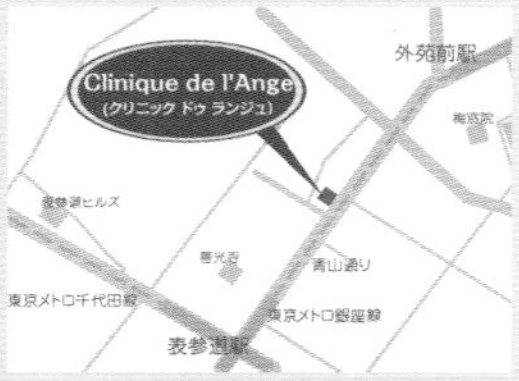

●参加費無料の不妊治療説明会を定期的に行っております。説明会では、体外受精や不妊治療の仕方、当院の特徴や治療方針などを、院長と培養士長がスライドや動画を使って分かりやすくご説明いたします。当院での不妊治療をご検討されている方や、治療を始めるかどうか迷われている方、不妊治療に興味をお持ちの方も、是非ご参加ください。

Tokyo Access JR 品川駅高輪口 徒歩５分

https://ivf-kyono.com

京野アートクリニック高輪

東京都港区高輪３-13-１ 高輪コート５F
TEL: 03-6408-4124

参加予約▶ホームページの申込みフォームより

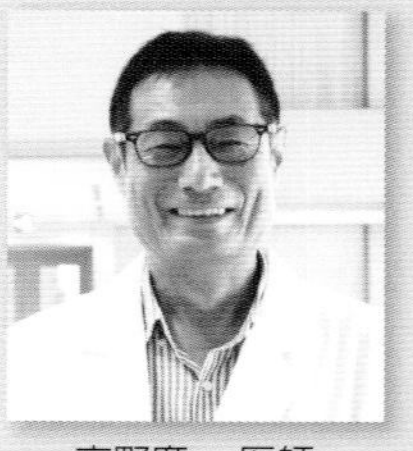

京野廣一 医師

■名称…………妊活セミナー
■日程…………月１回(土曜)
■開催場所……TKP 品川カンファレンスセンター ANNEX
■予約…………必要
■参加費用……無料
■参加…………他院の患者様 OK
■個別相談……無し

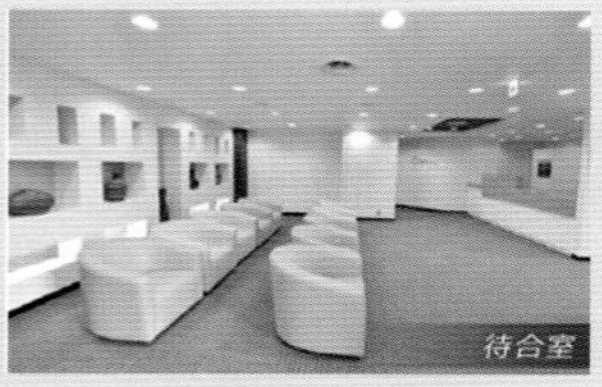

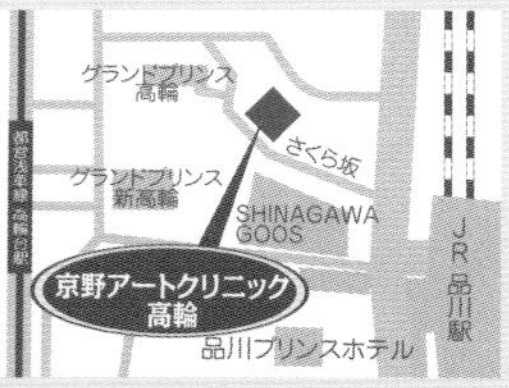

●当院の妊活セミナーは、不妊治療の全般（一般不妊治療から高度生殖医療まで）について、また、無精子症も含めた男性不妊、卵管鏡下卵管形成術、未熟卵体外成熟培養など、当院の治療方法・方針をご説明いたします。

Tokyo Access JR 山手線、総武線、都営大江戸線　代々木駅 徒歩５分　JR 千駄ヶ谷駅 徒歩５分　東京メトロ副都心線北参道駅 徒歩５分

https://www.haramedical.or.jp

はらメディカルクリニック

東京都渋谷区千駄ヶ谷 5-8-10
TEL: 03-3356-4211

参加予約▶ホームページの申込みフォームより

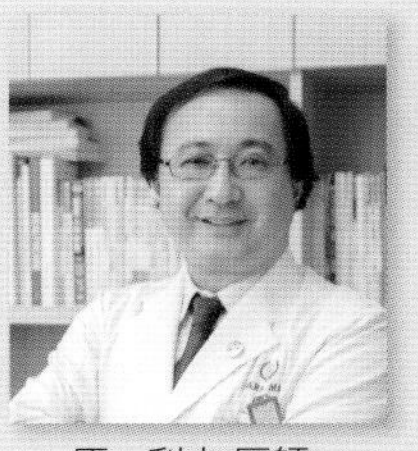

原　利夫 医師

■名称…………体外受精説明会
■日程…………１ヶ月に１回
■開催場所……SYD ホール
■予約…………必要
■参加費用……無料
■参加…………他院患者様 OK
■個別相談……有り

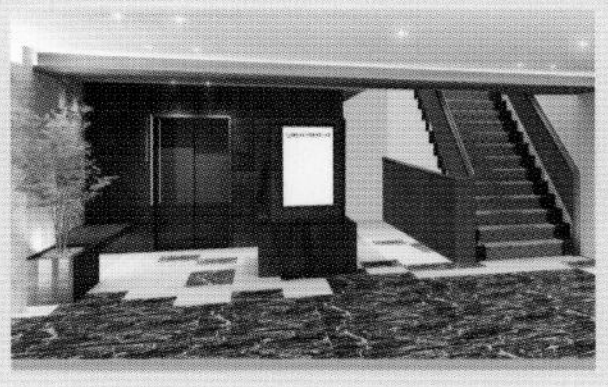

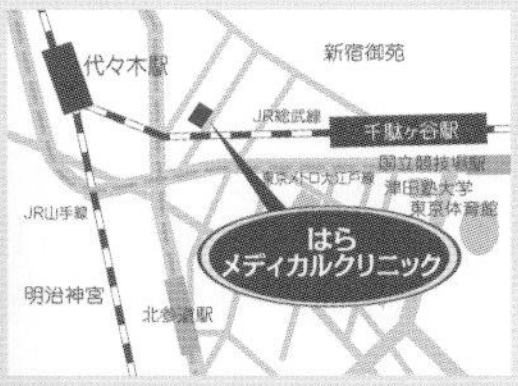

●【説明会・勉強会】はらメディカルクリニックでは、①体外受精説明会/１カ月に１回　②42 歳からの妊活教室/年２回　③不妊治療の終活を一緒に考える会/年２回　④おしゃべりサロン（患者交流会）/年２回　を開催しています。それぞれの開催日程やお申込は HP をご覧ください。

Tokyo Access 東急東横線、大井町線「自由が丘駅」徒歩 30 秒

https://www.mine-lc.jp/

峯レディースクリニック

東京都目黒区自由が丘 2-10-4 ミルシェ自由が丘 4F
TEL: 03-5731-8161

参加予約▶TEL：03-5731-8161

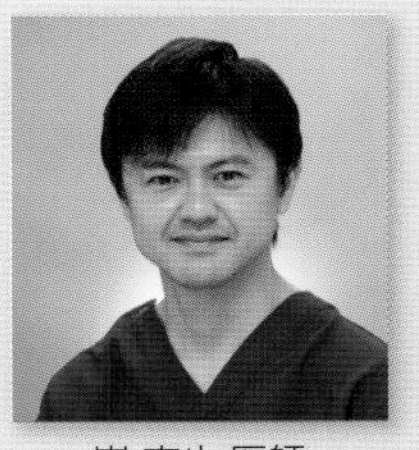

峯 克也 医師

■名称…………体外受精説明会
■日程…………毎月第４土曜※14：00～
■開催場所……院内
■予約…………必要
■参加費用……無料
■参加…………他院患者様 OK
■個別相談……有り

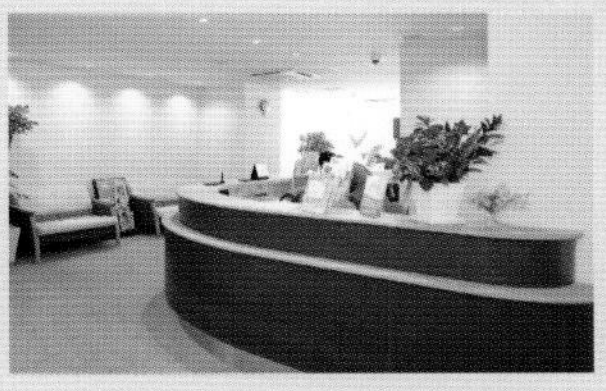

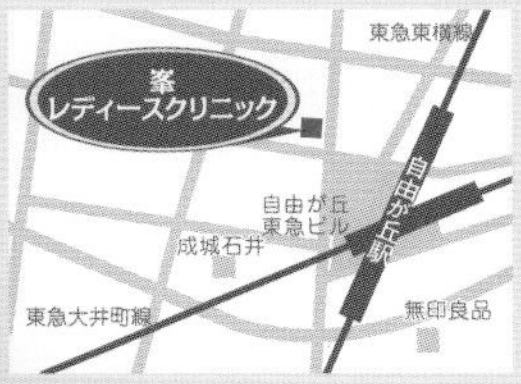

●当院での体外受精の治療方法やスケジュールを院長、看護師、培養士よりわかりやすく説明いたします。詳細な資料もお配りします。体外受精をお考えのご夫婦。体外受精について知りたいご夫婦。おひとり様でも参加は可能ですが、ぜひご夫婦でお越しください。※第４土曜日が祝日の場合は変更になります。※学会などにより変更の場合がありますので、詳細は HP にてご確認ください。

Tokyo Access 東急田園都市線三軒茶屋駅 徒歩３分、東急世田谷線三軒茶屋駅 徒歩４分

http://www.sangenjaya-wcl.com

三軒茶屋ウィメンズクリニック

東京都世田谷区太子堂１-12-34-２F
TEL: 03-5779-7155

参加予約▶TEL：03-5779-7155

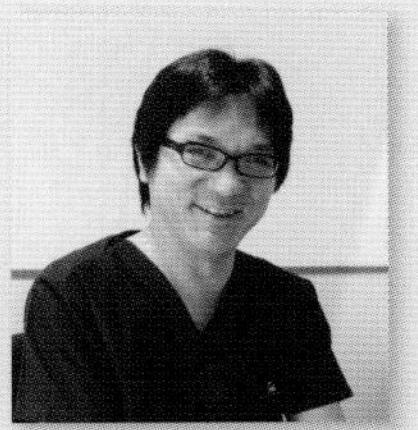

保坂 猛 医師

■名称…………体外受精勉強会
■日程…………毎月開催
■開催場所……クリニック内
■予約…………必要
■参加費用……無料
■参加…………他院患者様 OK
■個別相談……有り

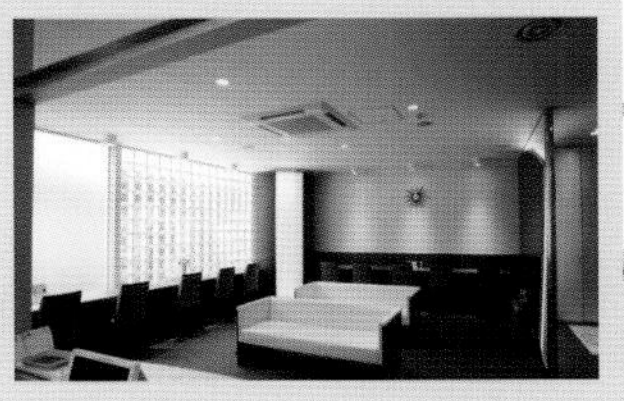

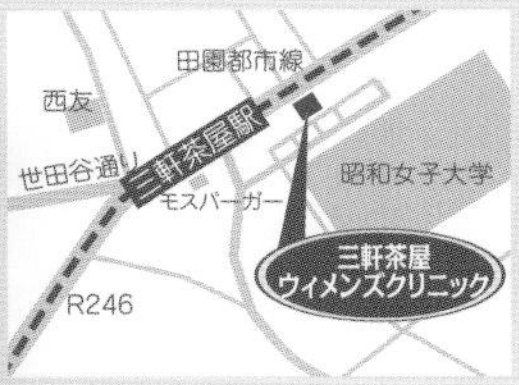

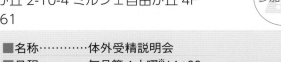

●体外受精説明会をはじめ、胚培養士や不妊症認定看護師による相談会なども実施しております。
また、妊活セミナーも随時実施しておりますので、詳しくはホームページをご覧ください。

Tokyo Access 新宿駅 地上出口７よりすぐ

https://www.sugiyama.or.jp/shinjuku

杉山産婦人科 新宿

東京都新宿区西新宿 1-19-6 山手新宿ビル
TEl: 03-5381-3000

参加予約▶ホームページより仮 ID を取得後、申込みフォームより

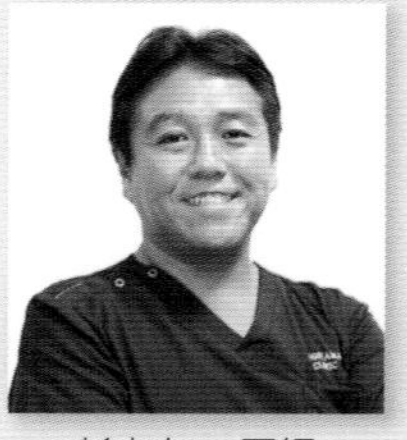

杉山力一 医師

■名称…………体外受精講習会
■日程…………毎月３回（土曜又は日曜日）
■開催場所……杉山産婦人科 新宿セミナーホール
■予約…………必要
■参加費用……無料
■参加…………他院患者様 OK
■個別相談……無し

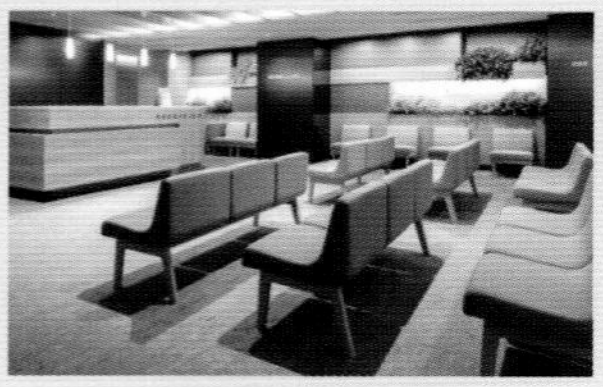

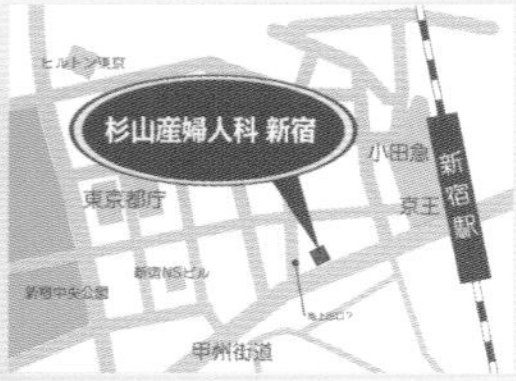

●体外受精講習会では、当院の特徴と腹腔鏡についてわかりやすくお話しいたします。それは年齢的に考えても時間のある原因不明不妊症の場合、体外受精を行う前に積極的に腹腔鏡をおすすめしているからです。この機会に、あらためて妊娠の仕組みを理解していただき、今後の治療に役立てていただきたいと思います。

Tokyo Access 東京メトロ丸ノ内線　西新宿駅２番出口 徒歩３分、都営大江戸線　都庁前駅 C８番出口より徒歩３分、JR 新宿駅西口 徒歩 10 分

http://www.shinjukuart.com

Shinjuku ART Clinic

東京都新宿区西新宿 6-8-1　住友不動産新宿オークタワー 3F
TEl: 03-5324-5577

参加予約▶ホームページの申込みフォームより

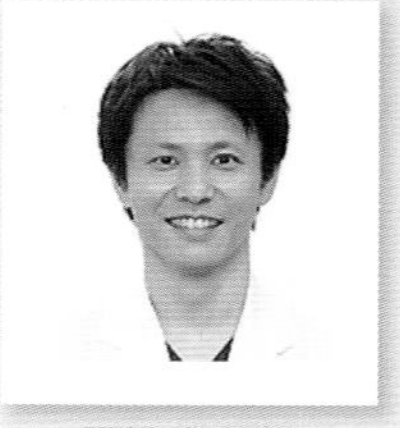

阿部 崇 医師

■名称…………不妊治療説明会
■日程…………毎月１回（土曜又は日曜日）
■開催場所……ベルサール新宿グランド コンファレンスセンター
■予約…………必要
■参加費用……無料
■参加…………他院患者様 OK
■個別相談……有り

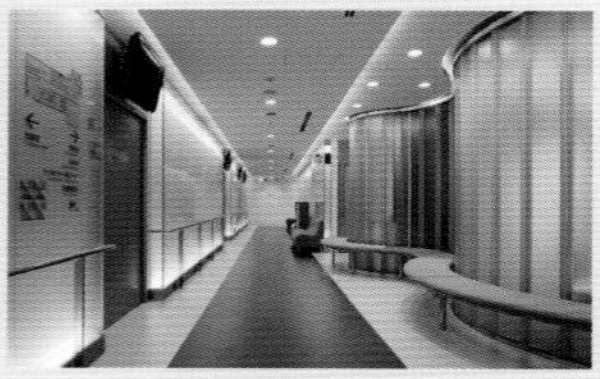

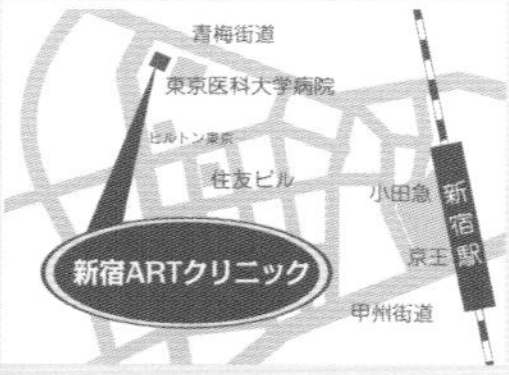

●現在不妊症でお悩みの方、不妊治療をしている方で、これから体外受精を受けようと考えている方々のために説明会を開催しています。当院の体外受精を中心とした治療方法・方針をスライドやアニメーションを使ってわかりやすくご説明します。なお、ご夫婦での参加はもちろん、当院に通院されていない方も参加可能です。

Tokyo Access JR 中央線・東京メトロ丸ノ内線荻窪駅南口 徒歩５分

https://www.ogikubo-ivf.jp

荻窪病院 虹クリニック

東京都杉並区荻窪 4-32-2　東洋時計ビル 8F/9F
TEL: 03-5335-6577

参加予約▶TEL ：03-5335-6577

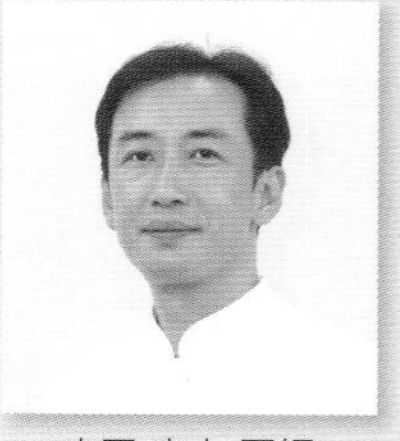

吉田 宏之 医師

■名称…………妊活勉強会
■日程…………土曜予定、HPをご覧下さい
■開催場所……クリニック内
■予約…………必要
■参加費用……無料
■参加…………他院の患者様 OK
■個別相談……看護師相談あり、詳しくはHPを

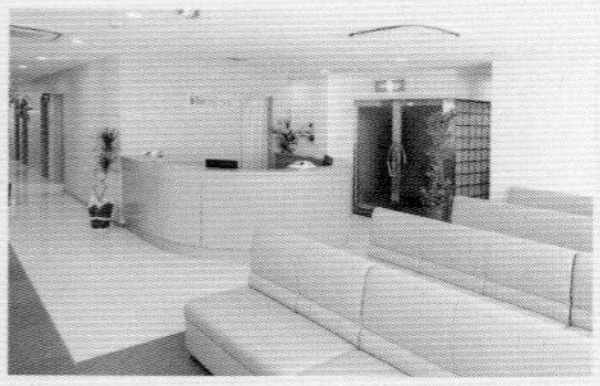

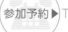

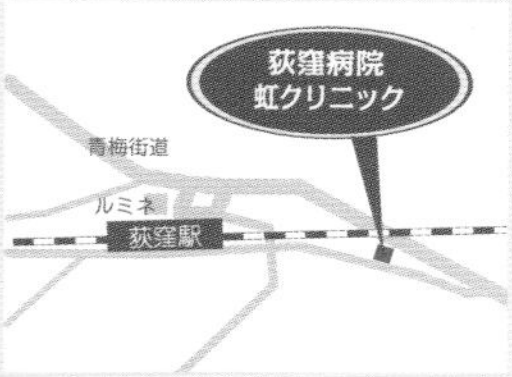

●当クリニックへの通院を検討されている方を対象に、当クリニックでの検査・治療の流れなどについて、看護・受付スタッフが分かりやすくお話をさせていただきます。妊娠について知りたい方や、検査や治療について知りたい方だけではなく、病院やスタッフの雰囲気を見てみたい方も大歓迎です。ぜひお気軽にお問い合わせください。

Tokyo　Access 京王線・京王井の頭線 明大前駅 徒歩５分

https://www.meidaimae-art-clinic.jp

明大前アートクリニック

東京都杉並区和泉 2－7-1　甘酒屋ビル 2F
TEL: 03-3325-1155

参加予約▶TEL：03-3325-1155

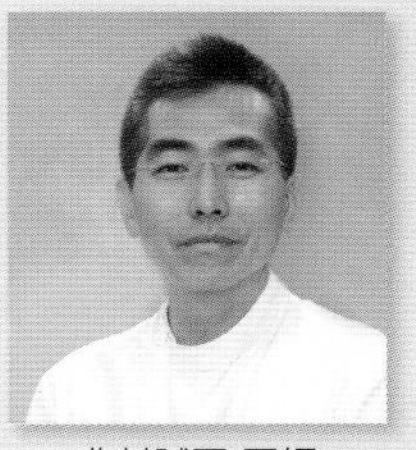

北村誠司 医師

■名称…………体外受精説明会
■日程…………毎月２回
■開催場所……クリニック内
■予約…………必要
■参加費用……無料
■参加…………他院の患者様 OK
■個別相談……有り

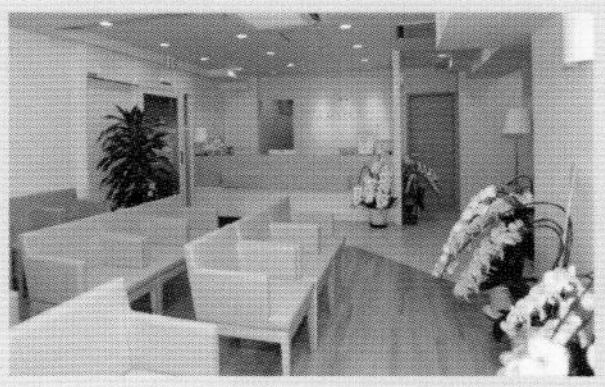

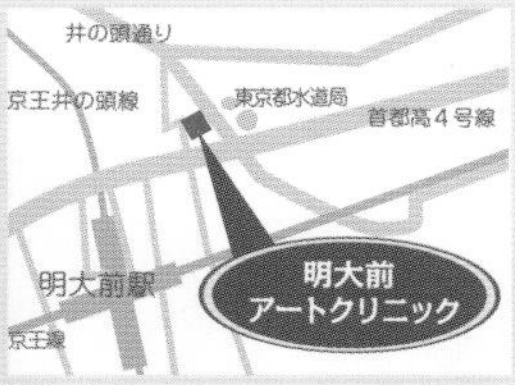

●この説明会は体外受精に対してご理解をいただき、不安や疑問を解消していく目的で行っております。
また、当院で実際行われている体外受精をスライドと動画を用いて詳しく説明しております。

Tokyo　Access JR 山手線・東京メトロ丸ノ内線・有楽町線・副都心線・東武東上線・西武池袋線　池袋駅 東口北 徒歩１分

https://www.matsumoto-ladies.com

松本レディース リプロダクションオフィス

東京都豊島区東池袋 1-41-7 池袋東口ビル 7F
TEL:03-6907-2555

参加予約▶TEL：03-6907-2555

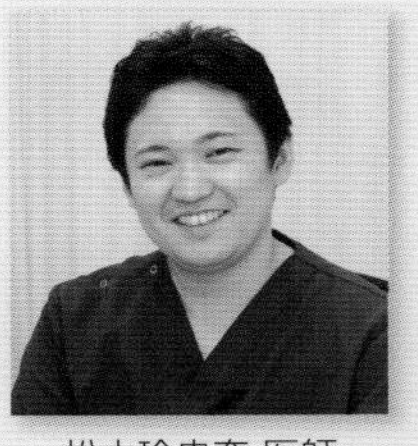

松本玲央奈 医師

■名称…………IVF 教室(体外受精教室)
■日程…………不定期
■開催場所……院内他貸し会議室
■予約…………必要
■参加費用……無料
■参加…………他院患者様 OK
■個別相談……有り

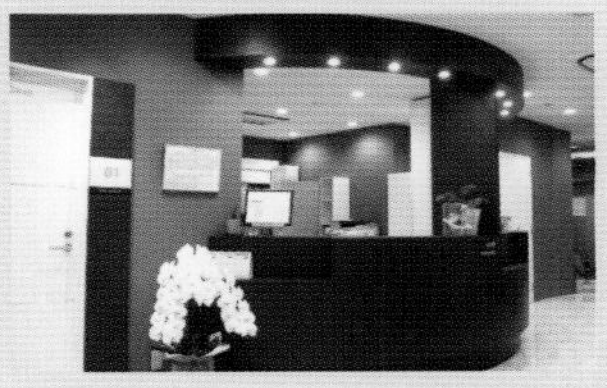

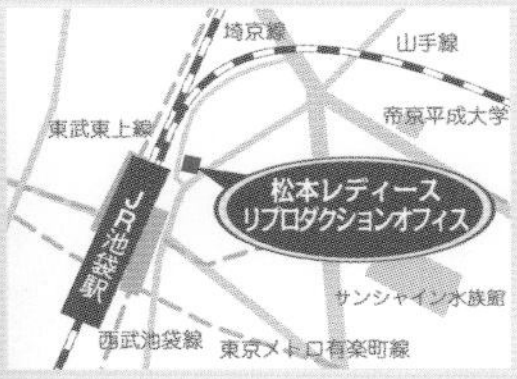

●妊活には興味があるけど、不妊クリニックに受診するべきなのかどうか不安な方、まずは知識を得たい方など、気軽にご連絡ください。妊娠のメカニズムから検査のことまで、基礎からわかりやすくご説明いたします。
日程･場所に関しては、当院のホームページをご確認ください。

Kanagawa　Access みなとみらい線みなとみらい駅 ４番出口すぐ

https://www.mm-yumeclinic.com

みなとみらい夢クリニック

神奈川県横浜市西区みなとみらい3-6-3 MMパークビル2F･3F(受付)
TEL: 045-228-3131

参加予約▶ホームページの
申込みフォームより

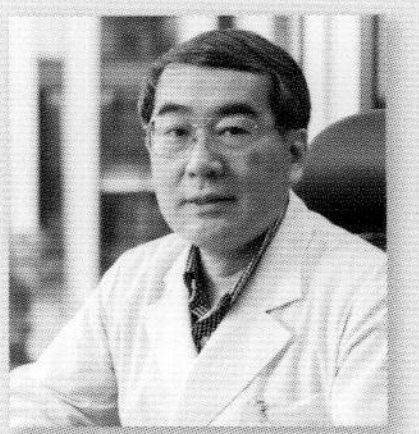

貝嶋弘恒 医師

■名称…………患者様説明会
■日程…………毎月１回開催
■開催場所……MM パークビル
■予約…………必要
■参加費用……無料
■参加…………他院患者様 OK
■個別相談……有り

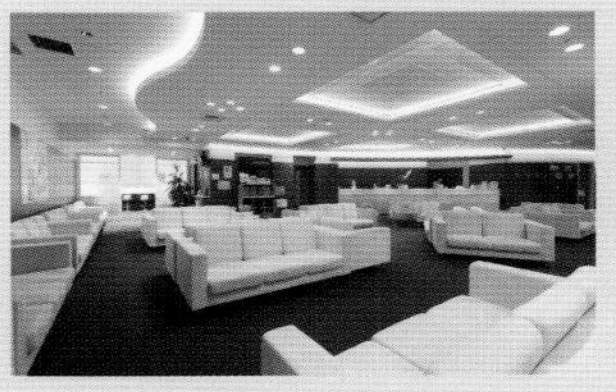

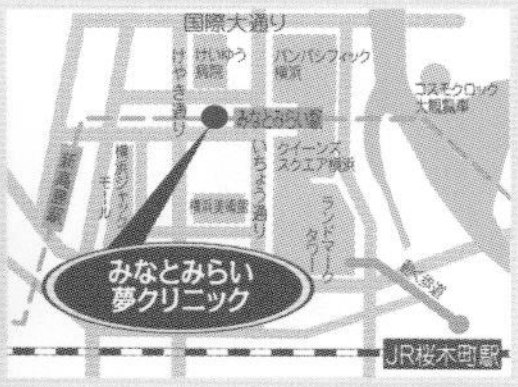

●一般の方（現在不妊症でお悩みの方、不妊治療中の方）向け説明会、当院に通院中の方向け説明会を開催しております。
当院の体外受精を中心とした治療方法・方針をスライドやアニメーションを使ってわかりやすく説明し、終了後は個別に質問にもお答えしております。 詳細はホームページでご確認下さい。

Kanagawa　Access JR 東海道線・横浜線東神奈川駅 徒歩５分、東急東横線東白楽駅 徒歩７分、京急本線仲木戸駅 徒歩８分

http://www.klc.jp

神奈川レディースクリニック

神奈川県横浜市神奈川区西神奈川1-11-5 ARTVISTA 横浜ビル
TEL: 045-290-8666

参加予約▶ TEL：045-290-8666

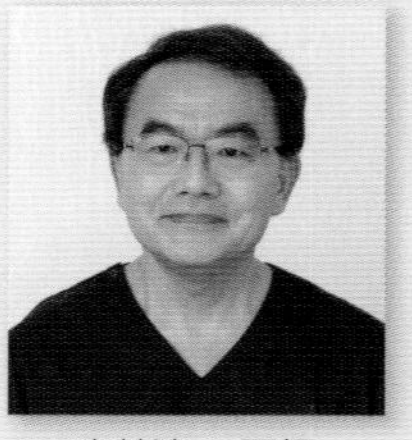

小林淳一 医師

■名称…………不妊・不育学級
■日程…………毎月第1日曜14:00～15:00
■開催場所……当院 6F 待合室
■予約…………必要
■参加費用……無料
■参加…………他院患者様 OK
■個別相談……有り

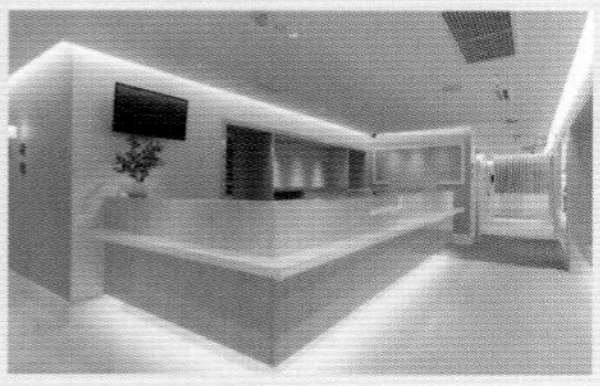

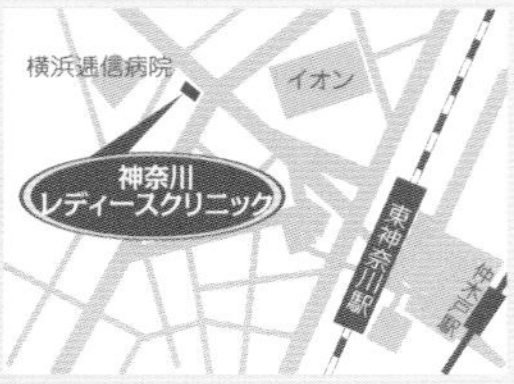

●「不妊／不育症とは」「検査／治療の進め方」「当クリニックの治療」について直接院長が説明します。不妊治療をこれから始めたいと考えている方、治療を始めてまだ間もない方などお気軽にご参加ください。体外受精のお話もあります。

Kanagawa　Access JR 関内駅北口 徒歩５分、横浜市営地下鉄関内駅９番出口 徒歩２分、みなとみらい線馬車道駅 徒歩２分

https://www.bashamichi-lc.com

馬車道レディスクリニック

神奈川県横浜市中区相生町 4-65-3 馬車道メディカルスクエア 5F
TEL: 045-228-1680

参加予約▶ TEL：045-228-1680

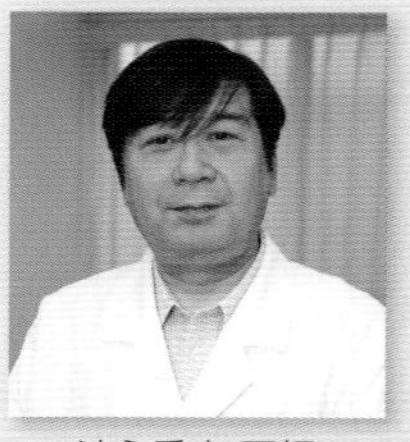

池永秀幸 医師

■名称…………不妊学級
■日程…………毎月第１土曜日
■開催場所……当院４F 待合室
■予約…………必要
■参加費用……無料
■参加…………他院患者様 OK
■個別相談……有り

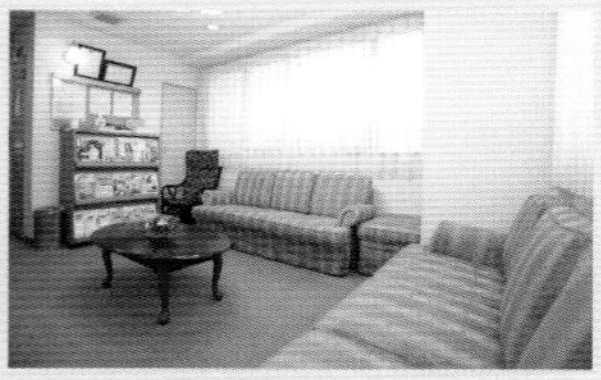

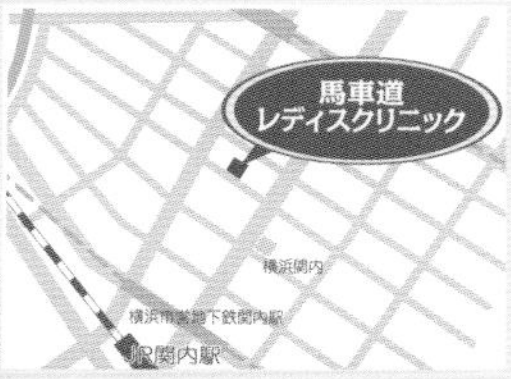

●当院では初診時に面接をし、個々の意向をお伺いした上で治療を進めています。ART 希望の方にはご夫婦で「不妊学級」に参加していただき、院長から直接、実際当院で行っている ART の流れや方法・院長の考えなどを聞いていただいています。
詳しい話やご相談希望がある方は、院長の「個別相談」または看護師・培養士・カウンセラーによる「面接」の時間を設けています。

Kanagawa　Access JR 根岸線・横浜市営地下鉄ブルーライン 桜木町駅 北口より徒歩３分

https://medicalpark-yokohama.com

メディカルパーク横浜

神奈川県横浜市中区桜木町 1-1-8 日石横浜ビル 4F
TEL: 045-232-4741

参加予約▶ ホームページより仮 ID を取得後、申込みフォームより

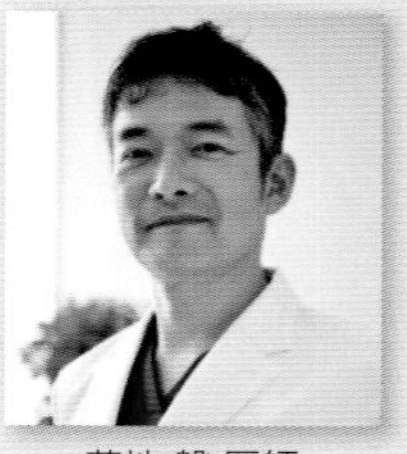

菊地 盤 医師

■名称…………体外受精説明会
■日程…………月１回
■開催場所……クリニック内
■予約…………必要
■参加費用……無料
■参加…………他院の患者様 OK
■個別相談……有り

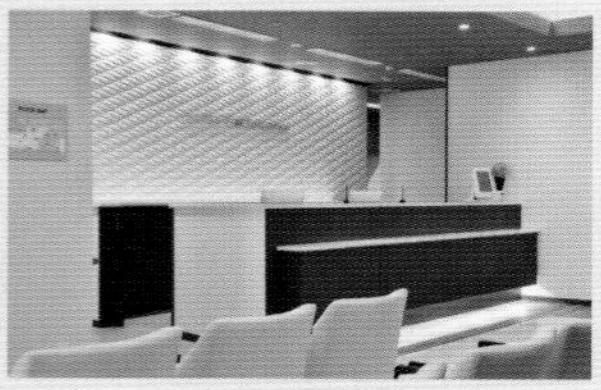

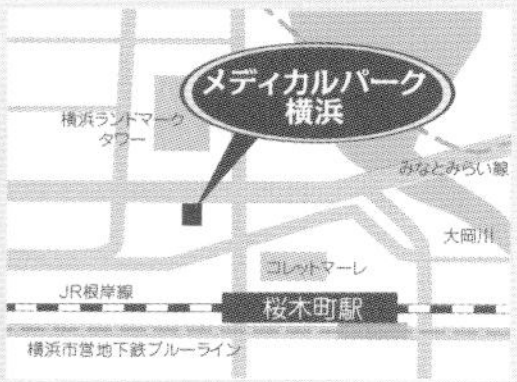

●当院では体外受精・胚移植法についての理解を深めていただくことを目的として不妊治療についての説明会を開催しております。説明会では、治療の実際、成功率、副作用、スケジュールや費用、助成金などについてスライドプロジェクターや資料を使って具体的にわかりやすく説明いたします。最後に疑問点などの質疑にお答えします。

Kanagawa Access JR 東海道線藤沢駅南口 徒歩４分 、小田急江ノ島線藤沢駅南口 徒歩４分、江ノ島電鉄線藤沢駅 徒歩３分

https://www.ysyc-yumeclinic.com

山下湘南夢クリニック

神奈川県藤沢市鵠沼石上１-２-10 ウェルビーズ藤沢４Ｆ
TEL: 0466-55-5011

参加予約 ▶ ホームページの申込みフォームより

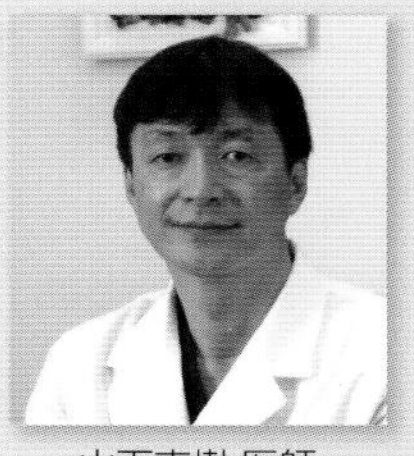

山下直樹 医師

■名称…………不妊治療説明会
■日程…………隔月
■開催場所……藤沢リラホール
■予約…………必要
■参加費用……無料
■参加…………他院患者様 OK
■個別相談……有り

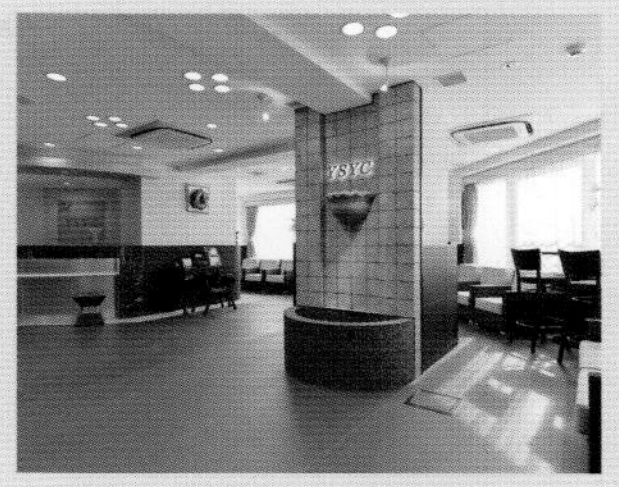

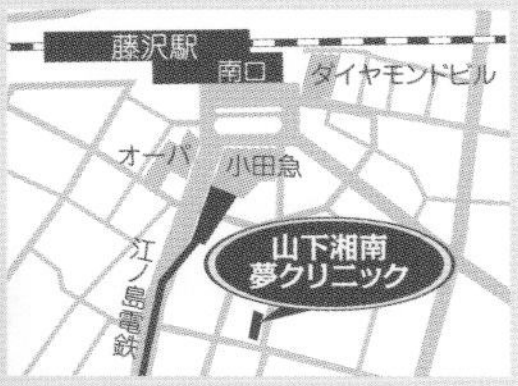

●約２ヵ月に１度不妊治療説明会を開催しています。（会場は院外/予約制/16:00～18:15）医師、胚培養士、研究部、経理部より当院の、体外受精の特徴や成績、料金体制について説明を行っています。説明会終了後に個別の質問にもお答えしております。日程はHPにてご確認ください。

Osaka Access 地下鉄堺筋線・京阪本線「北浜駅」タワー直結/南改札口４番出口

https://www.lc-kitahama.jp

レディースクリニック北浜

大阪府大阪市中央区高麗橋１-７-３ ザ・北浜プラザ３Ｆ
TEL: 06-6202-8739

参加予約 ▶ TEL：06-6202-8739

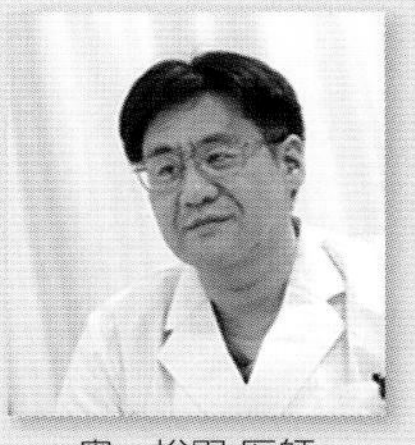

奥　裕嗣 医師

■名称…………体外受精(IVF)無料セミナー
■日程…………毎月第2土曜16：30～18：00
■開催場所……クリニック内
■予約…………必要
■参加費用……無料
■参加…………他院患者様 OK
■個別相談……有り

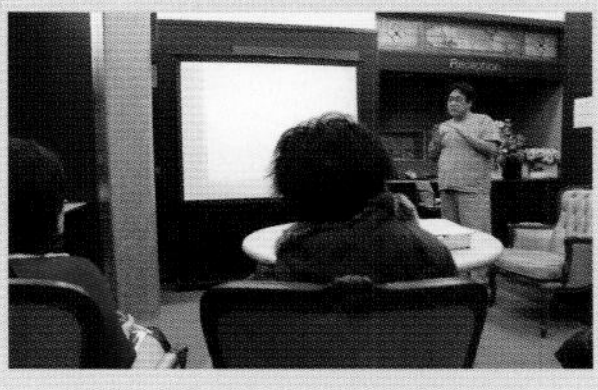

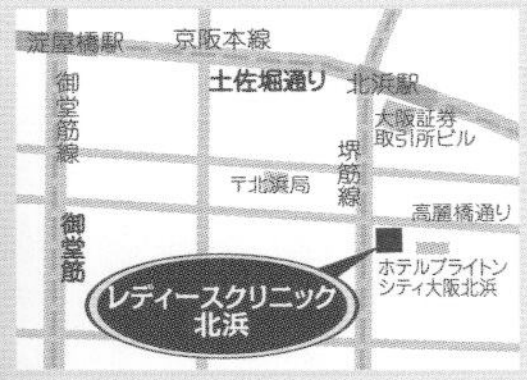

●毎月第２土曜日に体外受精教室を開き、医師はじめ胚培養士、看護師による当院の治療説明を行っています。会場は院内で、参加は予約制です。他院に通院中の方で体外受精へのステップアップを考えられている患者さんの参加も歓迎しています。ぜひ、テーラーメイドでフレンドリーな体外受精の説明をお聞きになって、基本的なことを知っていってください。

Osaka Access 大阪メトロ 四つ橋線玉出駅　徒歩０分、 南海本線岸里玉出駅 徒歩10分

https://www.oakclinic-group.com

オーク住吉産婦人科

大阪府大阪市西成区玉出西２-７-９
TEL: 0120-009-345

参加予約 ▶ TEL：0120-009-345

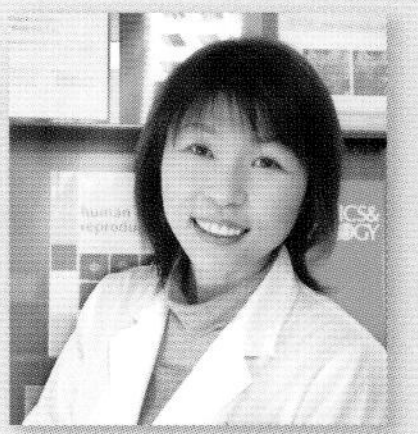

田口早桐 医師

■名称…………体外受精セミナー
■日程…………偶数月第２土曜 15～17 時
■開催場所……クリニック内
■予約…………必要
■参加費用……無料
■参加…………他院患者様 OK
■個別相談……有り

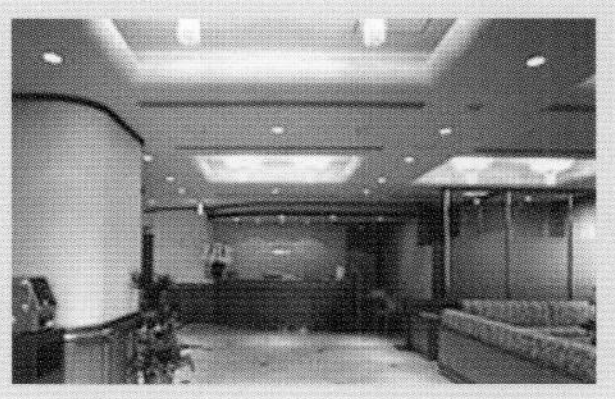

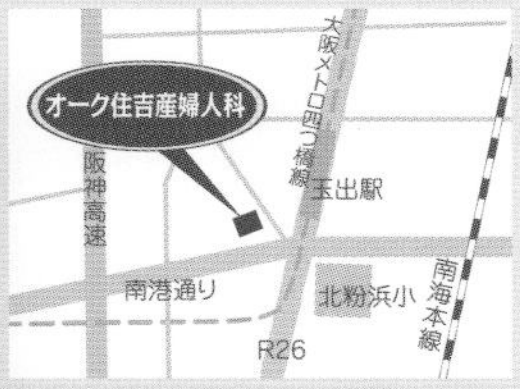

●自らも治療経験のある田口早桐先生のお話や、船曳美也子先生による不妊症の説明、エンブリオロジストによる培養室の特殊技術の解説、体外受精をされたご夫婦の体験談など、盛りだくさんの内容です。セミナーの後は、ご質問にお答えしたり、同じ悩みを持つ方々とお話しできるよう、ラウンジでのお茶会を設けています。

Hyogo Access 地下鉄海岸線旧居留地・大丸前駅 徒歩１分、JR 神戸線・阪神本線 元町駅 徒歩３分、JR 神戸線三宮駅 徒歩８分

https://www.yumeclinic.or.jp

神戸元町夢クリニック

兵庫県神戸市中央区明石町４４ 神戸御幸ビル３F
TEL:078-325-2121

参加予約▶TEL：078-325-2121

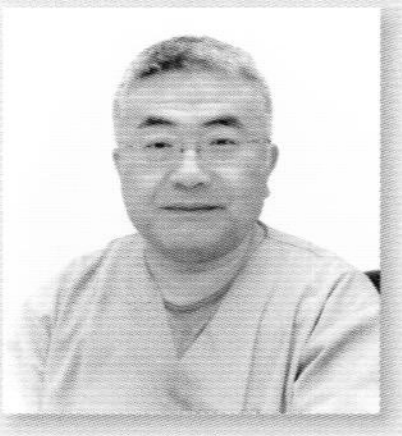

河内谷 敏 医師

■名称…………体外受精説明会
■日程…………不定期 毎月１回
■開催場所……スペースアルファ三宮
■予約…………必要
■参加費用……無料
■参加…………他院患者様 OK
■個別相談……有り

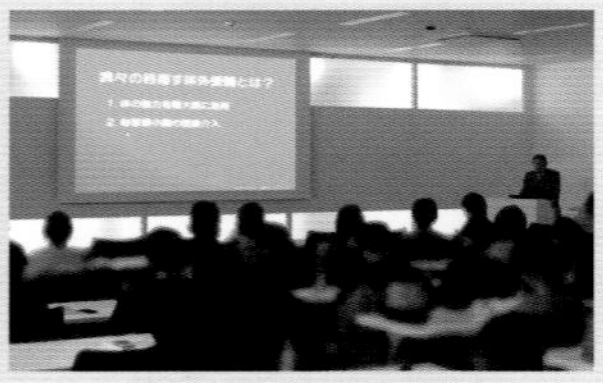

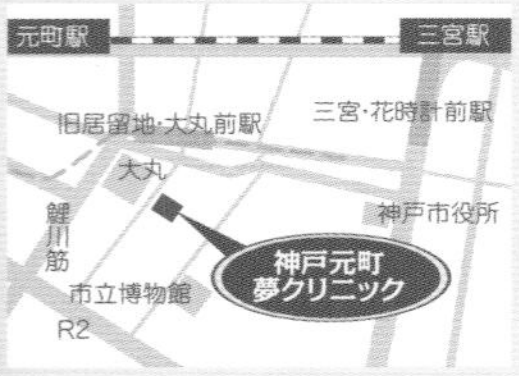

●定期的（月１回ほど）に不妊治療説明会を行っております。医師はじめ培養士、受付事務による当院の治療方法・方針、料金体系をご説明いたします。

Hyogo Access JR・山陽電車姫路駅 徒歩６分

https://www.koba-ladies.jp

Koba レディースクリニック

兵庫県姫路市北条口 2-18 宮本ビル１F
TEL: 079-223-4924

参加予約▶TEL：079-223-4924

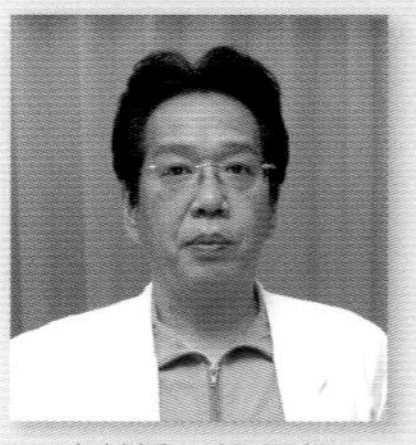

小林眞一郎 医師

■名称…………体外受精セミナー
■日程…………原則第３土曜 14：00～15：40
■開催場所……宮本ビル７F
■予約…………必要
■参加費用……無料
■参加…………他院患者様 OK
■個別相談……有り

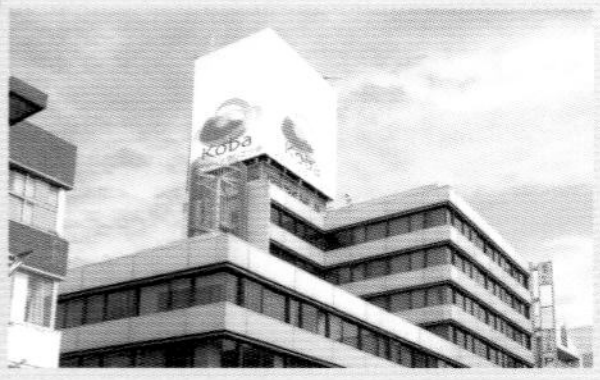

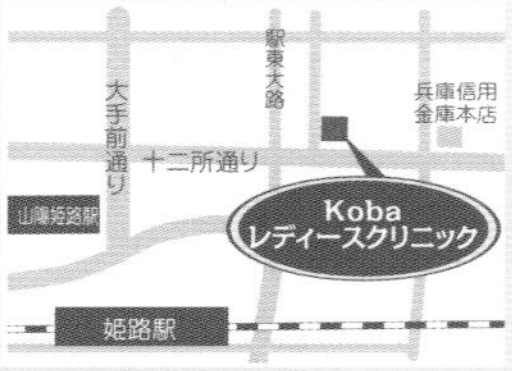

●体外受精（顕微授精）の認識度を UP すること。そして正しい情報を伝えること。一般の患者さんへ　ご主人は、はっきり言って体外受精というものを正しく把握されていませんので、歴史的な流れ、システム、料金、自治体のサポート、合併症などすべてお話しています。

Kagoshima Access 鹿児島 IC より 車で７分、鹿児島中央駅より鹿児島交通又は鹿児島市営バス「天神南」バス停下車 徒歩５分

https://tokunaga-lc.jp

徳永産婦人科

鹿児島県鹿児島市田上 2-27-17
TEL: 099-202-0007

参加予約▶TEL：099-202-0007

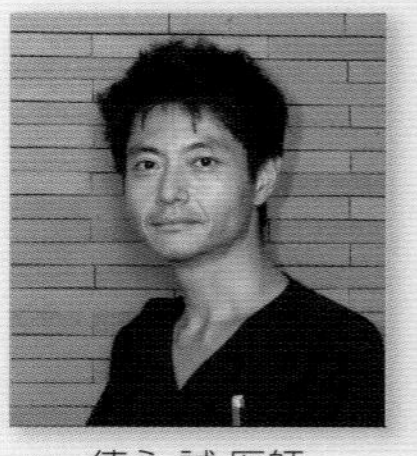

徳永 誠 医師

■名称…………体外受精説明会
■日程…………個別で行っております
■開催場所……クリニック内
■予約…………必要
■参加費用……2,000 円
■参加…………他院患者様 OK
■個別相談……有り

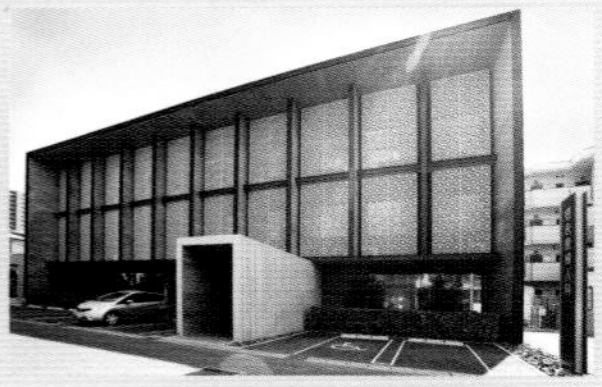

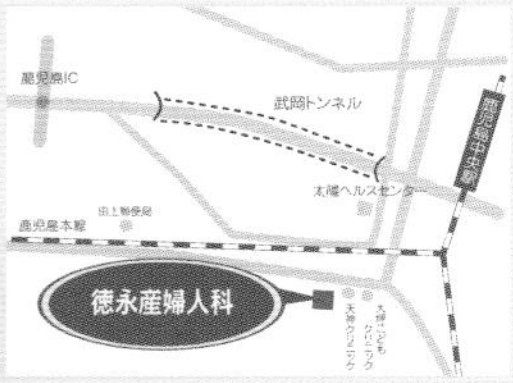

●医師、看護師、胚培養士により、当院の治療方法などについて詳しく説明をさせて頂きます。
また、最後に皆様からの質問もお受けしています。

赤ちゃんがほしい！　ママ＆パパになりたい！

見つけよう！私たちにあったクリニック

なかなか妊娠しないなぁ。どうしてだろう？
心配になってクリニックへ相談へ行こうと思っても、「たくさんあるクリニックから、どう選べばいいの？」と悩むこともあるかもしれませんね。
ここでは、クリニックからのメッセージと合わせて基本的な情報を紹介しています。
お住いの近く、職場の近く、ちょっと遠いけど気になるクリニックが見つかったら、ぜひ、問い合わせてみてください。（P.93 の全国の不妊治療病院＆クリニックも、ぜひご活用ください）

紹介のクリニック

中野レディースクリニック	千葉	オーク銀座レディースクリニック	東京	木場公園クリニック・分院	東京
芝公園かみやまクリニック	東京	小川クリニック	東京	菊名西口医院	神奈川
神奈川レディースクリニック	神奈川	佐久平エンゼルクリニック	長野	田村秀子婦人科医院	京都
オーク住吉産婦人科	大阪	オーク梅田レディースクリニック	大阪	オークなんばレディースクリニック	大阪
つばきウイメンズクリニック	愛媛				

体外受精・顕微授精・不妊症　**東京都・中央区**

オーク銀座レディースクリニック

TEL. 0120-009-345　URL. https://www.oakclinic-group.com/

お子様を迎えるという目標に向かって、高度生殖補助医療による治療を提供しています。

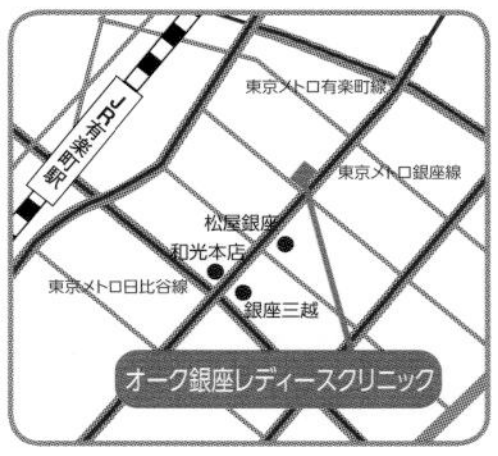

患者様のお話をうかがい、お一人おひとりに合わせた治療プランをご提案します。男性不妊にも対応しており、ご夫婦で受診していただくことも可能です。また、週に3日は大阪の本院（オーク住吉産婦人科）から経験豊富な専門医が来院し、診療にあたっています。

体外受精周期の注射には365日対応しており、病院ではなく、患者様本位のスケジュールで治療を進めていただけます。

学会認定の胚培養士が在籍する国際水準の培養ラボラトリーを備え、院内の基準をクリアした胚培養士が、患者様に採卵した卵子や受精後の胚の状態をご説明しています。

患者様が一日も早く赤ちゃんを迎えられるよう、経験と技術に裏打ちされた治療でサポートして参ります。

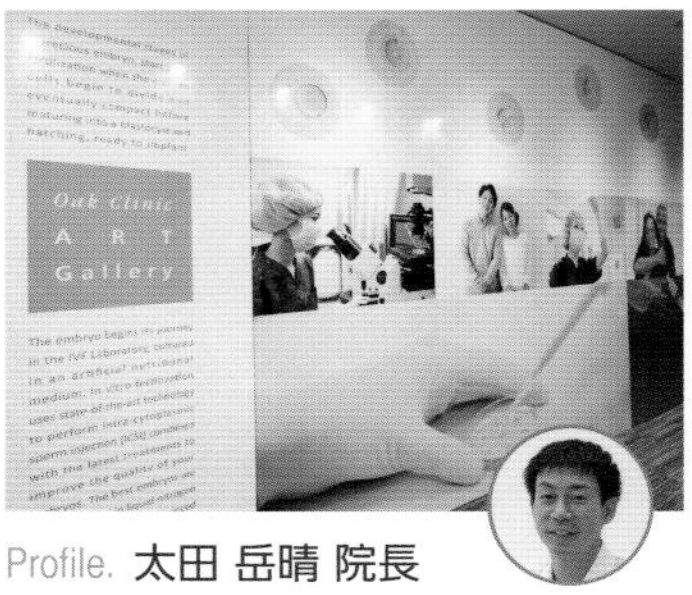

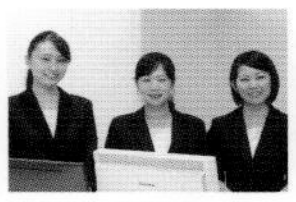

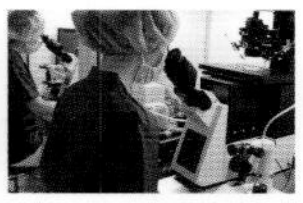

○ 診療時間

	月	火	水	木	金	土	日
午前	○	○	○	○	○	○	△
午後	○	○	○	○	○	○※	—
夜間	○	○	○	○	○	—	—

午前 9:00～13:00、午後 14:00～16:30
※土曜午後14:00～16:00、夜間 17:00～19:00
△日･祝日は 9:00～15:00

東京都中央区銀座 2-6-12　Okura House 7F

○ JR 山手線・京浜東北線有楽町駅 徒歩５分、東京メトロ銀座駅 徒歩３分、東京メトロ有楽町線 銀座1丁目駅 徒歩２分

Profile. **太田 岳晴 院長**

福岡大学医学部卒業。
福岡大学病院、飯塚病院、福岡徳洲会病院を経て、オーク銀座レディースクリニック院長。

●人工授精 ●体外受精 ●顕微授精 ●凍結保存 ●男性不妊
●漢方 ●カウンセリング ●女医

不妊症・婦人科一般・更年期障害・その他　**千葉県・柏市**

中野レディースクリニック

TEL. 04-7162-0345　URL. http://www.nakano-lc.com

エビデンスに基づいた、イージーオーダーの不妊治療

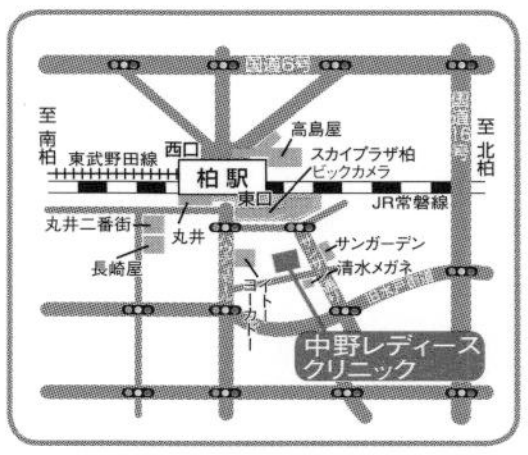

患者様お一人おひとりの治療効果が高いレベルで実現できるよう、エビデンス（症状に対して効果があることがわかっている治療法）に基づいた治療を行っています。そして、最終的に一人でも多くの方が妊娠できるよう、それぞれの方に合った細やかな対応ができるようイージーオーダーの不妊治療をご提供しております。

不妊治療は、加齢とともに条件が悪くなりますから、みなさま、早めに私たちクリニックをお訪ねください。

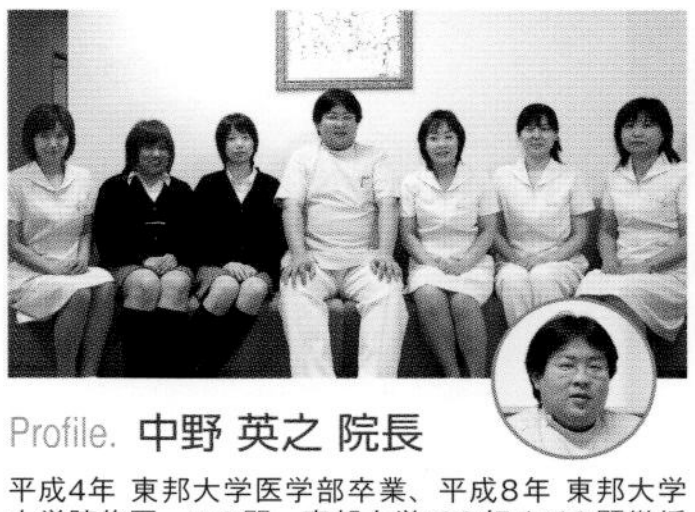

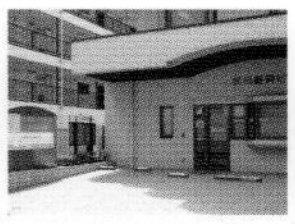

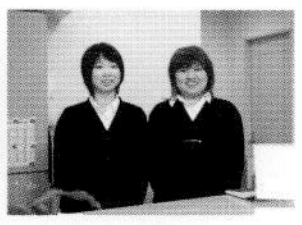

○ 診療時間 (9:00～12:30、15:00～19:00)

	月	火	水	木	金	土	日
午前	○	○	○	○	○	○	—
午後	○	○	○	○	○	—	—
夜間	○	—	○	—	○	—	—

午後 15:00～17:00、夜間 17:00～19:00
※土曜午後、日･祝日は休診。
※初診の方は、診療終了1時間前までにご来院下さい。

千葉県柏市柏 2-10-11-1F

○ JR 常磐線柏駅東口より徒歩３分

Profile. **中野 英之 院長**

平成4年 東邦大学医学部卒業、平成８年 東邦大学大学院修了。この間、東邦大学での初めての顕微授精に成功。平成９年 東京警察病院産婦人科に出向。吊り上げ式腹腔鏡の手技を習得、実践する。
平成13年 宗産婦人科病院副院長。平成17年 中野レディースクリニックを開設。医学博士。
日本生殖医学会認定生殖医療専門医。

●人工授精 ●体外受精 ●顕微授精 ●凍結保存
●男性不妊 ●カウンセリング

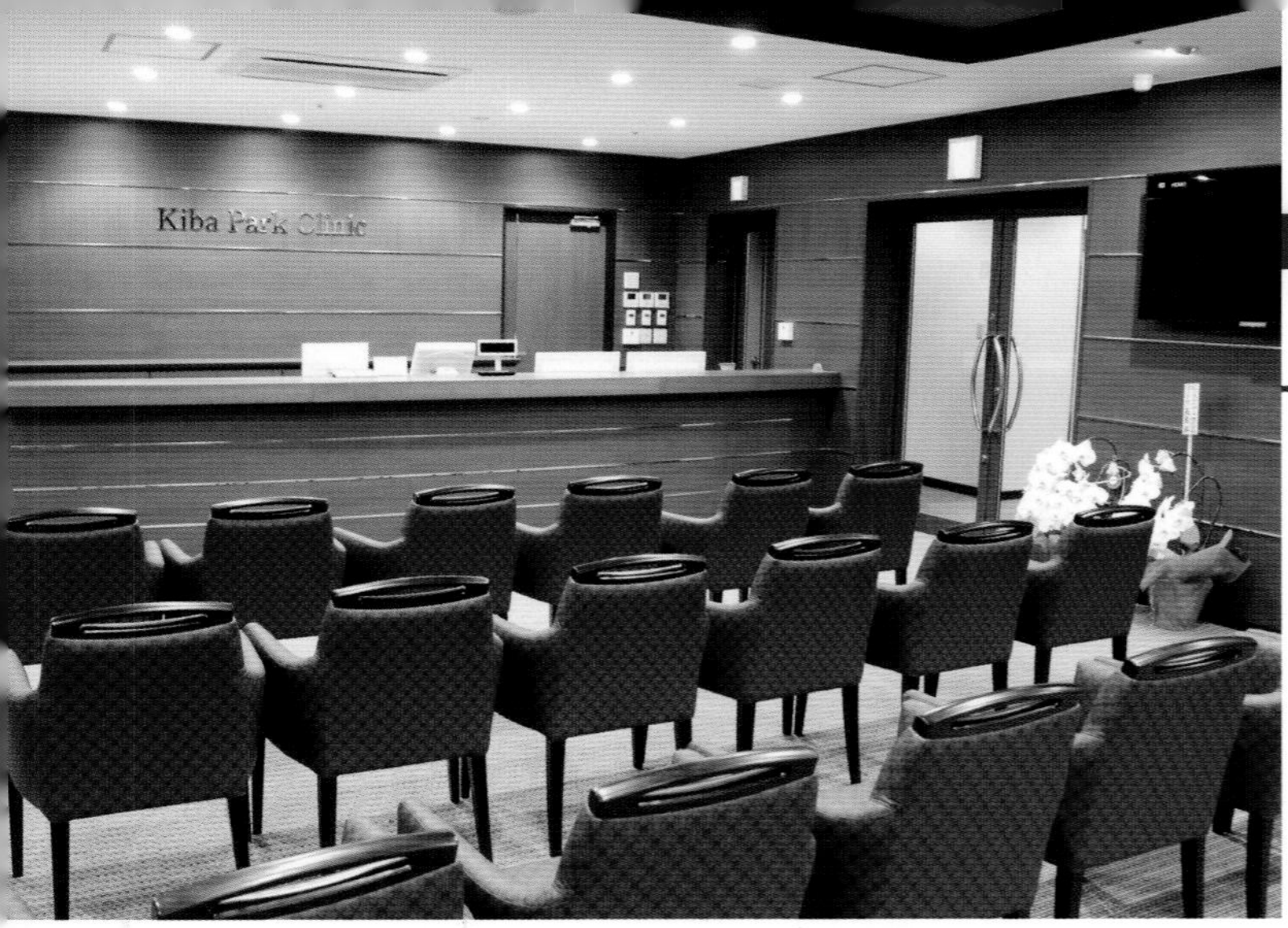

一般不妊症・体外受精・顕微授精・不育症　東京都・江東区

木場公園クリニック・分院

TEL. 03-5245-4122　URL. http://www.kiba-park.jp

世界トップレベルの医療を提供させていただきます

不妊症の治療は長時間を要することもあり、今後の治療方針や将来のことに不安を抱いている方も多く、心のケアを大事にしていかなければなりません。

当クリニックでは、心理カウンセラー、臨床遺伝専門医が患者様の心の悩みをバックアップさせていただきます。

一般の不妊症治療で妊娠されない方には、生殖補助技術を用いた体外受精・顕微授精を実施いたします。

ご夫婦の立場に立った生殖専門医による大学病院レベルの高品位な技術と、欧米スタイルの心の通った女性・男性不妊症の診察・検査・治療を行わせていただきます。

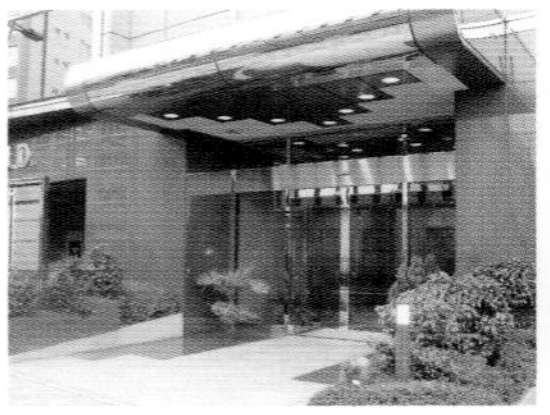

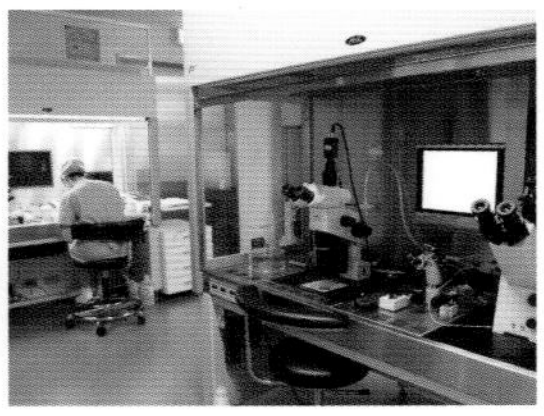

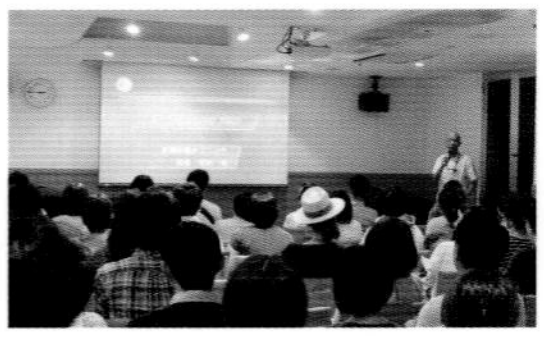

「不妊症はカップルの病気」

木場公園クリニック・分院は、カップルで受診しやすいクリニックを目指して、設計・運営しています。エントランスの雰囲気はごくシンプルで、男性だけでも入りやすいです。カップルで診察を待つ人が多いので、待合室に男性がいてもなんの違和感もありません。また、多目的ホールではセミナーなどを行っています。

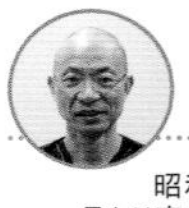

Profile. 吉田 淳 理事長

昭和61年愛媛大学医学部卒業。同年5月より東京警察病院産婦人科に勤務。平成3年より池下チャイルドレディースクリニックに勤務。平成4年日本産婦人科学会専門医を取得。その後、女性不妊症・男性不妊症の診療・治療・研究を行う。平成9年日本不妊学会賞受賞。平成11年1月木場公園クリニックを開業。「不妊症はカップルの問題」と提唱し、日本で数少ない女性不妊症・男性不妊症の両方を診察・治療できるリプロダクション専門医である。

○ 診療時間 (8:30～12:00、13:30～16:30)

	月	火	水	木	金	土	日
午前	○	○	○	○	○	○※	—
午後	○	●	○	●	○	○※	—

● 6Fのみ火曜日と木曜日の午後13:30～18:00
※土曜日 午前9:00～14:00、午後14:30～16:00
祝日の午前は8:30～13:00

東京都江東区木場 2-17-13 亀井ビル2F・3F・5～7F
○東京メトロ東西線木場駅 3番出口より徒歩2分

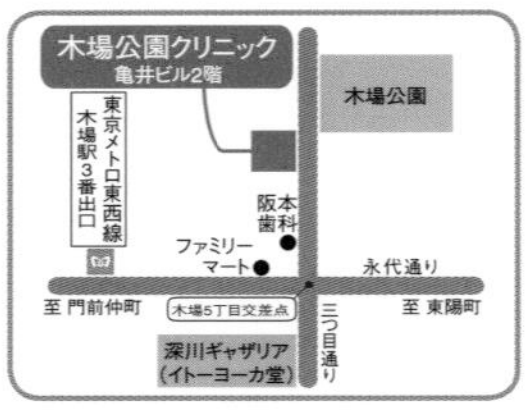

●人工授精 ●体外受精 ●顕微授精 ●凍結保存 ●男性不妊 ●漢方 ●カウンセリング ●運動指導 ●女医 ●鍼灸 ●レーザー

不妊症・婦人科一般・産科・更年期障害・その他　東京都・豊島区

小川クリニック

TEL. 03-3951-0356　URL. https://www.ogawaclinic.or.jp

希望に沿った治療の提案で、無理のない妊娠計画が実現

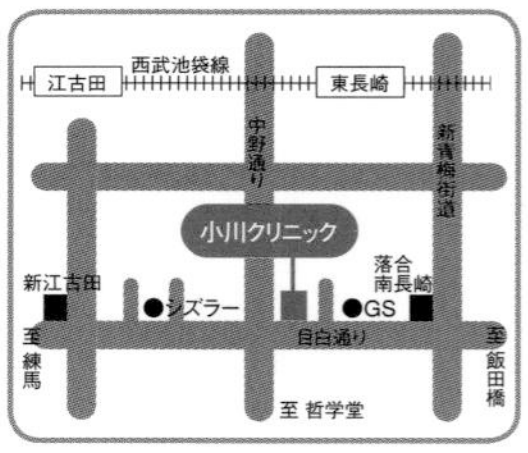

不妊治療の基本は、なるべく自然状態に近い形で妊娠を計ることです。やみくもに最新治療の力を借りることは、避けなければなりません。

まず、タイミング法より始め、漢方療法、排卵誘発剤、人工授精などその人の状態により徐々にステップアップしていきます。

当院では開院以来、高度生殖医療（体外受精、顕微授精など）の治療に到達する前に多くの方々が妊娠されています。

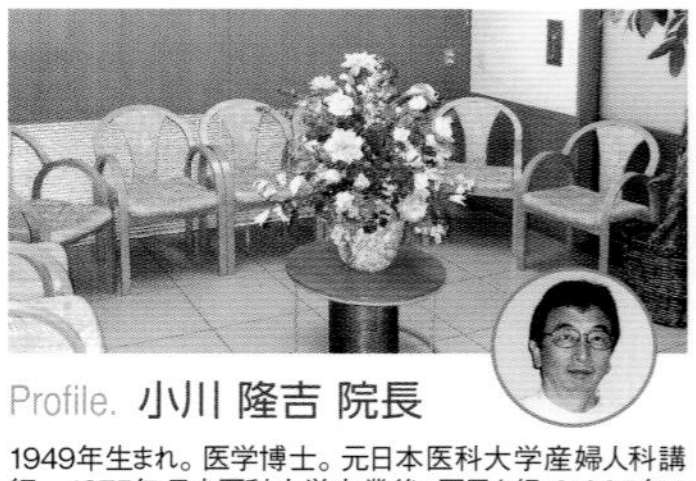

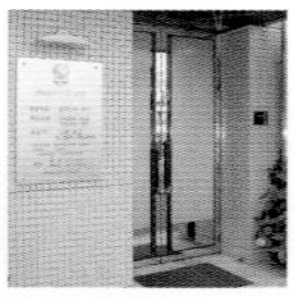

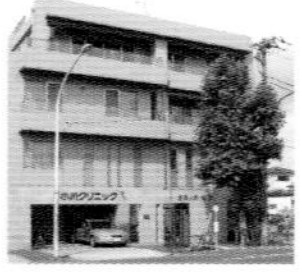

Profile. 小川 隆吉 院長

1949年生まれ。医学博士。元日本医科大学産婦人科講師。1975年日本医科大学卒業後、医局を経て1995年4月まで都立築地産院産婦人科医長として勤務。セックスカウンセラー・セラピスト協会員。日本生殖医学会会員。1995年6月不妊症を中心とした女性のための総合クリニック、小川クリニックを開院。著書に「不妊の最新治療」「ここが知りたい不妊治療」「更年期を上手に乗り切る本」「30才からの安産」などがある。

○ 診療時間 (9:00～12:00、15:00～18:00)

	月	火	水	木	金	土	日
午前	○	○	○	○	○	○	—
午後	○	○	—	○	○	—	—

※水・土曜の午後、日・祝日は休診。緊急の際は、上記に限らず電話連絡の上対応いたします。

東京都豊島区南長崎 6-7-11
○ 西武池袋線東長崎駅、地下鉄大江戸線落合南長崎駅より徒歩8分

●人工授精 ●男性不妊 ●漢方 ●カウンセリング

不妊症・婦人科一般　東京都・港区

芝公園かみやまクリニック

TEL. 03-6414-5641　URL. http://www.s-kamiyamaclinic.com

不妊症はご夫婦の問題です。ご夫婦に合った最適な治療をご提供いたします

医療不信や医療の質が問題となる現在、我々は患者様が何を一番求められているかを見極める事が大切だと考えています。当院では、排卵誘発剤の使用や人工授精、体外受精を画一的に行うのではなく、ご夫婦のご希望に添えるよう、段階を追って進めて参ります。

不妊症の原因の半数近くは、男性にも原因があるといわれています。しかし、不妊症は女性の問題とする考え方が、広く認められています。そこで当院では、ご夫婦を同時に診療して、お二人の問題として考えていきます。男性不妊症、性機能障害の治療にも、積極的に取り組んでいます。

月に1回、妊娠準備学級（無料）を行っていますので、何でもお気軽にご相談下さい。詳しくはHPをご覧下さい。

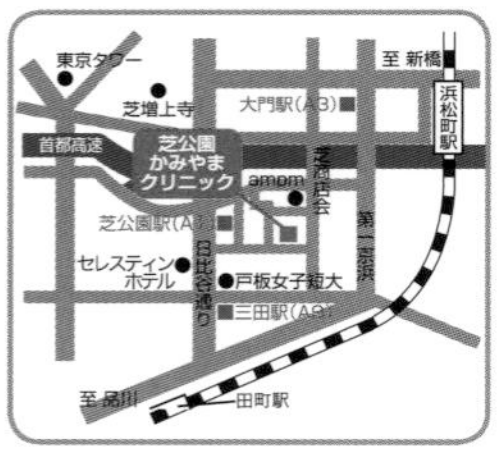

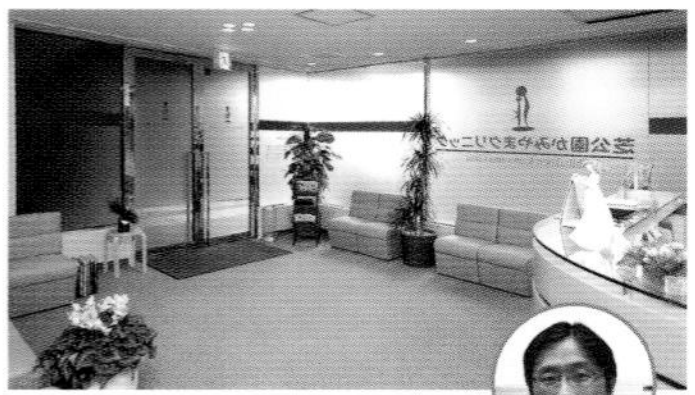

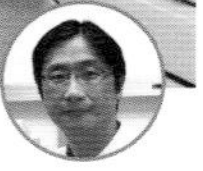

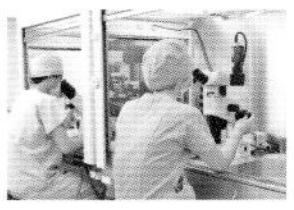

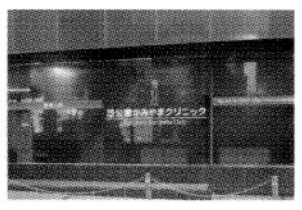

Profile. 神山 洋 院長

昭和60年3月 昭和大学医学部卒業。平成2年3月 昭和大学医学部大学院医学研究科外科系産婦人科修了。平成4年5月 医学博士授与。
平成13年7月 米国 Diamond Institute infertility and Menopause にて体外受精の研修。平成14年10月虎の門病院産婦人科医員不妊外来担当。平成17年6月 芝公園かみやまクリニック院長に就任。

○ 診療時間 (10:00～13:00、16:00～19:00)

	月	火	水	木	金	土	日
午前	○	○	○	—	○	○	—
午後	○	○	○	●	○	—	—

※木曜午前、土曜の午後、日曜・祝日は休診。
● 医師から指示のある方のみ。
※お電話にてご予約の上、ご来院下さい。

東京都港区芝 2-9-10 ダイユウビル1F
○ 都営三田線 芝公園駅 A1 出口より徒歩3分、JR 山手線田町駅 三田口・浜松町駅 南口より徒歩9分、都営大江戸線・都営浅草線大門駅 A3 出口より徒歩9分

●人工授精 ●体外受精 ●顕微授精 ●凍結保存 ●男性不妊 ●漢方

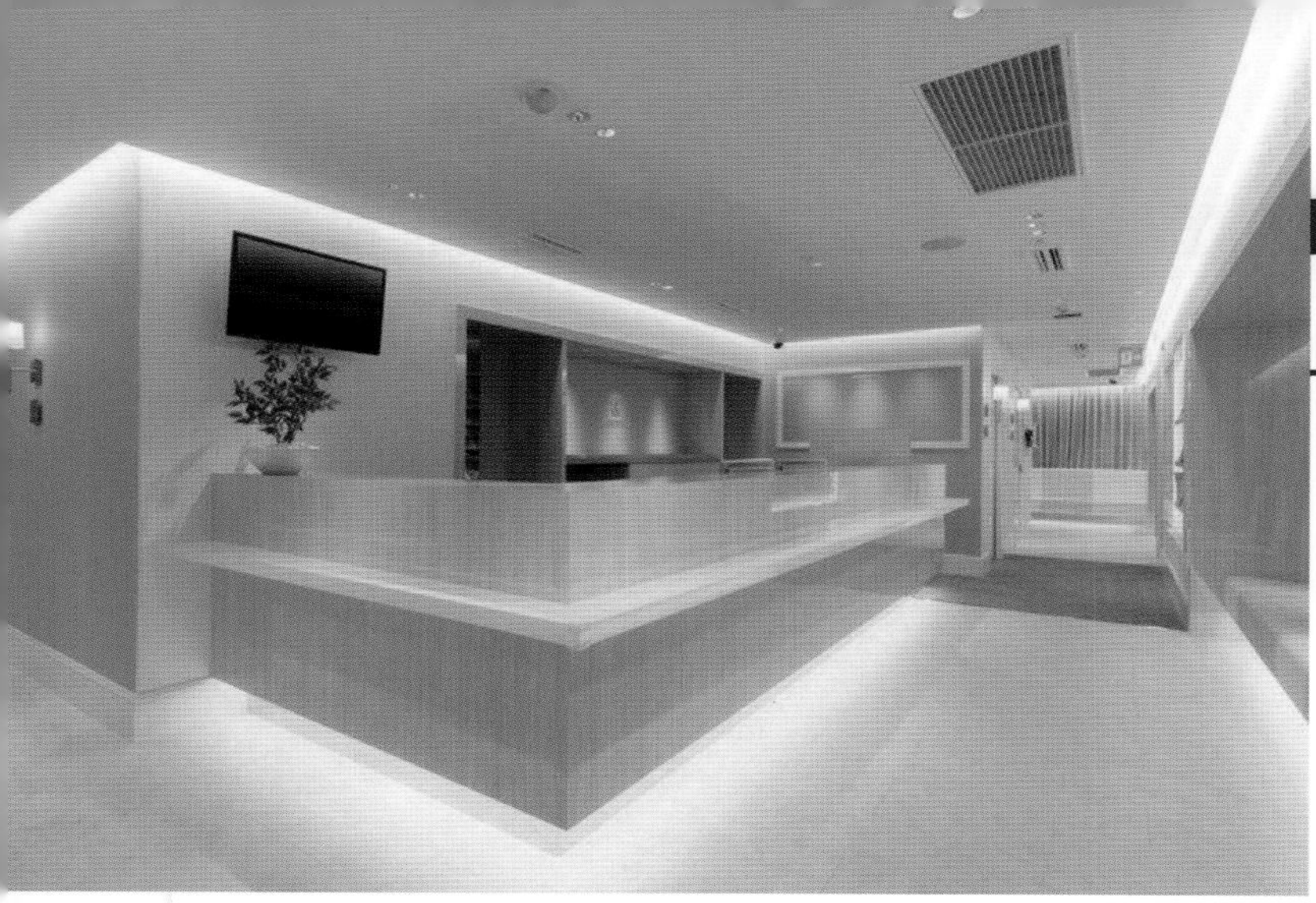

不妊不育 IVF センター・婦人科一般　神奈川県・横浜市

神奈川レディースクリニック

TEL. 045-290-8666　URL. http://www.klc.jp

患者様お一人おひとりのお気持ちを大切に納得のいく治療を進めていきます

不妊・不育の治療をされている患者様の身近な存在として、気軽に活用できるクリニックでありたいというのが当クリニックのモットーです。不妊治療は、患者様の体調やお気持ちにいかに寄り添うかが大切となります。治療へのストレスや不安を少しでもとり除いて治療に臨んでいただくための多くの相談窓口を設けており、疑問や悩みをお気軽に相談できるようになっています。

不妊・不育症の原因は様々あり、複雑です。患者様のお気持ちを大切に医師・培養士・看護師がチームとして治療を進めてまいります。

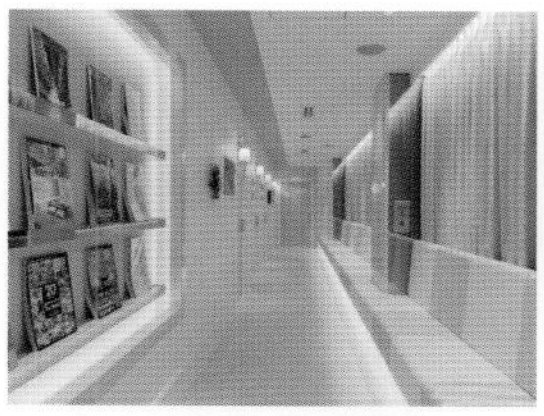

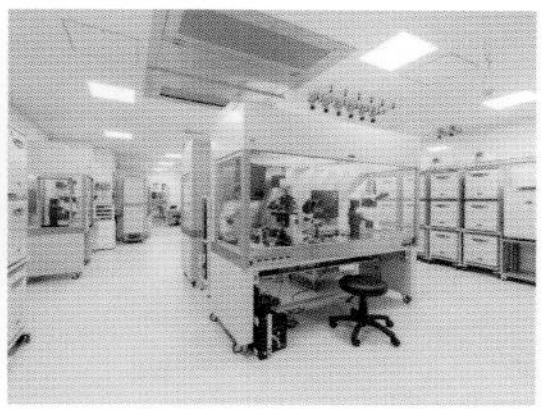

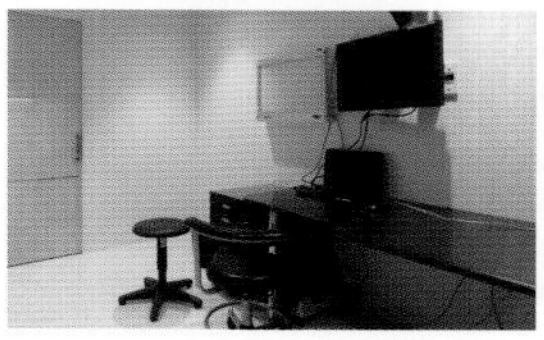

緊急時や入院の必要な方は、近隣の医療機関と提携し、24 時間対応にて診療を行っております。また、携帯電話から診察の順番がわかる、受付順番表示システムを導入しております。

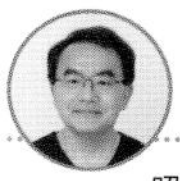

Profile. 小林 淳一 院長

昭和 56 年慶應義塾大学医学部卒業。慶應義塾大学病院にて習慣流産で学位取得。昭和 62 年済生会神奈川県病院にて、IVF・不育症を専門に外来を行う。平成 9 年新横浜母と子の病院にて、不妊不育 IVF センターを設立。平成 15 年 6 月神奈川レディースクリニックを設立し、同センターを移動する。医学博士。日本産科婦人科学会専門医。母体保護法指定医。日本生殖医学会、日本受精着床 学会、日本卵子学会会員。

○ 診療時間 (8:30～12:30、14:00～19:00)

	月	火	水	木	金	土	日
午前	○	○	○	●	○	△	△
午後	○	○	○※	●	○	ー	ー

△土･日(第2･第4)･祝日の午前は8:30～12:00、午後休診
※水曜午後は14:00～19:30
●木曜、第1･第3･第5日曜の午前は予約制

神奈川県横浜市神奈川区西神奈川1-11-5 ARTVISTA 横浜ビル

○ JR 東神奈川駅より徒歩5分、京急仲木戸駅より徒歩8分、東急東白楽駅より徒歩7分

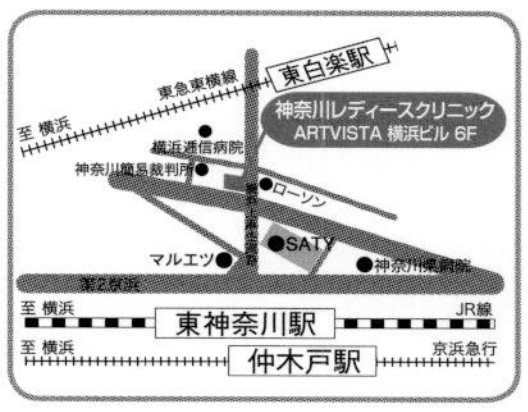

●人工授精 ●体外受精 ●顕微授精 ●凍結保存 ●男性不妊 ●漢方 ●カウンセリング ●食事指導

不妊症・リプロダクションセンター・体外受精ラボラトリー・サージセンター　大阪府・大阪市

オーク住吉産婦人科

TEL. 0120-009-345　URL. https://www.oakclinic-group.com/

高度生殖補助医療の専門クリニック。年中無休の体制で最先端の治療を提供します。

24時間365日体制の高度生殖補助医療実施施設です。働きながら不妊治療を受けていただきやすい体制を整えています。

生殖医療に長年携わっている専門医が、患者様お一人お一人のお話をうかがった上で治療プランをご提案いたします。男性不妊にも対応し、ご夫婦での受診も可能です。

国際水準の培養ラボラトリーには、学会認定の胚培養士が多数在籍し、日々技術の習得や研究にあたっています。

患者様が納得して治療を受けて頂けるようドクター、スタッフが一丸となって治療に取り組んでいます。

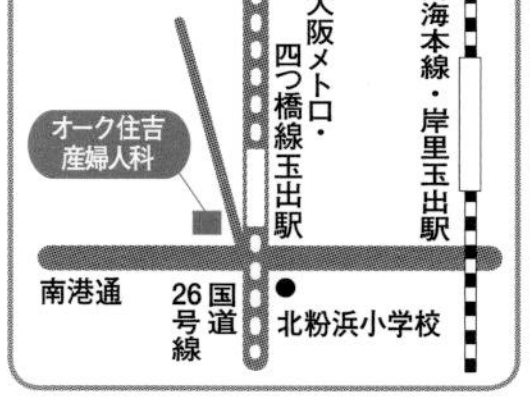

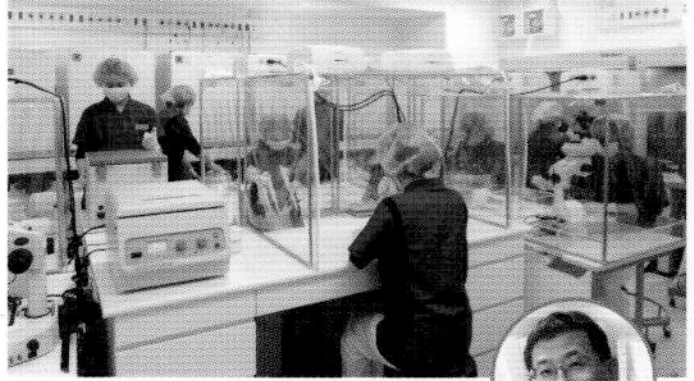

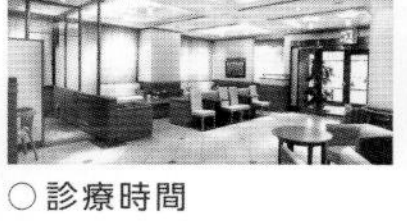

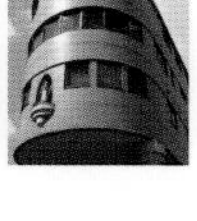

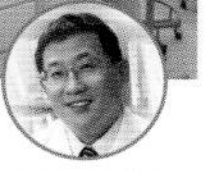

Profile. 多田 佳宏 院長

京都府立医科大学卒業。同大学産婦人科研修医、国立舞鶴病院、京都府立医科大学産婦人科修練医、京都市立病院、松下記念病院などを経て当院へ。女性の不妊治療の診察とともに、男性不妊も担当。医学博士。産婦人科専門医、生殖医療専門医。

○ 診療時間

	月	火	水	木	金	土	日
午前･午後	○	○	○	○	○	●	△
夜間	○	○	○	○	○	ー	ー

午前･午後 9:00～16:30、夜間 17:00～19:00
● 土は9:00～16:00、△ 日･祝日は9:30～15:00
卵巣刺激のための注射、採卵、胚移植は日･祝日も行います。

大阪府大阪市西成区玉出西 2-7-9

○ 大阪メトロ 四つ橋線玉出駅 5 番出口徒歩 0 分
南海本線岸里玉出駅徒歩 10 分

●人工授精 ●体外受精 ●顕微授精 ●凍結保存 ●男性不妊 ●漢方 ●カウンセリング ●女医

不妊症・産科・婦人科・小児科・内科　神奈川県・横浜市

菊名西口医院

TEL. 045-401-6444　URL. https://www.kikuna-nishiguchi-iin.jp

約6割の方が自然妊娠！プラス思考で妊娠に向けてがんばってみませんか？

できる限り、自然に近い妊娠につながる不妊治療を心がけ、妊娠後のアフターフォローまで責任を持って診ることが、私たち菊名西口医院のモットーです。

そのため、外来の妊婦さんも約半数は不妊治療を経た妊娠成功者ですし、小児科の約3割はそのご夫婦のお子さんです。

「妊婦がいる外来は通院したくない」、「子どもがいる外来は通院したくない」というお気持ちは十分に受け止めています。だからこそ、そのご夫婦のように「妊娠できるんだ!」と、プラス思考で妊娠に向けてがんばってみませんか。

無理のない範囲で、根気強く。

基礎体温をつける気持ちになれないほど落ち込んだら、何カ月でも待ちます。通院をしばらく休んでも良いのですよ。…『待つことも治療』ですから。

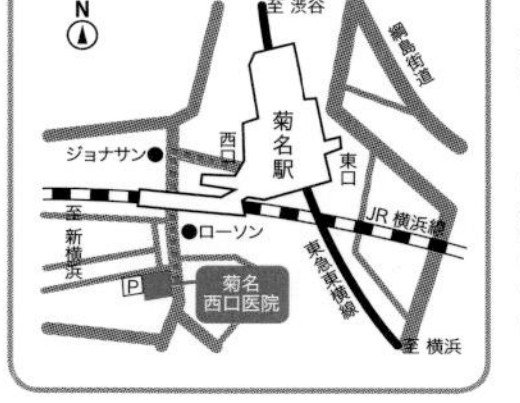

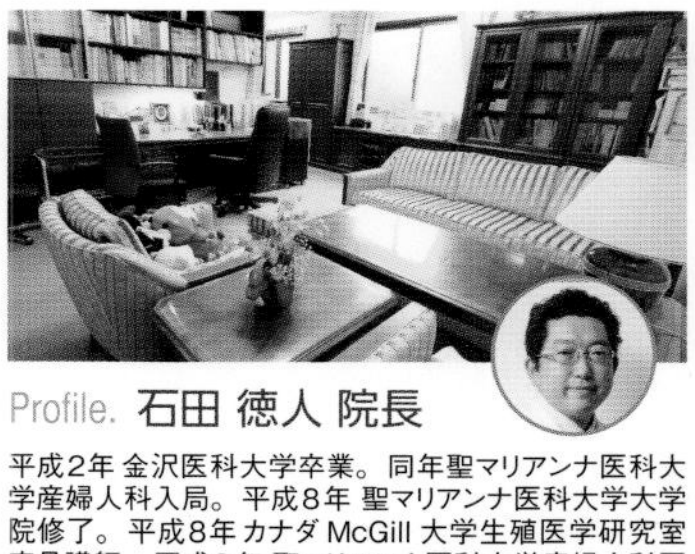

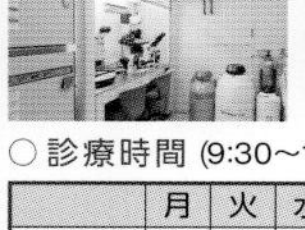

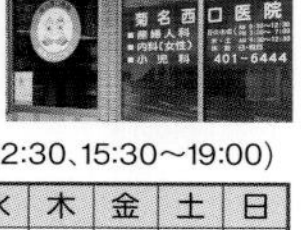

Profile. 石田 徳人 院長

平成2年 金沢医科大学卒業。同年聖マリアンナ医科大学産婦人科入局。平成8年 聖マリアンナ医科大学大学院修了。平成8年 カナダ McGill 大学生殖医学研究室客員講師。平成9年 聖マリアンナ医科大学産婦人科医長。平成13年 菊名西口医院開設。
日本産科婦人科学会専門医。日本生殖医学会会員。日本受精着床学会会員、高度生殖技術研究所会員。男女生み分け研究会会員。母体保護法指定医。医学博士。

○ 診療時間 (9:30～12:30、15:30～19:00)

	月	火	水	木	金	土	日
午前	○	○	○	○	○	○	ー
午後	○	○	○	ー	○	ー	ー

※木・土曜午後、日曜・祝日は休診。
※土曜午後、日曜･祝日は体外受精や顕微授精などの特殊治療を行う患者さんのみを完全予約制にて行っています。
※乳房外来、小児予防接種は予約制。

神奈川県横浜市港北区篠原北 1-3-33

○ JR横浜線･東急東横線 菊名駅西口より徒歩1分
医院下に駐車場4台有り。（車でお越しの方は、その旨お伝え下さい。）

●人工授精 ●体外受精 ●顕微授精 ●凍結保存 ●男性不妊 ●漢方 ●カウンセリング ●食事指導 ●運動指導

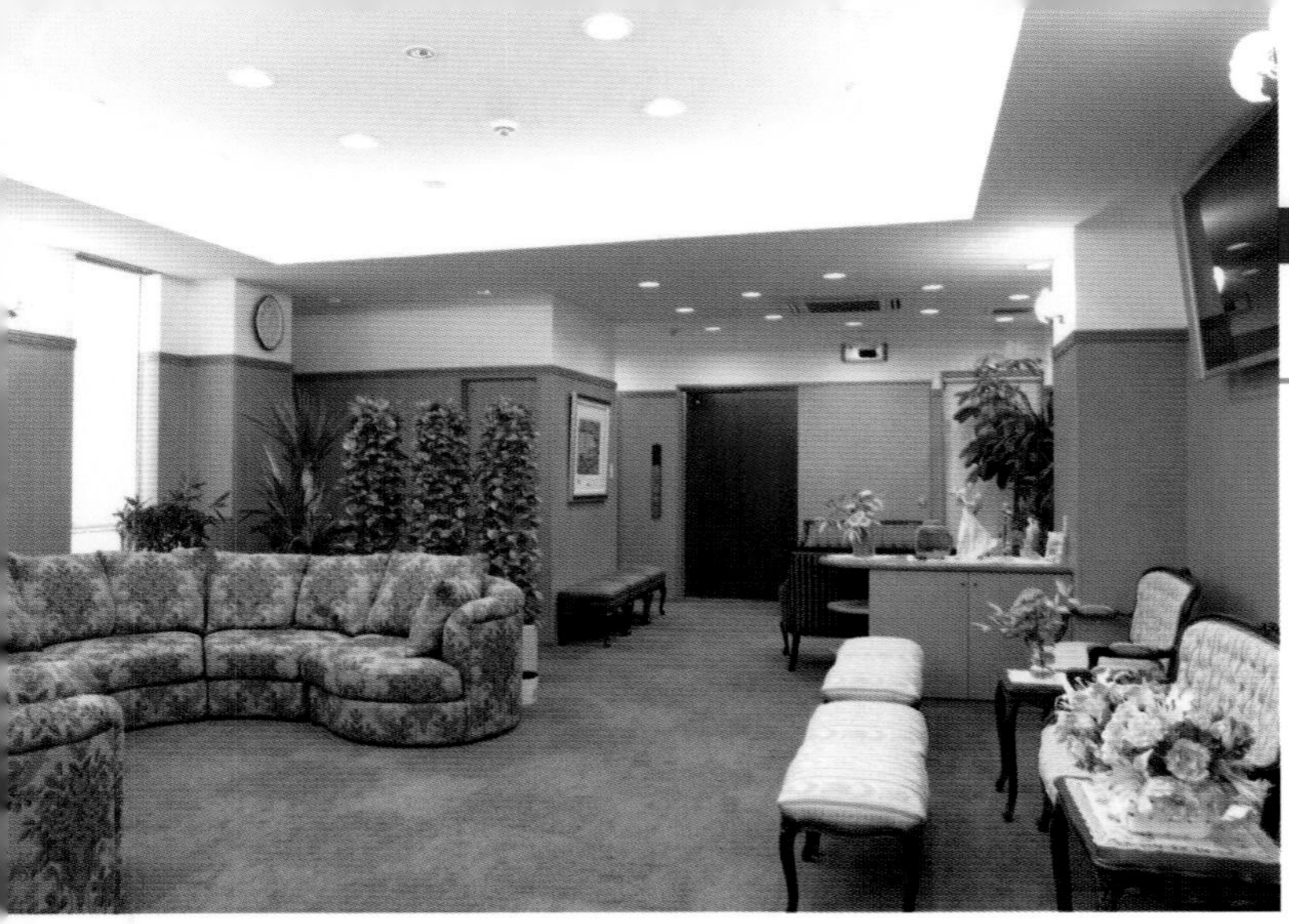

不妊症専門

京都府・京都市

田村秀子婦人科医院

TEL. 075-213-0523　URL. https://www.tamura-hideko.com/

心の持ち方や考え方、生活習慣などを聞き、その人だけのオーダーメイドな治療の提案

『これから病院に行くんだ』という気持ちでなく、もっとリラックスした気持ちで、たとえばレストランに食事に行く時やウィンドウショッピングの楽しさ、ホテルでお茶をする時の心地良さで来ていただけるような病院を目指しています。

また、不妊症は子どもが欲しくても自分ではどうしようもなく、かつ未体験のストレスとの戦いでもありますから、できればここに来たら、お姫さまのように自分主体でゆとりや自信を持てる雰囲気を作るよう心がけています。

我々は皆様が肩の力を抜いて通院して下さってこそ、治療の最大の効果を発揮できるものと思っております。ですから、そんな雰囲気作りに、これからも力を注いでいきたいと思っています。

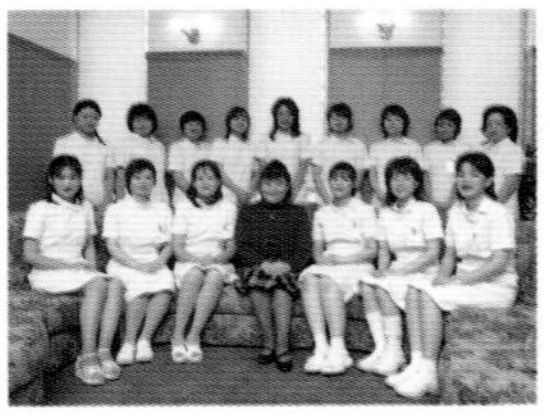

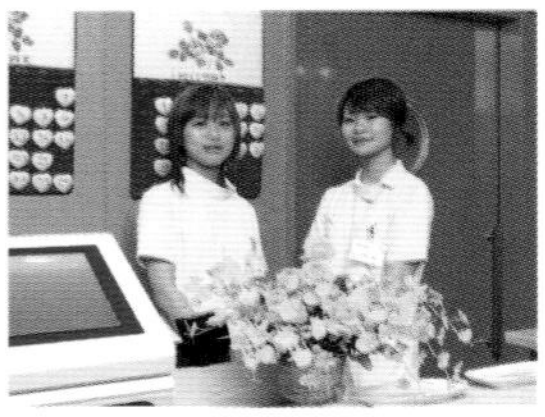

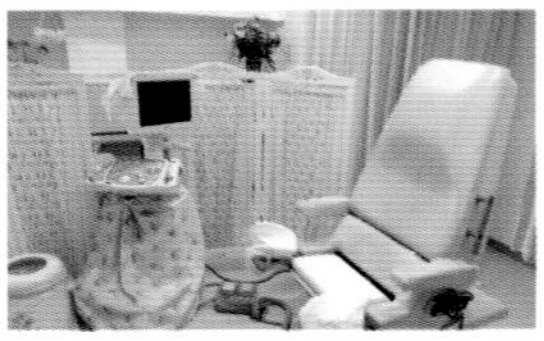

やわらかくあたたかいカラーリング。アロマテラピーによる心地よい匂い。さらに、冷たさを感じないようにと医療機器に覆いかけられたクロスなど、院内には細かな配慮がなされている。体外受精のあとに安静室（個室）でもてなされる軽食も好評。

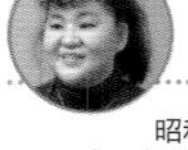

Profile. 田村 秀子 院長

昭和 58 年、京都府立医科大学卒業。平成元年同大学院修了。同年京都第一赤十字病院勤務。平成 3 年、自ら治療し、妊娠 13 週での破水を乗り越えてできた双子の出産を機に義父の経営する田村産婦人科医院に勤務して不妊部門を開設。平成 7 年より京都分院として田村秀子婦人科医院を開設。平成 15 年 8 月、現地に発展移転。現在、自院、田村産婦人科医院、京都第二赤十字病院の 3 施設で不妊外来を担当。専門は生殖内分泌学。医学博士。

○ 診療時間 (9:30～12:00、13:00～19:00)

	月	火	水	木	金	土	日
午前	○	○	○	○	○	○	―
午後	○	○	○	○	○	―	―
夜間	○	○	○	○	○	―	―

午後 13:00～15:00、夜間 17:00～19:00
※日･祝祭日休診

京都府京都市中京区御池高倉東入ル御所八幡町 229

○ 市営地下鉄烏丸線 御池駅 1 番出口 徒歩 3 分

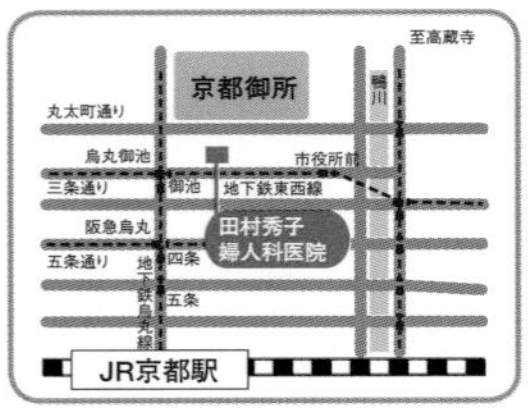

●人工授精 ●体外受精 ●顕微授精 ●凍結保存 ●男性不妊 ●漢方 ●カウンセリング ●女医

不妊症・体外受精・顕微授精

大阪府・大阪市

オークなんばレディースクリニック

TEL. 0120-009-345　URL. https://www.oakclinic-group.com/

不妊治療の専門院。本院のオーク住吉産婦人科と連携して高度生殖補助医療を提供。

高度生殖補助医療は、本院のオーク住吉産婦人科と連携して提供しています。採卵や胚移植、特殊な検査や処置は、本院での実施となりますが、何度も通院が必要となる卵胞チェックや注射はなんばで行いながらの治療が可能です。

また、採卵後の卵子や胚の説明は、基準をクリアした本院の培養士が、オンラインで患者様に説明する体制も整えています。

妊娠という目標に向かって、患者様に納得して受けていただける治療を進めて参ります。

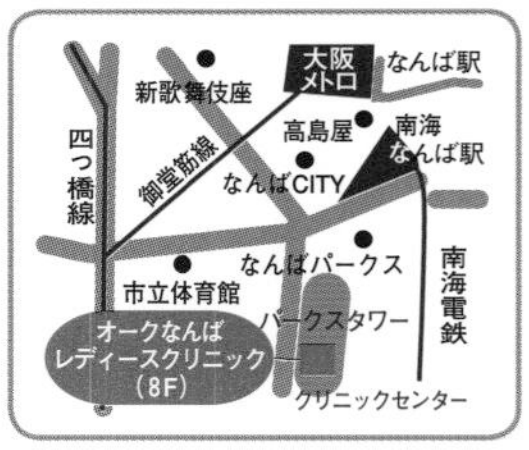

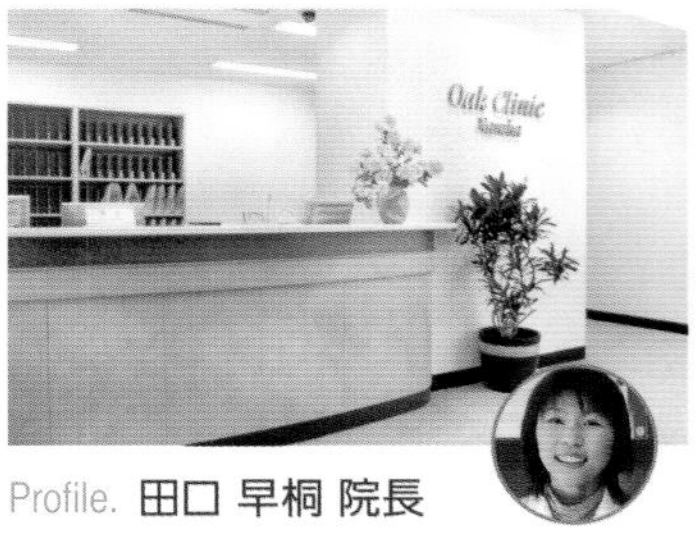

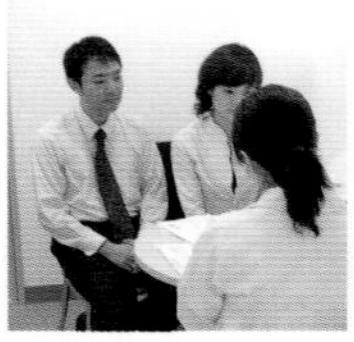

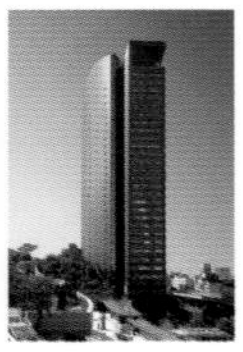

Profile. 田口 早桐 院長

川崎医科大学卒業。兵庫医科大学大学院にて抗精子抗体による不妊症について研究。兵庫医科大学病院、府中病院、オーク住吉産婦人科を経て当院で活躍。医学博士、産婦人科専門医、生殖医療専門医、臨床遺伝専門医。

○ 診療時間

	月	火	水	木	金	土	日
午前	○	●	●	●	○	●	―

午前 10:00～12:00、
● 火・水・木・土は 10:00～13:00

大阪府大阪市浪速区難波中 2-10-70 パークスタワー 8F

○ 南海なんば駅徒歩 3 分、大阪メトロ 御堂筋線 なんば駅徒歩 5 分

●人工授精 ●体外受精 ●顕微授精 ●凍結保存 ●男性不妊
●漢方 ●カウンセリング ●女医

不妊症・体外受精・顕微授精

大阪府・大阪市

オーク梅田レディースクリニック

TEL. 0120-009-345　URL. https://www.oakclinic-group.com/

患者様の妊娠に向けた診療に、不妊治療の専門院として全力で取り組んでいます。

多数のオリジナル・メソッドを含む検査と治療をメニューに用意しています。

高度生殖補助医療は、本院のオーク住吉産婦人科と連携して提供しています。体外受精は患者様のお話をうかがい、お一人お一人に合わせたプランをご提案しています。採卵や胚移植、特殊な検査や処置は、本院での実施となりますが、何度も通院が必要となる卵胞チェックや注射は梅田で行いながらの治療が可能です。

患者様とともに、妊娠という目標に向かって治療を進めて参ります。

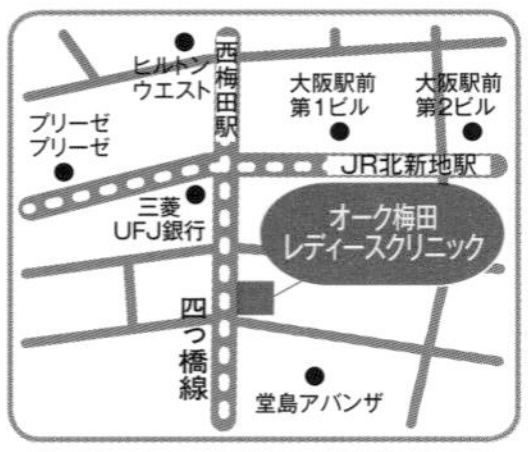

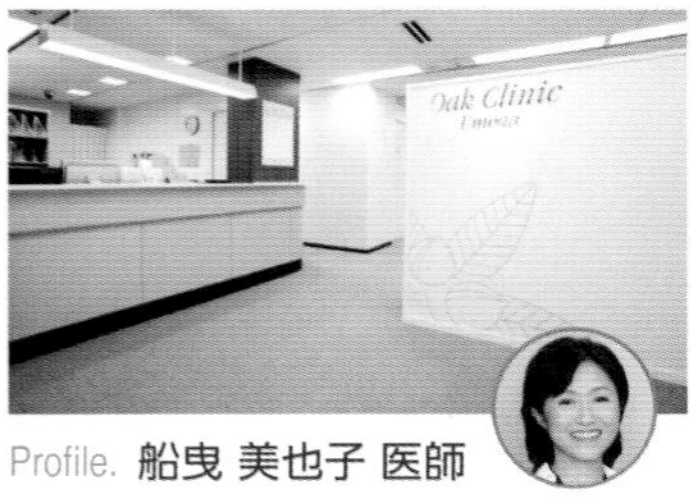

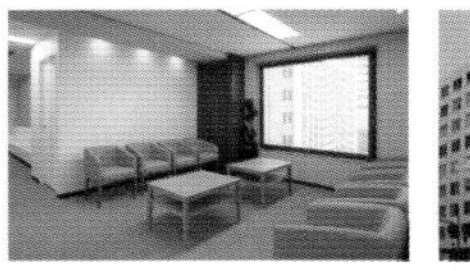

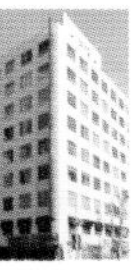

Profile. 船曳 美也子 医師

神戸大学文学部心理学科、兵庫医科大学卒業
兵庫医科大学、西宮中央市民病院、パルモア病院を経て当院へ。エジンバラ大学で未熟卵の培養法などを学んだ技術と自らの不妊体験を生かし、当院・オーク住吉産婦人科で活躍する医師。産婦人科専門医、生殖医療専門医。

○ 診療時間

	月	火	水	木	金	土	日
午前	○	○	○	○	○	○	―
午後	―	○	○	―	○	―	―
夜間	○	○	○	○	○	―	―

午前 10:00～13:00、午後 14:30～16:30
夜間 17:00～19:00

大阪府大阪市北区曽根崎新地1-3-16 京富ビル 9F

○ 大阪メトロ四つ橋線西梅田駅､JR 東西線北新地駅　C60 出口すぐ。JR 大阪駅より徒歩7分

●人工授精 ●体外受精 ●顕微授精 ●凍結保存 ●男性不妊
●漢方 ●カウンセリング ●女医

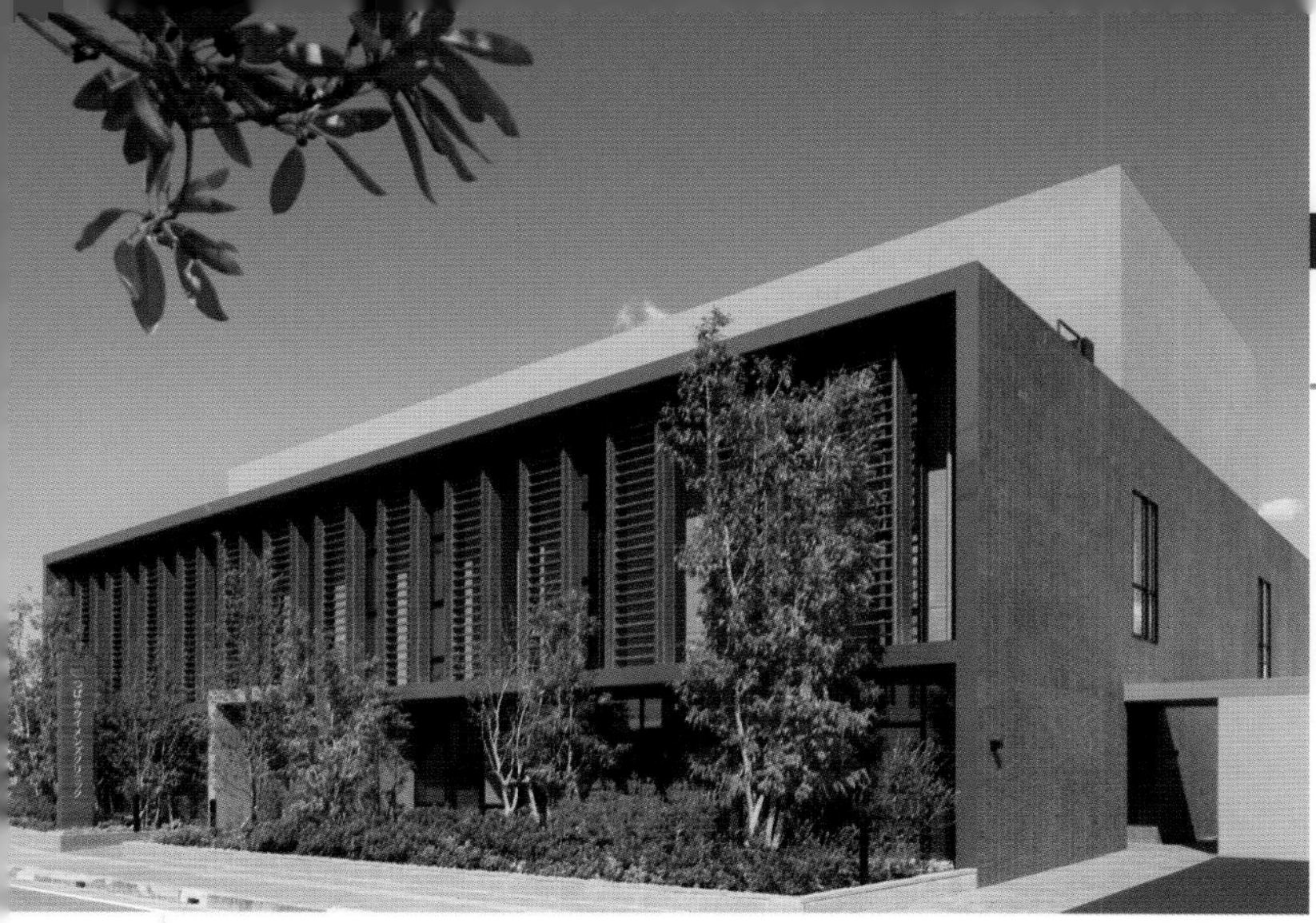

不妊症・産婦人科・新生児内科・麻酔科　愛媛県・松山市

つばきウイメンズクリニック

TEL. 089-905-1122　URL. https://www.tsubaki-wc.com/

生殖医療、無痛分娩、ヘルスケアを中心に 地域に根差した「かかりつけ産婦人科」

不妊症の原因を十分に調べたうえで、効果的な治療を積極的に行う「テーラーメイドな生殖医療」を信念としています。産婦人科医による女性不妊だけでなく、男性不妊を専門とする泌尿器科医による診療も重要です。当院は男性不妊に特化した専門外来を開設し、男女双方からのアプローチも可能にしています。男性不妊の分野で先駆的な治療や研究を実践し、国内外でも著名な獨協医科大学埼玉医療センターの岡田弘主任教授が診療・手術を担当しています。高度生殖医療の核とも言える培養部門は、高水準の培養技術を日夜追求しています。

妊娠後も当院での管理が可能で、無痛分娩も提供し、感動的な理想分娩を追求しています。また女性医学の見地から、女性の生涯にわたるヘルスケアをサポートしています。

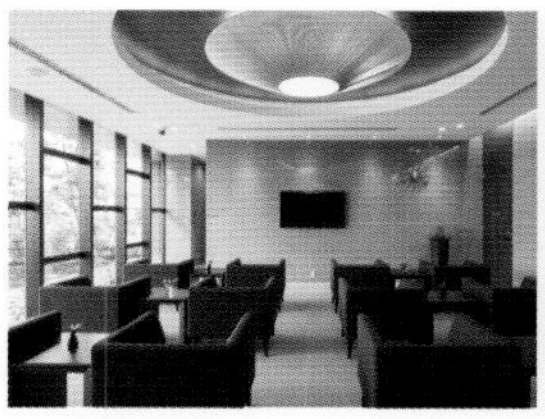

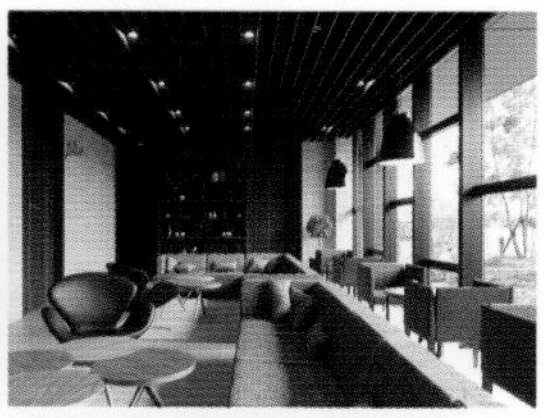

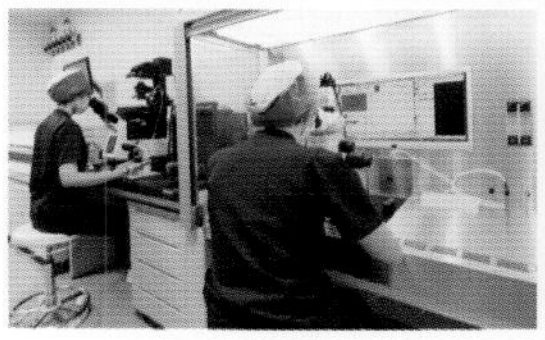

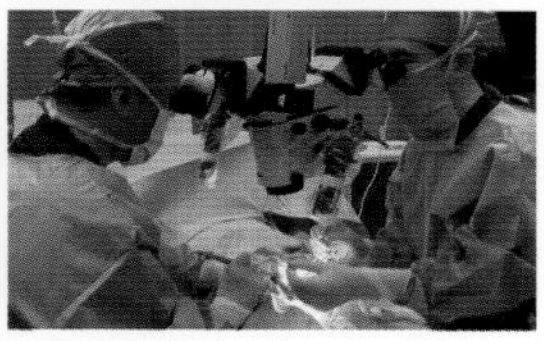

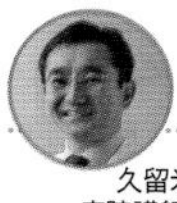

Profile. 鍋田 基生 院長

久留米大学医学部卒業。愛媛大学医学部附属病院講師外来医長を経て現職。大学病院での診療、研究により生殖医療の発展、向上に寄与する。理論的かつ迅速、適切な治療により速やかな妊娠を目指す。医学博士。愛媛大学非常勤講師。兵庫医科大学非常勤講師。産婦人科専門医・指導医。生殖医療専門医。管理胚培養士。女性ヘルスケア専門医・指導医。漢方専門医。日本卵子学会代議員。日本レーザーリプロダクション学会評議員。生殖バイオロジー東京シンポジウム世話人。JISART 理事。日本生殖医学会学術奨励賞、中四国産科婦人科学会学術奨励賞、愛媛医学会賞受賞。

○ 診療時間 (9:00～12:00、15:00～18:00)

	月	火	水	木	金	土	日
午前	○	○	○	○	○	○	―
午後	○	○	―	○	○	△	―

※水曜の午後、日･祝日は休診。△土曜午後は15:00～17:00
※男性不妊外来:月1回完全予約制
[土曜]15:00～17:00 [日曜]9:00～11:00

愛媛県松山市北土居 5-11-7

○ 伊予鉄道バス「椿前」バス停より徒歩約4分、「椿神社前」バス停より徒歩約9分

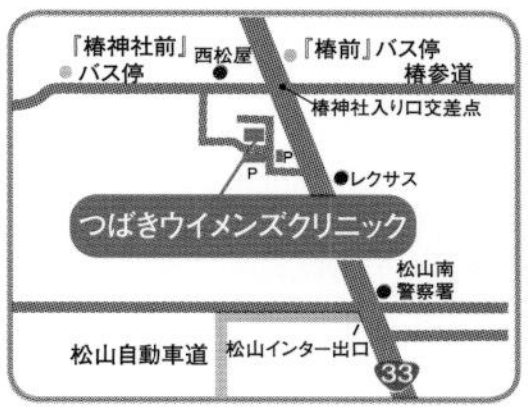

●人工授精 ●体外受精 ●顕微授精 ●凍結保存 ●漢方 ●男性不妊 ●カウンセリング

インターネットでも、不妊治療の
幅広い情報を提供しています。

不妊治療情報センター・FUNIN.INFO

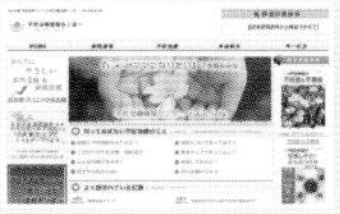

https://www.funin.info

全国の不妊治療施設を紹介する不妊治療情報センター・funin.infoです。
コンテンツは、不妊治療に絡んだ病院情報がメインです。

全国体外受精実施施設完全ガイド

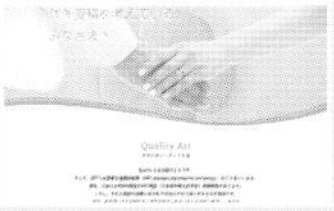

https://www.quality-art.jp

体外受精の質を追求するクリニックの情報を多項目から公開するとともに、全国の体外受精実施施設を紹介しています。

ブログ：ママになりたいすべての人へ

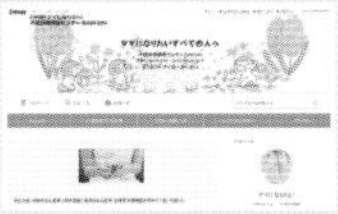

http://ameblo.jp/mamanari-love/

ママになりたい!パパになりたい！
そう願うすべての人のためにスタッフが日々綴っています。

不妊症・産婦人科　長野県・佐久市

佐久平エンゼルクリニック

TEL. 0267-67-5816　URL. https://www.sakudaira-angel-clinic.jp/

元気な赤ちゃんを産み育てていくためのベースとなる体作りを重視した不妊治療を行っています

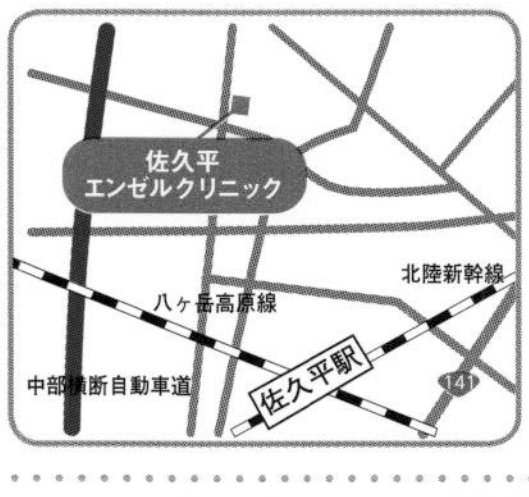

元気な赤ちゃんを産むためには母体が健康でなくてはなりません。一般に健康とは〝病気でない状態〟を指しますが、不妊治療を進める上での健康とは、〝母体に胎児を育てるために十分な栄養が満たされている状態〟と、考えています。胎児の発育には、母体から十分な栄養供給が必要です。

不妊治療を、これから赤ちゃんを産み育てるための準備期間と考え、妊娠しやすい体作りや不足する栄養素の補充を行い、単に妊娠するだけでなく、元気な赤ちゃんを産むことを最大の目標としています。

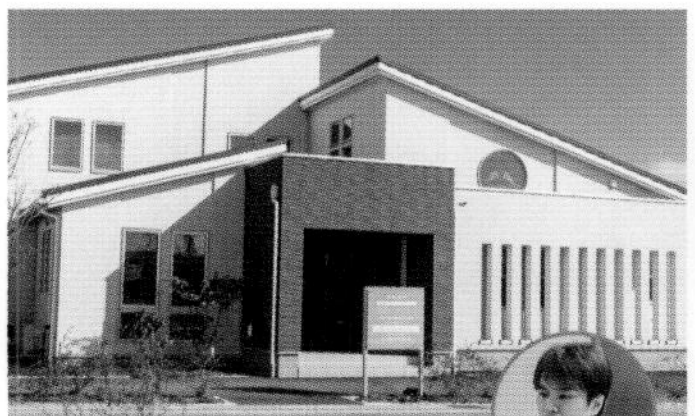

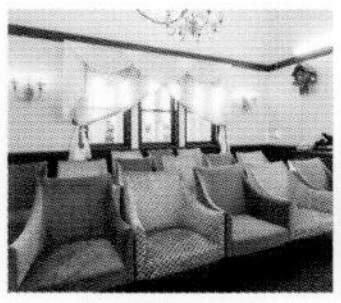

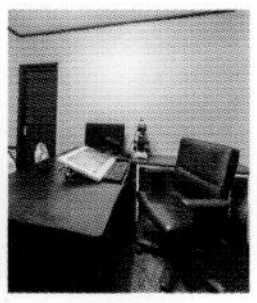

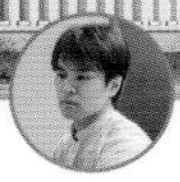

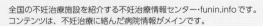

Profile. 政井 哲兵 院長

鹿児島大学医学部卒業、東京都立府中病院(現東京都立多摩医療センター)研修医。2005年 東京都立府中病院産婦人科、2007年 日本赤十字社医療センター産婦人科、2012年 高崎ARTクリニック、2014年 佐久平エンゼルクリニック開設。
産婦人科専門医、生殖医療専門医。

○ 診療時間 (8:30～12:00、14:00～17:00)

	月	火	水	木	金	土	日
午前	○	○	○	○	○	○	―
午後	○	○	―	●	○	―	―

※水曜、土曜の午後、日・祝日は休診。
●木曜午後は体外受精説明会のため不定休。

長野県佐久市長土呂1210-1

○ 佐久北IC・佐久ICより車で約5分
JR佐久平駅より徒歩約10分

●人工授精 ●体外受精 ●顕微授精 ●凍結保存
●男性不妊 ●漢方 ●カウンセリング

ママなり講座

知っておきたい着床のこと

　不妊治療をしていても、こと着床については「まだまだ神の領域」といわれることも多くあります。

　それは体外受精であってもです。卵胞を育てて、卵子を採取して、精子と出会わせて受精をしたら、胚を育てて、子宮へと移植します。そこまでは、医師や胚培養士の管理のもとに卵子や精子、胚を目にすることができ、移植する胚のグレード評価もされます。しかし、いくらグレードの良い胚でも、移植後は着床に向けて薬で助けても、妊娠が叶わなかったり、妊娠しても流産してしまうこともあります。

　では、そもそも着床は、どのような過程を踏むのでしょう。ここでは、着床の様子についてお話しましょう。

着床ってなに?

　着床とは、胚（受精卵）が卵割を終えて胚盤胞となり、その後も成長を続けながら子宮内膜に達し接着して、母体との間に胎盤が形成されることをいいます。

　胚は子宮内膜に接着すると、すぐに潜り込むようにして、根をおろします。まさに根をおろす、根をはるように、胚は潜り込み子宮内膜と結合していきます。そして、子宮の細胞を浸食していくようにして、いわゆる胚と子宮内膜が1つになる状態となり、これで「着床の完了」となります。

　その後も、胚は成長し、おおまかな形ができると、胎児と呼ばれるようになります。また、特別に胎齢8週（妊娠10週程度）までを胎芽と呼び、それ以降を胎児と呼ぶこともあります。

いい胚なら着床するの?

　妊娠の要は、卵子の質にあり、卵子の質は胚の質に通じていきます。卵子の質もよく、胚の質もよければ着床すると考えるのは、当然のことだと思います。しかし、現在の胚の評価方法は見た目で判断されるところが多く、染色体や遺伝子の問題を含む胚の生きる力は、見た目だけでは判断できないものもあります。

　たとえば、体外受精での初期胚（8細胞期くらいまで）は、胚の成長スピードが適切で、細胞の大きさが均等、かつフラグメント（細胞の断片）がない胚がグレード1の一番評価の高い胚となります。

　しかし、いくらグレード1の胚であっても染色体に異常を持っていたり、遺伝的な問題を持っていたりします。


　体外受精において、評価の良い胚が着床する胚である確率は高いのですが、着床するとは限らないのが難しいところです。また、着床に適した子宮内膜の状態やホルモン環境、移植時期のタイミングなど、さまざまなことが関係してきます。

　「胚移植後は、妊娠判定まで祈るしかない!」と考える人も多いことでしょう。また、妊娠判定が陽性になったのに、その後、月経がきてしまった。もしくは、妊娠成立したと思った矢先に胎児心拍が確認できずに流産してしまった。という経験をした人もいるでしょう。

　そして、流産の原因が自分にあるのではないか?と悩み、悲しみ、辛く思ったかもしれません。

　でも、実際には胚は自分の力で着床していきます。

　この着床に関する基礎を、ここでは簡単におさらいしましょう。

初期胚のグレード
（Veeck の分類）

グレード1

細胞の大きさ
… 均等

フラグメント
… なし

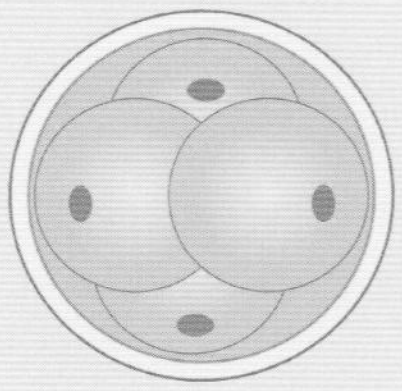

グレード2

細胞の大きさ
… 均一

フラグメント
… わずか

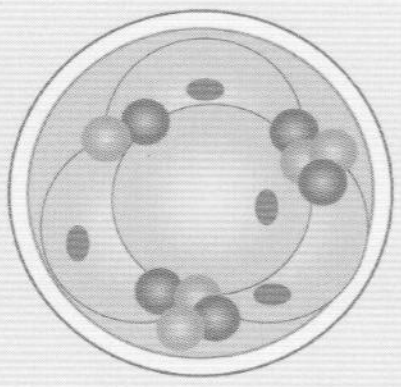

グレード3

細胞の大きさ
… 不均等

フラグメント
… 少しある

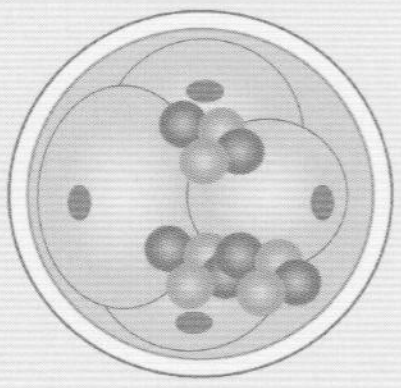

グレード4

細胞の大きさ
… 均等 or 不均等

フラグメント
… 多い

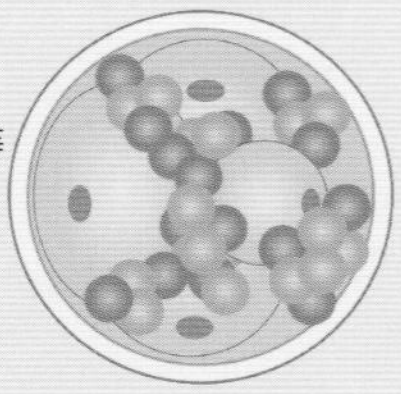

グレード5

ほとんどが
フラグメント

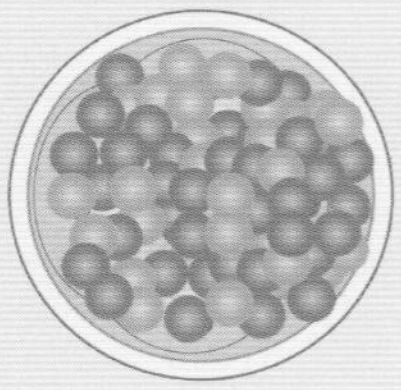

胚は、自分の力で子宮内膜へ潜り込みます。そのため胚の質、もともとの卵子の質が重要になってきます。また、赤ちゃんは子宮内膜の内側で成長していきます。子宮内膜の上にポコン！と乗って大きくなっていくわけではないのです。

着床のはじまり

着床は、内部細胞塊（将来赤ちゃんになる細胞）を子宮内膜に接着させることからはじまります。接着させるとすぐに、胚は子宮内膜に潜り込みをはじめます。

胚盤胞には栄養膜があり、まずこれが二層に分かれます。一つは栄養膜細胞層、さらにその外側に栄養膜合胞体層ができ、この栄養膜合胞体層は、子宮内膜上皮とその下の結合組織へ侵入していきます。

胚が内膜に潜り込む

栄養膜合胞体層は、酵素を分泌することで、その周囲の子宮内膜細胞を分解しながら、アメーバーが広がっていくように子宮内膜の中へと潜り込んでいきます。

また、分解された子宮内膜細胞は栄養膜合胞体層に取り込まれ、胚の栄養源となります。

このように、胚は自分の力で子宮内膜へ、だんだんと潜り込んでいきます。

ＨＣＧホルモンの分泌が盛んになる

栄養膜合胞体層は、妊娠を維持するためのとても重要なホルモンであるヒト絨毛性性腺刺激ホルモン（ＨＣＧ）を分泌します。着床が進む中、栄養膜合胞体層に腔ができ、ここは母体血液などで満たされるようになります。

また、母体血液が腔に入ると、酸素と栄養は胚子（胎児）が利用するようになります。これが胎盤の始まりになります。

妊娠反応が陽性になる

卵巣の黄体が刺激され、エストロゲンの分泌が促されることにより月経が止まります。

エストロゲンは、胚が胎盤をつくる間、その代わりとなって、妊娠維持のために働きます。

栄養膜合胞体層は、勢い良く増殖するので、ＨＣＧの量も勢い良く増加していきます。ＨＣＧは、母体血液にも入ることから血液中、または尿中から検出することで妊娠したことがわかります。

着床が完了する

子宮内膜に胚が潜り込んでしまうと、子宮内膜上皮が潜り込んだ場所を修復しはじめます。修復されるにつれて、子宮内膜上皮にあった痕は、だんだんと消えていきます。

受精から14日目頃になると一次絨毛膜絨毛がつくられはじめます。絨毛とは、胎盤と子宮壁との接触面にある突起で、これにより母体と胎児の血液は直接混じり合うことなく 栄養分や酸素のやり取りを行うことができます。

着床の様子

胚は、将来、赤ちゃんになる細胞側を子宮内膜に接着させます。

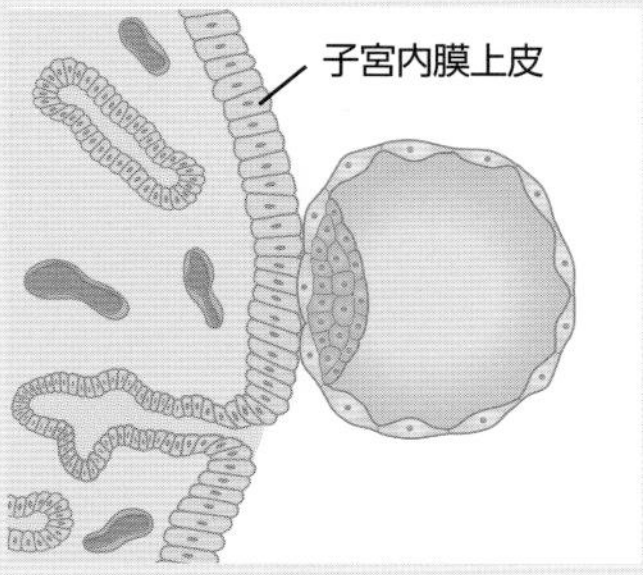

胚は、内膜に接着するとすぐに潜り込んでいきます。

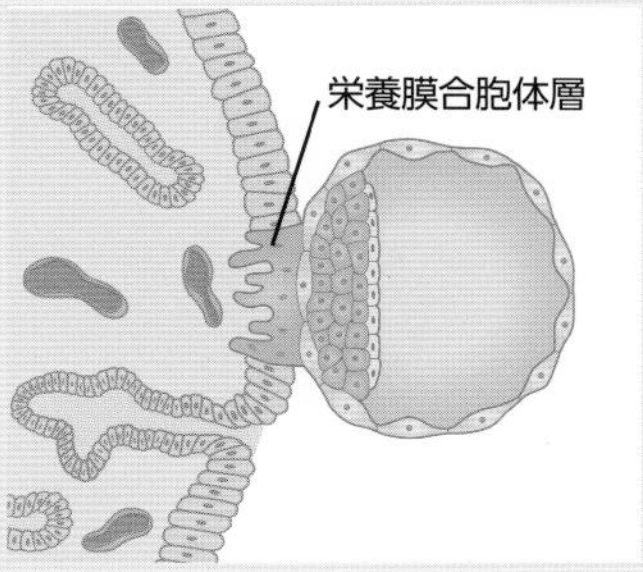

胚は、子宮内膜を分解して、自分のものにしながら、胎盤をつくるためにHCGの分泌がはじまり、これが盛んになります。

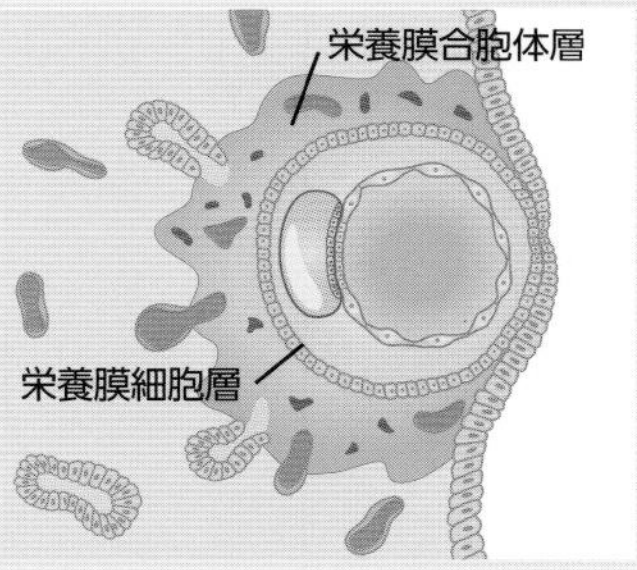

胚は、勢いよくHCGを分泌し、このホルモンが血液、または尿中から検出されることで妊娠反応が陽性になります。

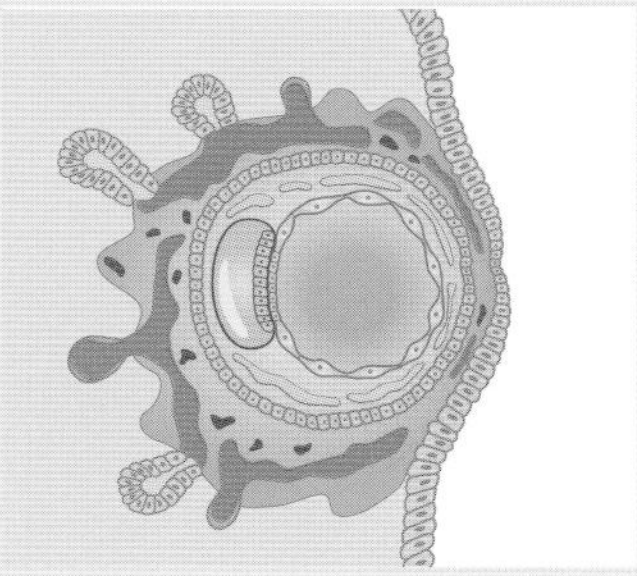

胚が完全に潜り込むと、その痕を塞ぎ、胚は完全に子宮内膜に潜り込み、着床が完了します。

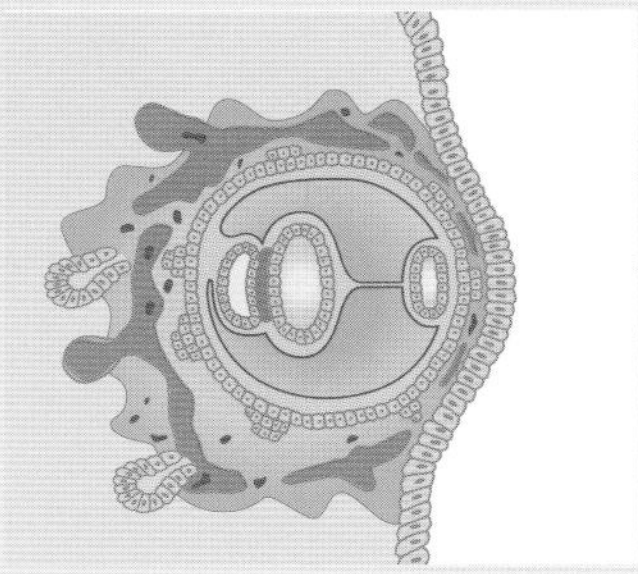

Let's try!

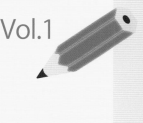

おうちでレッスン

「ママなり教室」

Vol.1

キャンディブーケをつくろう♪

今号から始まる「ママなり教室」は、おうちにいながらチャレンジできるワークショップです。毎号様々な教室を誌面にて開催していきます。

第1回目は、バレンタインデー目前ということもあり、お菓子でつくるオシャレなブーケ、「キャンディブーケ教室」です。ご主人に日頃の感謝の気持ちをこめて手作りしてみましょう。講師は、日本ギフトアレンジメント協会に所属する岩田香織先生です。自宅にあるものやスーパーやコンビニ、100円ショップで入手できるモノで簡単に作れるので、ぜひチャレンジしてみてくださいね。夫婦ふたりで作って、お互いにプレゼントしてみても楽しいかもしれませんよ。

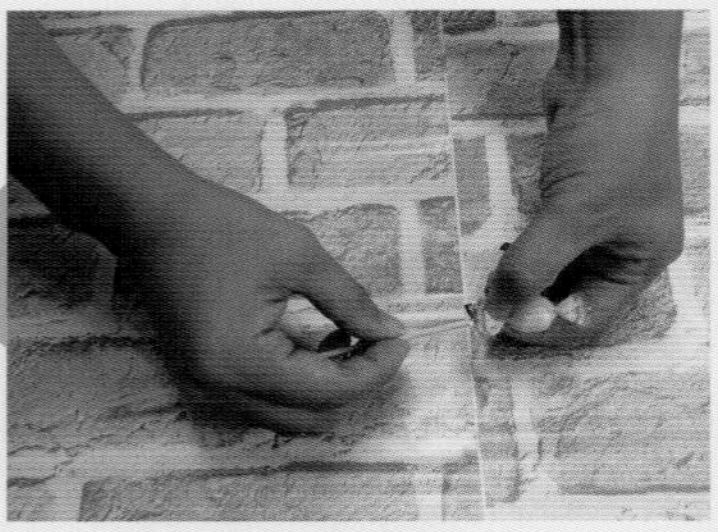

キャンディ包されたチョコレート 2 つを、合わせるように持ってセロハンテープで竹串に留めます。

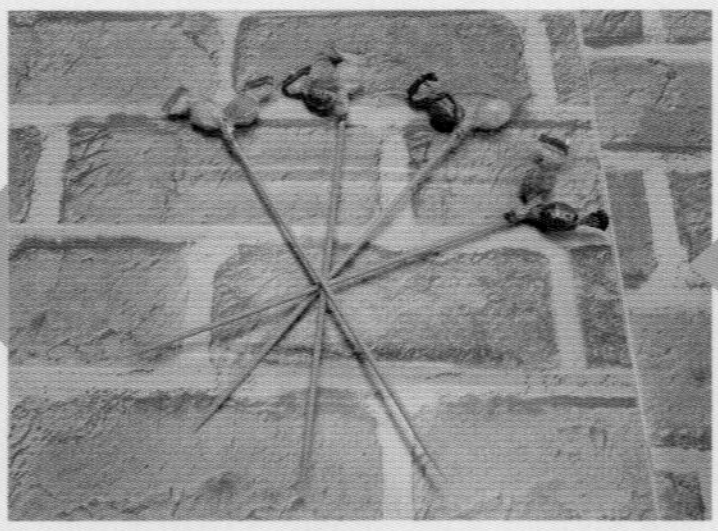

チョコレートを留めた竹串を 4 本作ります。

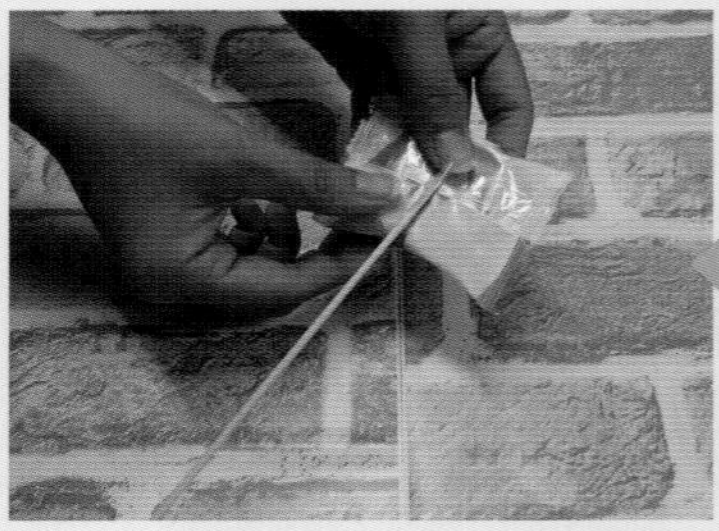

キャンディ型のお菓子以外は、背面にセロハンテープで竹串を留めます。

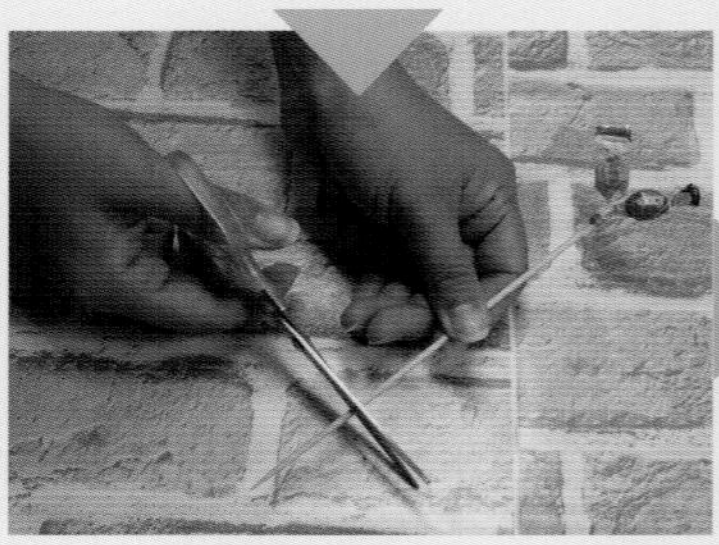

竹串をハサミでカットし、竹串の先端にマスキングテープを、なければセロハンテープを巻きます。

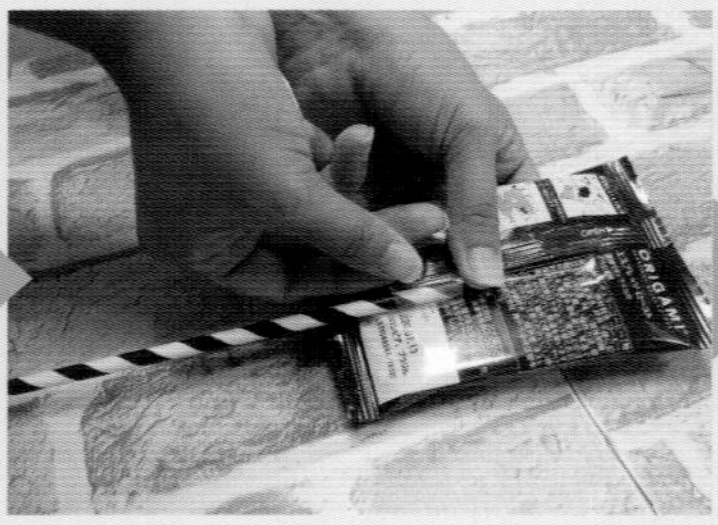

粉コーヒーの背面にセロハンテープで紙ストローを留めます。

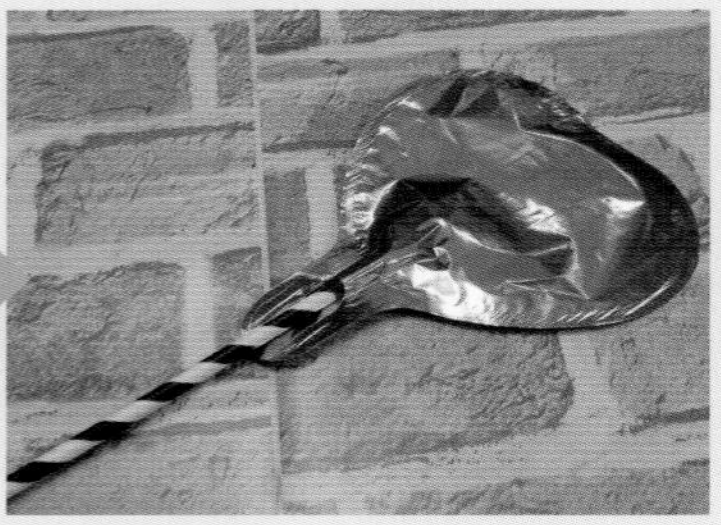

紙ストローでアルミバルーンを膨らませます。

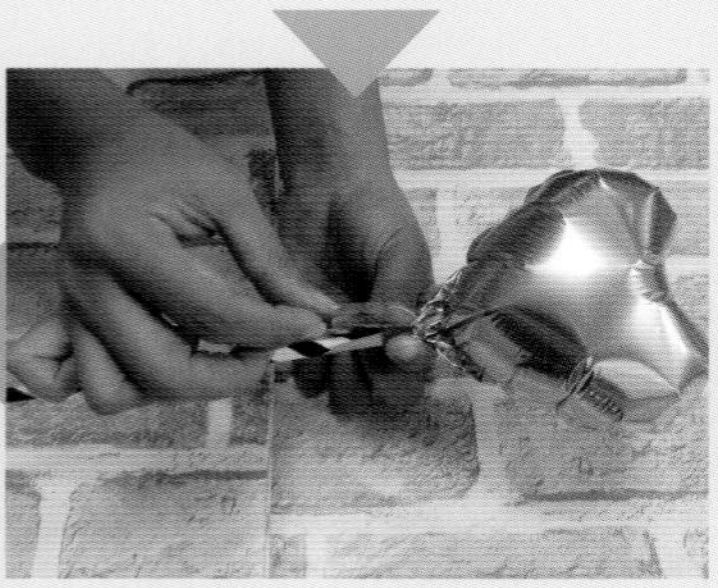

膨らませたバルーンをセロハンテープで紙ストローにしっかりと留めます。

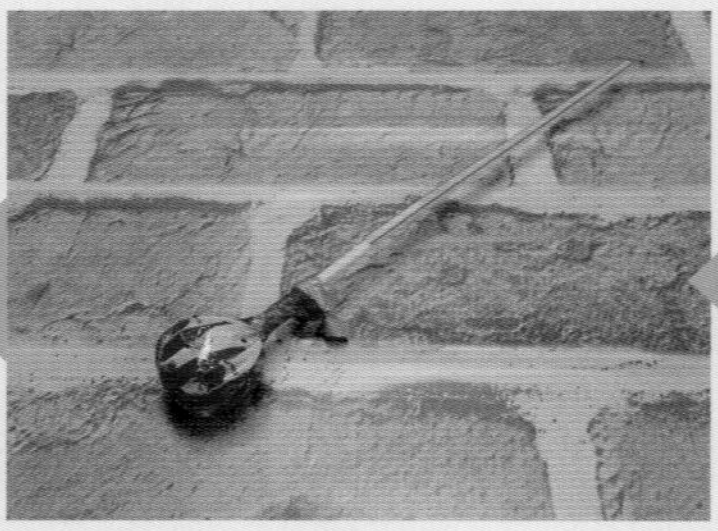

キャンディの棒をミニストローに刺します。

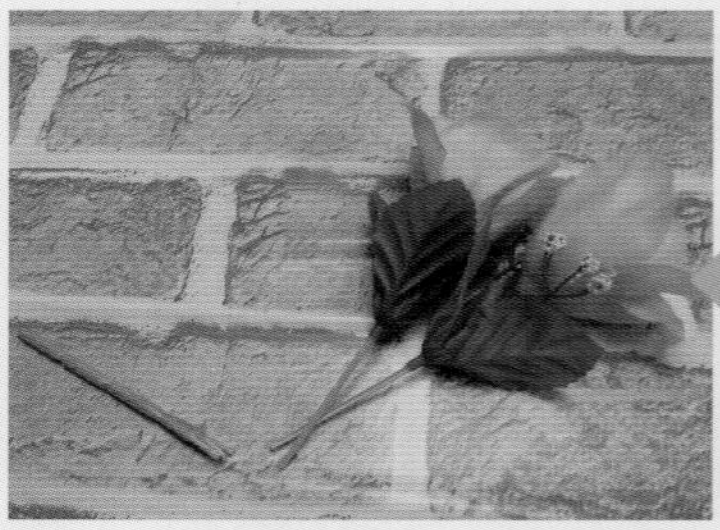

造花の茎の部分はお好みの長さにカット。最後にストローにさした際に、造花の後ろからお菓子が見えるのがベストです。

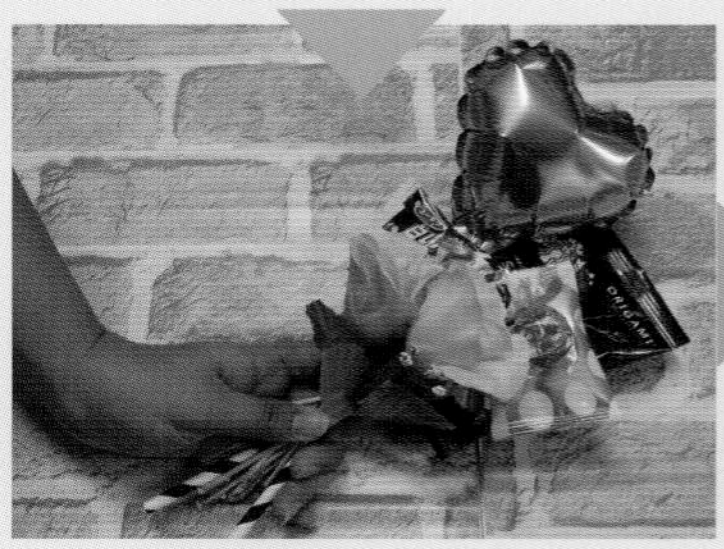

これまでに作ったブーケの中身を、大きなものを後ろ、小さなものを前にバランスを見てまとめていきます。

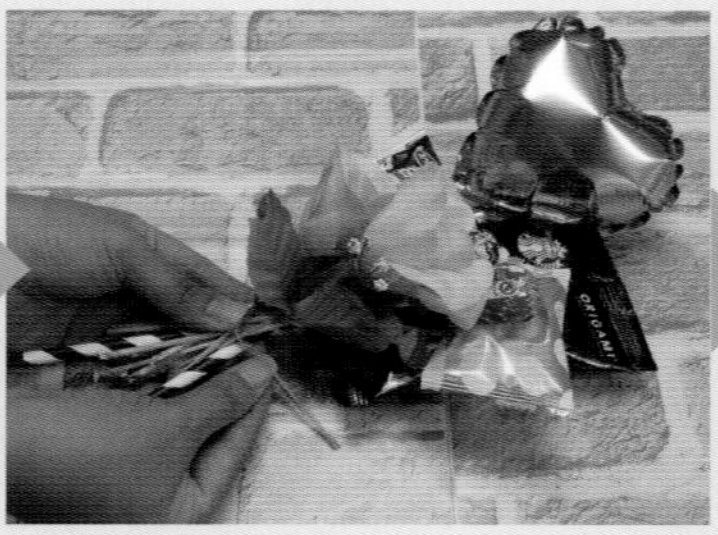

ビニールのラッピングバッグで、お菓子と造花を包み込むように巻いてラッピングタイで留めます。

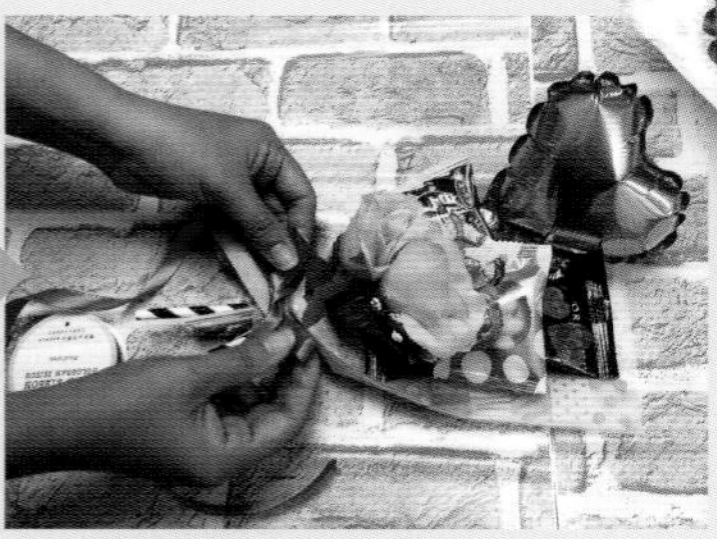

ラッピングリボンを巻いて好きなところにシールを貼ったら完成です。造花は全面中央に配置するとキレイです。

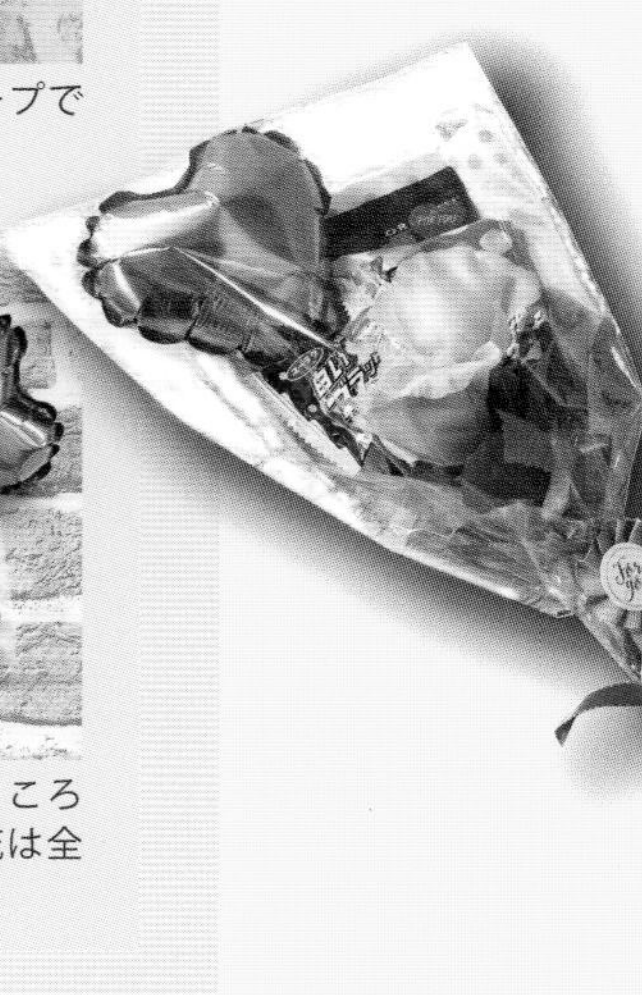

今回使用した材料

- キャンディ包されたチョコレート ×8
- 個包装されたチョコレート ×2
- 個包装されたコーヒー ×1
- 棒キャンディ ×1
- 竹串 ×6
- ミニストロー ×1
- 紙ストロー ×1
- ミニアルミバルーン ×1
- 造花 ×1
- ハートシール ×2
- ラッピングバッグ（フロストバッグ）×1
- ラッピングタイ ×1
- ラッピングリボン
- セロハンテープ

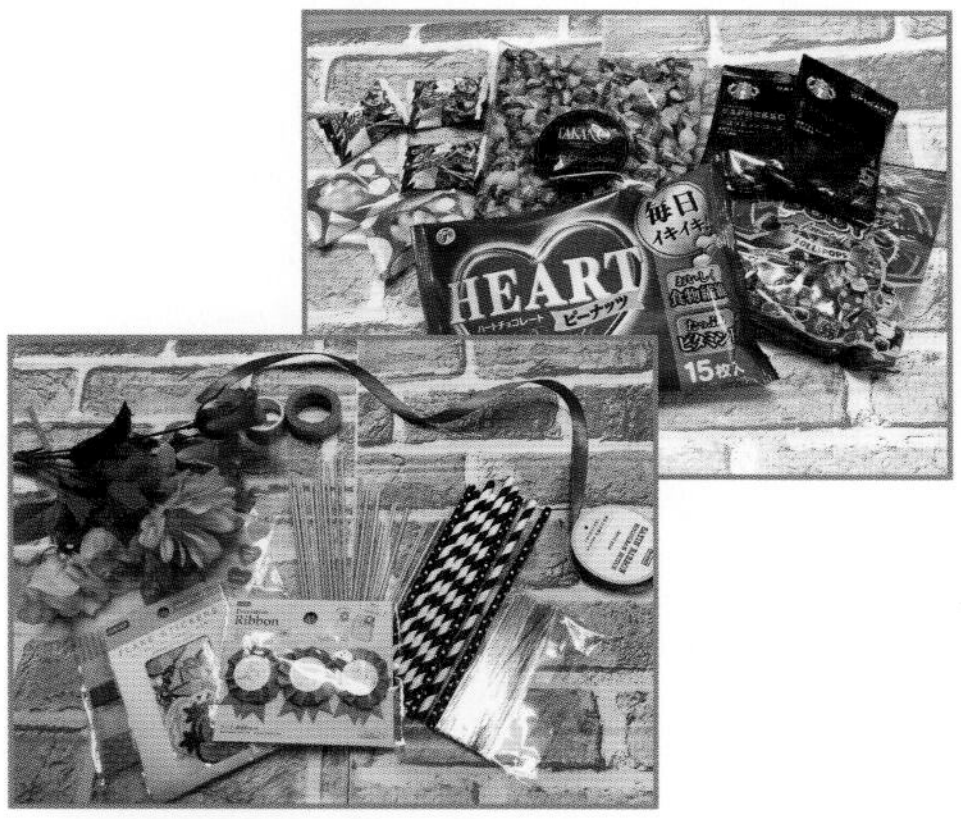

ちょい足しアレンジ♪
マグカップバージョン

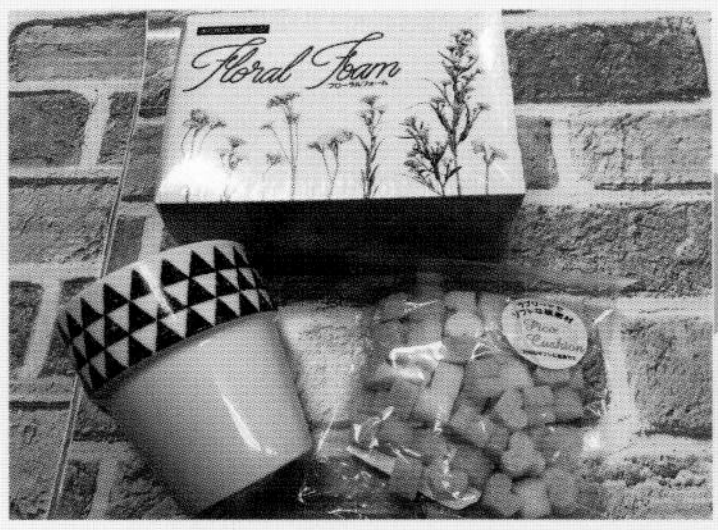

マグカップ・フローラルフォーム・緩衝材を用意します。

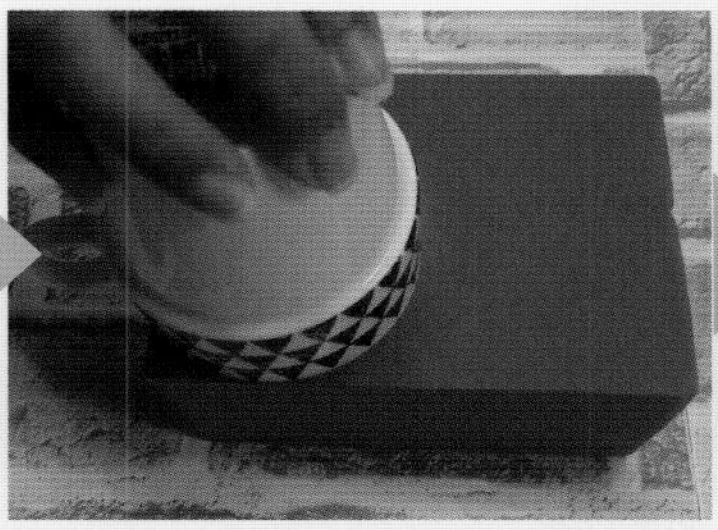

フローラルフォームにマグカップを押し付けてマグカップの型をとります。

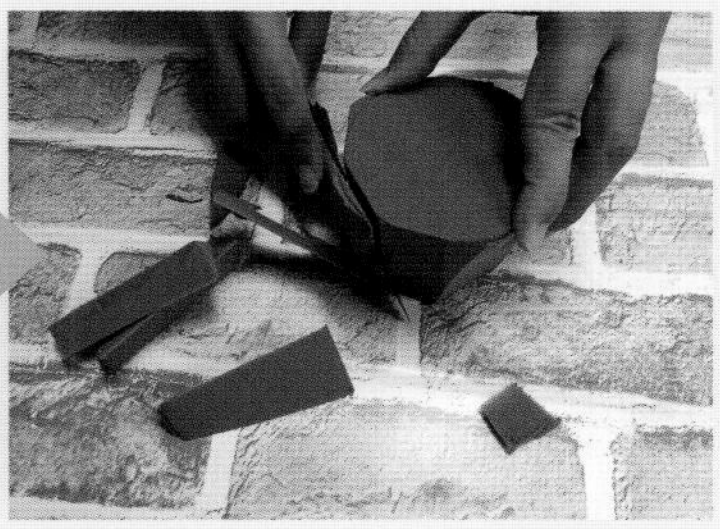

カッターでフローラルフォームをマグカップの形に切りとります。

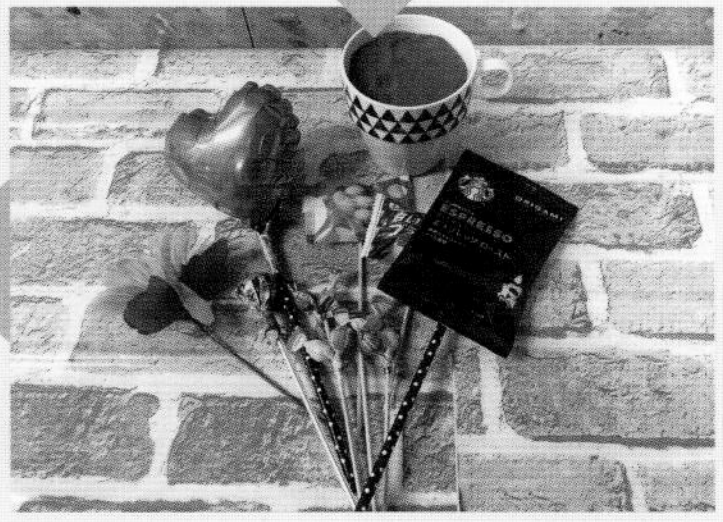

フローラルフォームをマグカップの中に入れて、先程作ったブーケの中身と同じものを活けていきます。

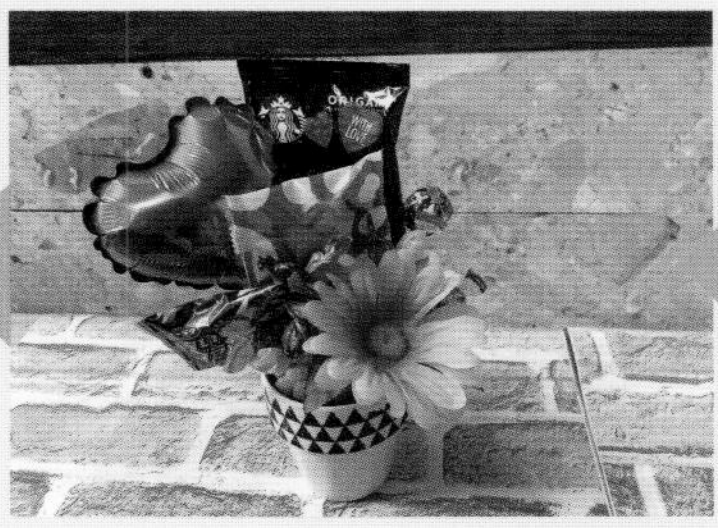

緑の部分を隠すようにハート型の緩衝材をちらしたら完成です。

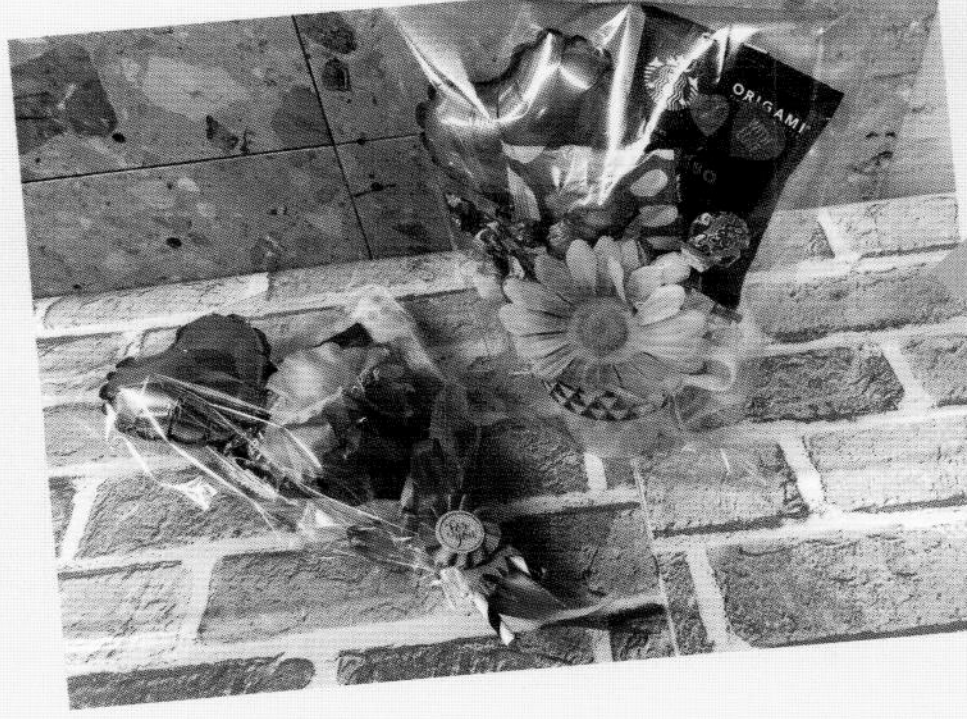

手持ちブーケ、マグカップブーケ、どちらも透明のラッピング用バッグで包装するとまるでお店で購入したかのような出来栄えに。インスタ映えもバッチリです。

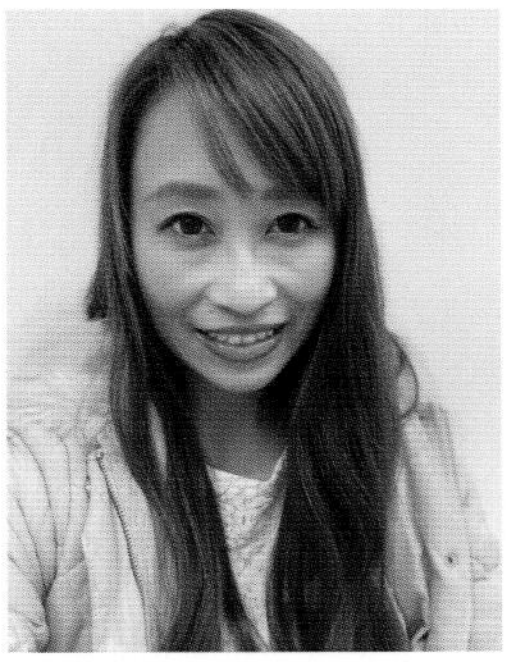

岩田香織
Kaori Iwata

日本ギフトアレンジメント協会（NGAA）に所属するキャンディブーケ作家。ワークショップやイベントでの出展など幅広く活躍。埼玉県を中心に主に首都圏にて活動する。近日自宅教室も開校予定。キャンディブーケのオーダーも随時受付け中。オーダーやお問い合わせなどはインスタグラムのDMにて。

Instagram QRコード

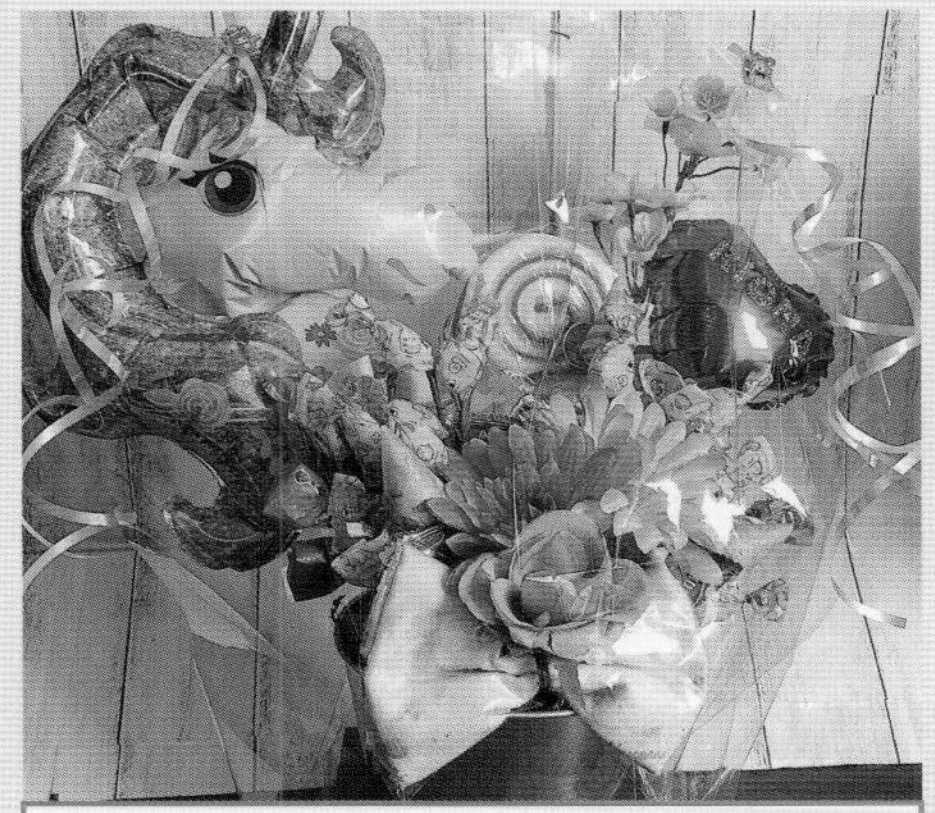

香織先生からワンポイントアドバイス

主にチョコレートを使ったミニブーケの作り方をご紹介しましたが、お菓子はお好みでチョイスしても OK です。パートナーや自分の好みでアレンジしてみてくださいね。手作りのお菓子をラッピングしてブーケにするのもオススメです。

今回使用した材料は、お菓子以外は全て100円ショップで購入したものです。材料費は1000円かからない程度で所要時間は1時間足らず。一度材料を揃えてしまえば、お菓子だけで作れるのも魅力です。心を込めたチョコレートブーケで、ハッピーなバレンタインを♡ご友人やお世話になった方などにプレゼントしても喜んでもらえるのではないでしょうか。

recipe
01

チーズタッカルビ

材料 [2人分]

鶏もも肉 …… 1枚
キャベツ …… 1/4個
玉ねぎ …… 1/2個
じゃがいも …… 1個
エリンギ …… 1本
ミックスチーズ …… 100g
調味料
　コチュジャン …… 大さじ2
　しょうゆ …… 大さじ1
　みりん …… 大さじ1
　砂糖 …… 小さじ1
ごま油 …… 小さじ2

作り方

1. 鶏肉は一口大に切り、調味料に10分ほど漬けておく。
2. キャベツはざく切り、玉ねぎはくし切り、じゃがいもとエリンギは短冊切りにする。
3. 大き目のフライパン又はホットプレートなどにごま油を熱し、野菜をしんなりするまで炒める。
4. 1の鶏肉を調味料ごと加え、炒め合わせる。鶏肉の色が変わったらふたをし、火が通るまで蒸し焼きにする。
5. フライパンの真ん中をあけ、チーズを入れて弱火にし、チーズが溶けるまで火を通す。

Winter 2020

ママなり 応援レシピ

ほかほかとからだが温まる

からだを温めることで冷え性が改善されると、子宮や卵巣への血流がよくなることが期待できます。
また、平熱が低い人は風邪などをひきやすくなりますから、日頃からからだを温める効果のあるものを食べることが大切です。

そこで、からだを温める効果のある食べ物を取り入れてみましょう。特に冬に旬を迎える食材や土の中で成長する野菜はからだを温めてくれます。逆にトマトやきゅうりなどの夏野菜はからだを冷やす効果があります。そのような野菜を調理するときはしょうがや唐辛子、黒ごまなどのからだを温める調味料を使うと良いでしょう。また、加熱調理する、スープの具材にすることなどでからだが温まるレシピになります。

今回は生姜やねぎ、根菜を使ったからだが温まるレシピを教えていただきました。

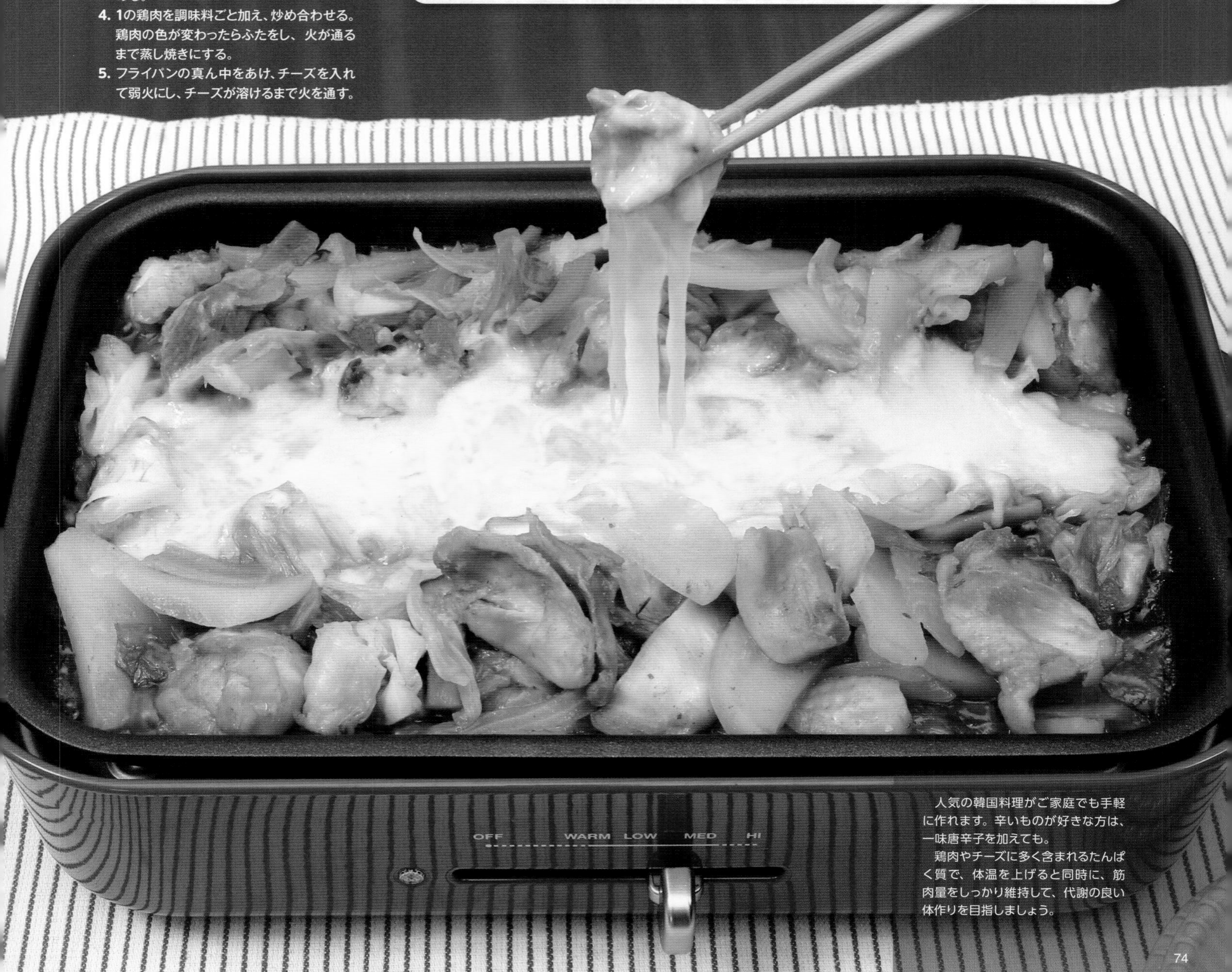

人気の韓国料理がご家庭でも手軽に作れます。辛いものが好きな方は、一味唐辛子を加えても。
鶏肉やチーズに多く含まれるたんぱく質で、体温を上げると同時に、筋肉量をしっかり維持して、代謝の良い体作りを目指しましょう。

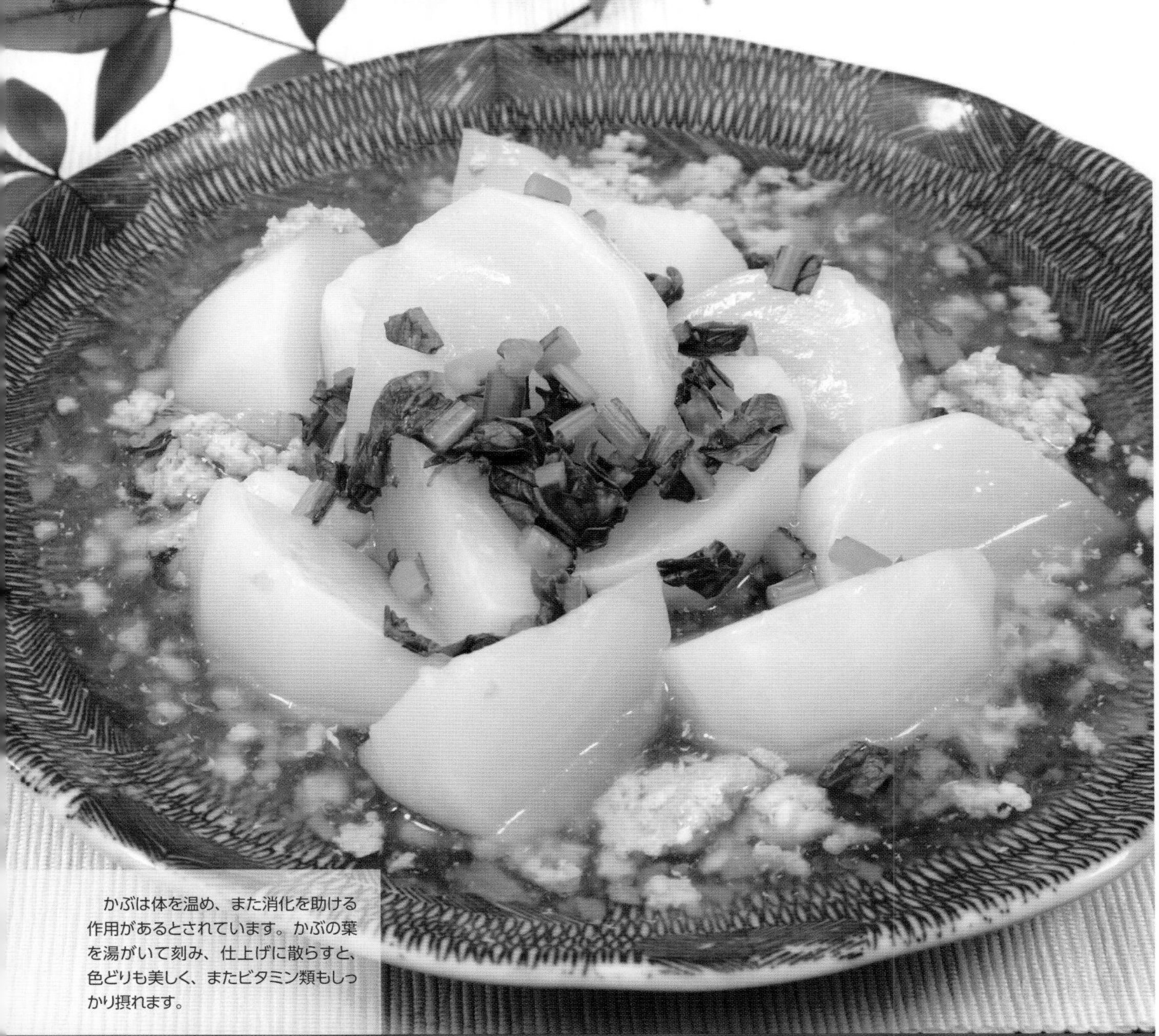

かぶは体を温め、また消化を助ける作用があるとされています。かぶの葉を湯がいて刻み、仕上げに散らすと、色どりも美しく、またビタミン類もしっかり摂れます。

recipe
02
かぶのそぼろ煮

材料［2人分］

かぶ	2個
鶏ひき肉	50g
しょうが	1/2かけ
酒	大さじ1
しょうゆ	小さじ2
みりん	小さじ1
砂糖	小さじ1/2
かたくり粉	適量
だし昆布	5cm
水	2カップ

作り方

1. かぶは皮をむき、6つ割程度に食べやすく切る。しょうがはみじん切りにする。
2. 水と昆布を鍋に入れて火にかける。沸騰前に昆布を除く。
3. 酒と砂糖、しょうゆ半量、しょうがを加え、ひき肉を入れてほぐす。
4. 肉の色が変わったらかぶを入れ、火が通るまで煮る。
5. しょうゆの残りとみりんを加えて味を調え、火を強めて水溶き片栗粉を入れ、とろみをつける。

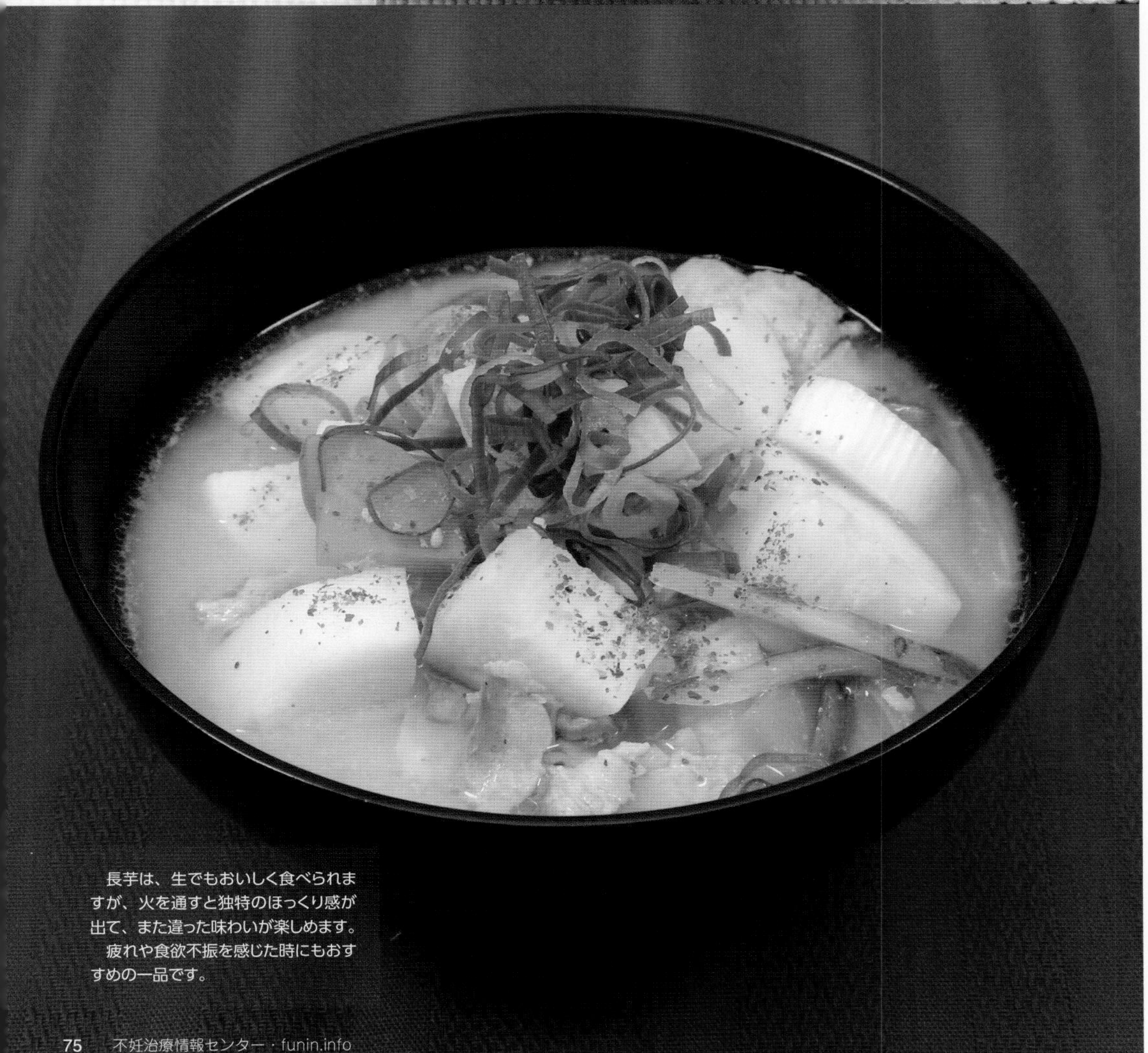

長芋は、生でもおいしく食べられますが、火を通すと独特のほっくり感が出て、また違った味わいが楽しめます。
疲れや食欲不振を感じた時にもおすすめの一品です。

recipe
03
長芋の豚汁

材料［2人分］

豚バラ肉スライス	80g
長いも	10cm
白菜	1枚
にんじん	3cm
ごぼう	5cm
長ねぎ（小口切り）	適宜
しょうが（すりおろし）	少々
白みそ	大さじ1と1/2
白すりごま	小さじ1
水	2カップ
サラダ油	少々

作り方

1. 豚肉は3cm幅に切る。白菜は、葉先はざく切り、根元は拍子木に切る。にんじんはいちょう切り、長芋は厚めのいちょう切りにする。ごぼうはささがきにする。
2. 鍋にサラダ油を熱し、豚肉としょうがを炒める。色が変わったら、にんじん、白菜の根元、ごぼう、長芋を加え、さらに炒める。
3. 油が回ったら、水を加え、煮立たせる。あくを除き、中火で煮る。
4. 材料に火が通ったら長ねぎ、白菜の葉先を加える。
5. みそを溶き入れて調味する。仕上げにすりごまをふる。
お好みで青ねぎ、唐辛子、柚子胡椒などを入れていただく。

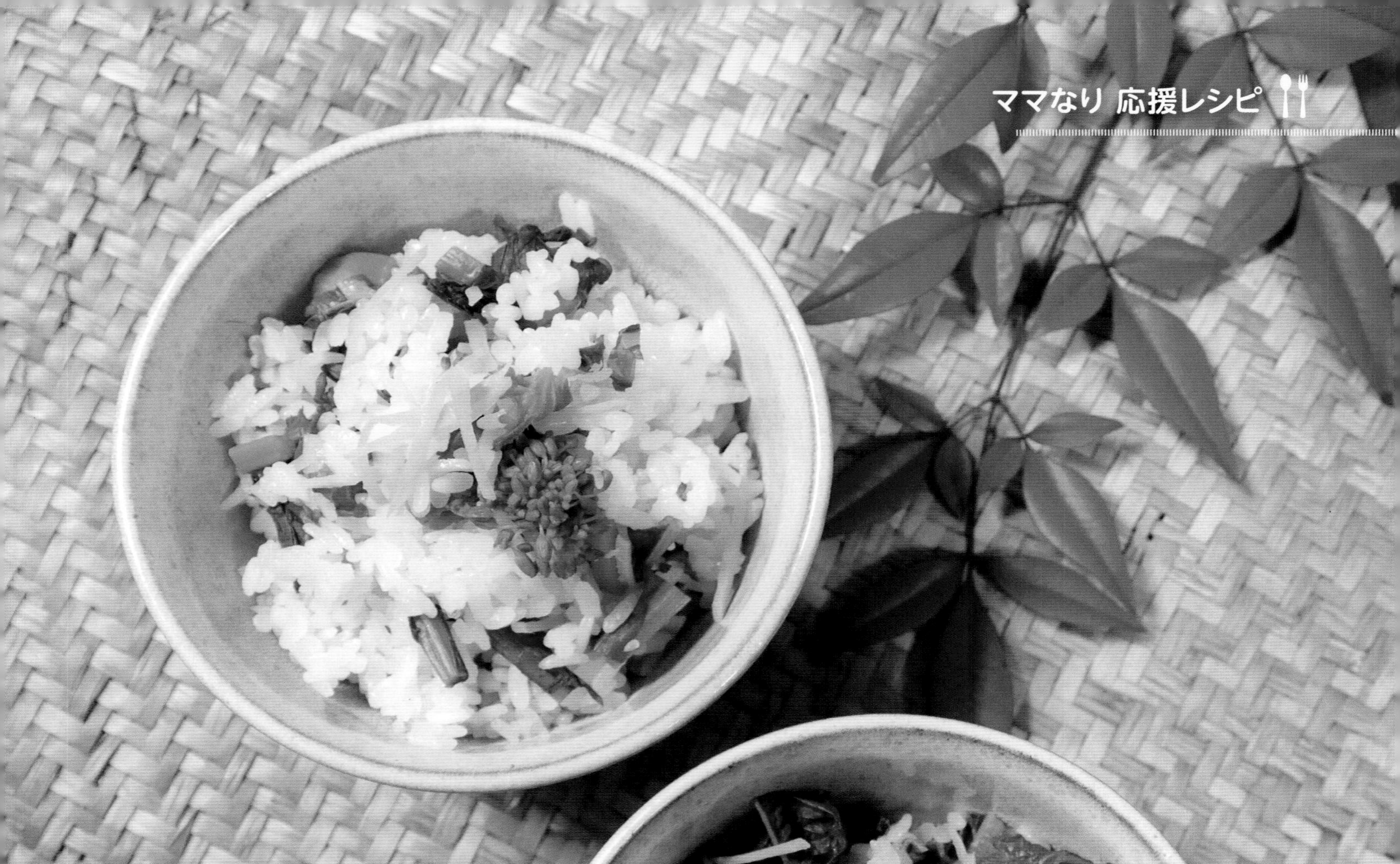

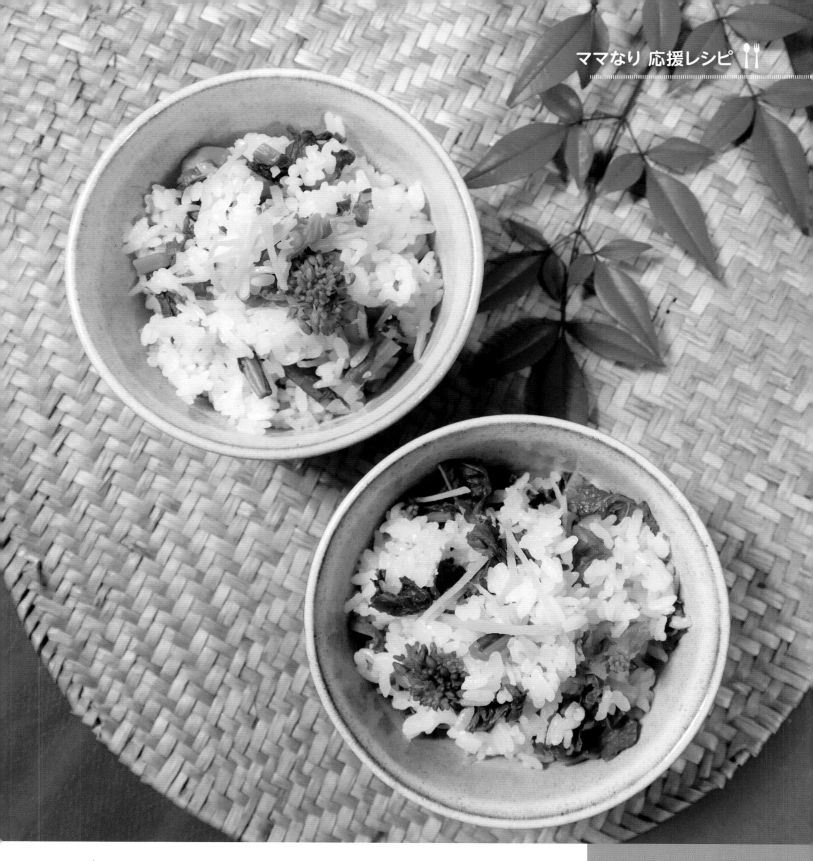

recipe 04 しょうがと菜の花のご飯

材料 [2人分]

米	1 合
しょうが	1/2 かけ
菜の花	1/2 わ
酒	大さじ 1
うすくちしょうゆ	小さじ 1
塩	小さじ 1/2

作り方

1. 米は洗って普通に水加減し、大さじ１杯分の水を減らす。
2. せん切りにしたしょうがと酒・うすくちしょうゆを加えて炊飯する。
3. 菜の花は色よくゆでて 1.5cm 長さに切り、塩をまぶしておく。
4. ご飯が炊き上がったら3を加え全体に混ぜる。

しょうがは加熱することで、体を中から温めるショウガオールという成分が増加します。栄養価の高い菜の花と組み合わせて、見た目にもきれいなご飯料理に仕上げました。

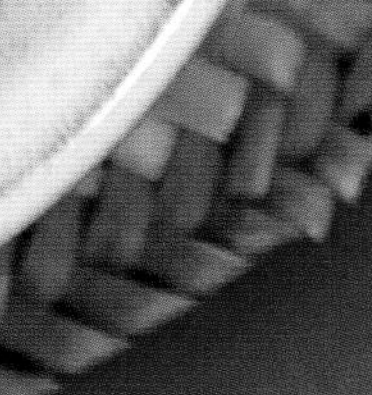

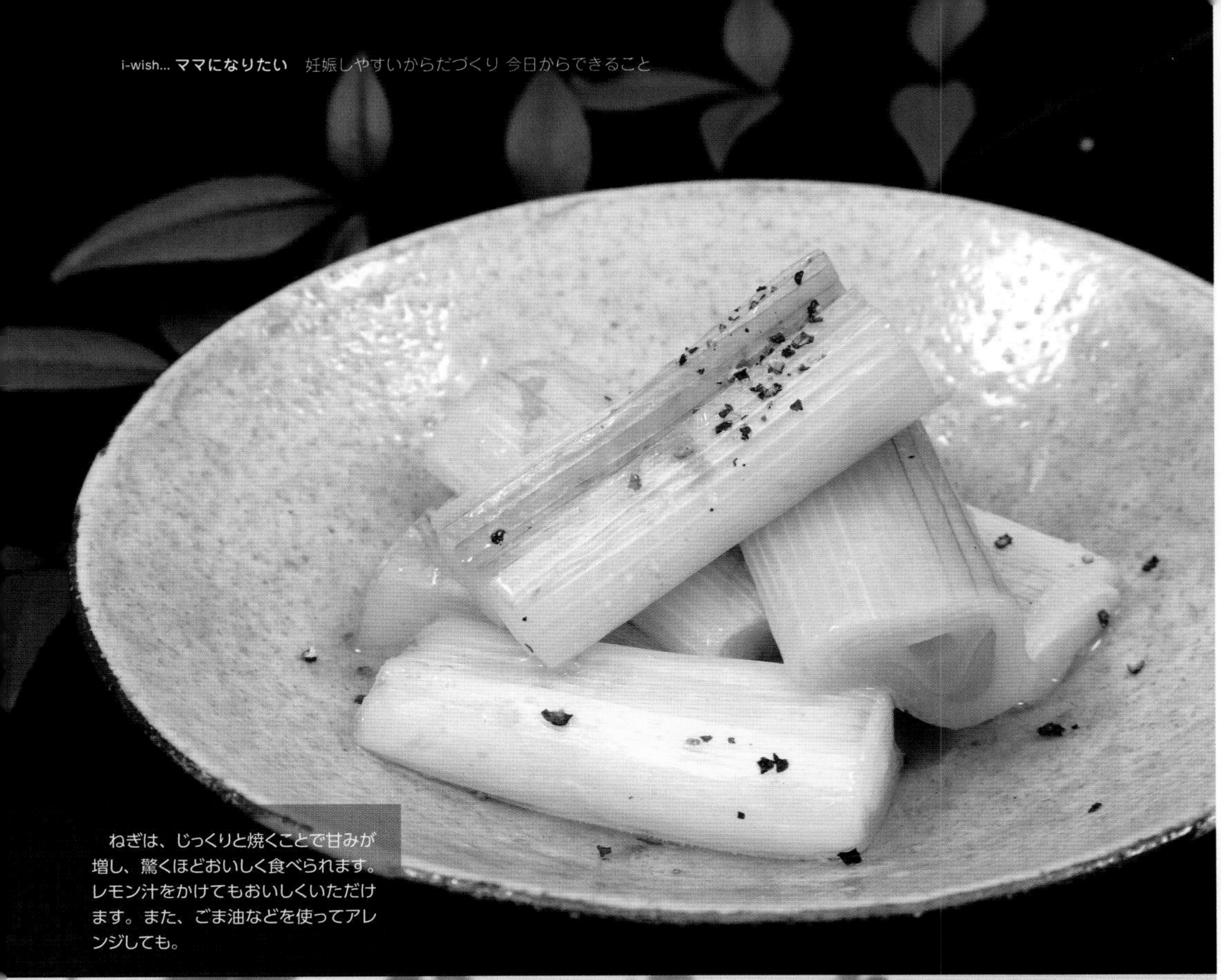

ねぎは、じっくりと焼くことで甘みが増し、驚くほどおいしく食べられます。レモン汁をかけてもおいしくいただけます。また、ごま油などを使ってアレンジしても。

recipe
05

焼きねぎ

材料 [2人分]

ねぎ …………………………………… 1本
オリーブ油 …………………… 大さじ1
塩 ………………………………… 1つまみ
黒こしょう（あらびき）……………… 少々

作り方

1. 長ねぎは、白い部分を5cm程度の長さに切る。
2. フライパンにオリーブ油を入れ、ねぎを並べ入れる。
3. ふたをし、弱火で時々返しながらしんなりするまで焼く。
4. 塩・こしょうをふり、全体にからませる。

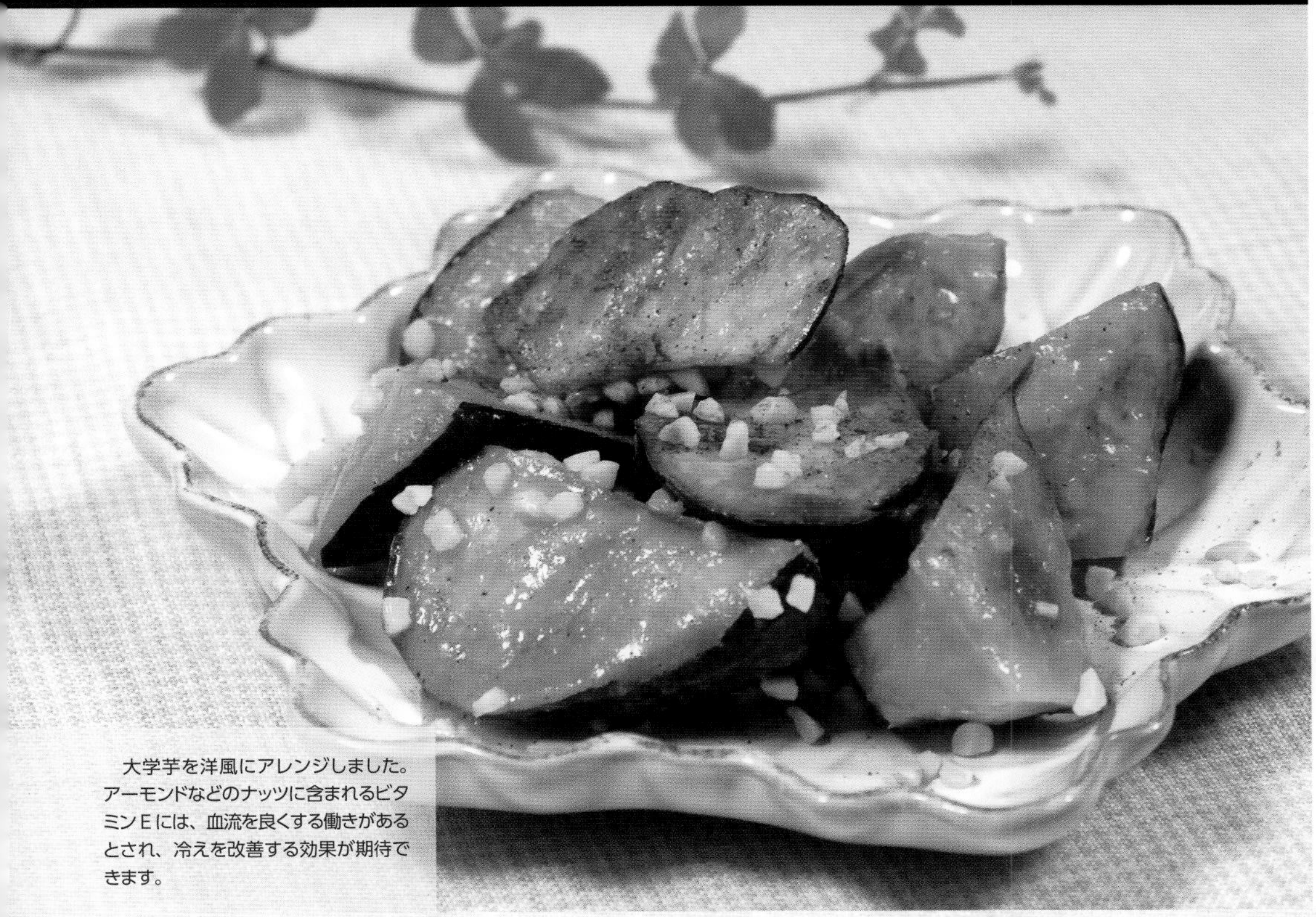

大学芋を洋風にアレンジしました。アーモンドなどのナッツに含まれるビタミンEには、血流を良くする働きがあるとされ、冷えを改善する効果が期待できます。

recipe
06

キャラメルシナモンポテト

材料 [2人分]

さつまいも ……………… 1/2本（120g）
バター ………………………… 小さじ2
グラニュー糖 ………… 大さじ1と1/2
水 ……………………………… 小さじ2
シナモンパウダー ………………… 少々
アーモンド（ダイス）………… 小さじ2

作り方

1. さつまいもは一口大の乱切りにし、多めの油で揚げ焼きにする。
2. 鍋にグラニュー糖と水を入れて溶かし、火にかける。色がついたら火を止め、バターを加えて溶かす。
3. 熱いうちにさつまいもを入れ、アーモンド・シナモンパウダーを加えて全体に混ぜる。
※さつまいもはあらかじめ電子レンジにかけておくと調理時間が短くできます。

Profile

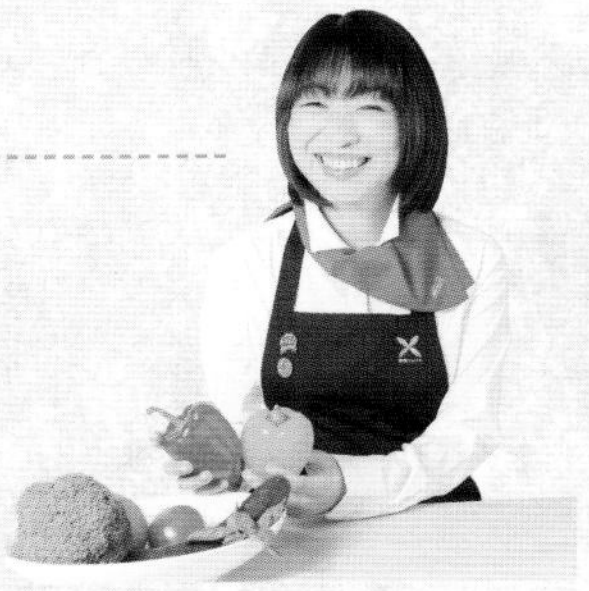

管理栄養士　日高圭子

平成7年4月～平成28年3月　東京都職員として、学校給食の運営や食育全般に携わる。 現在は、食事指導や講演、執筆などを行う。また、ウォーキング教室の講師も務める。
野菜ソムリエプロ、薬膳コーディネーター。
日本栄養士会会員、日本スポーツ栄養学会会員。

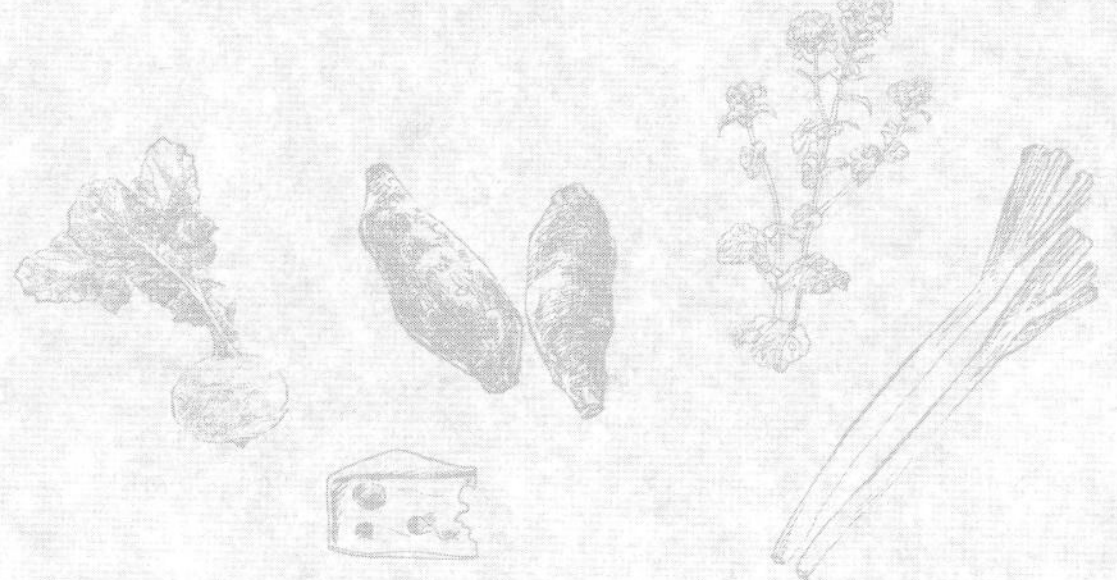

「今週末あたり 妻を撮りに 出かけてみよう」

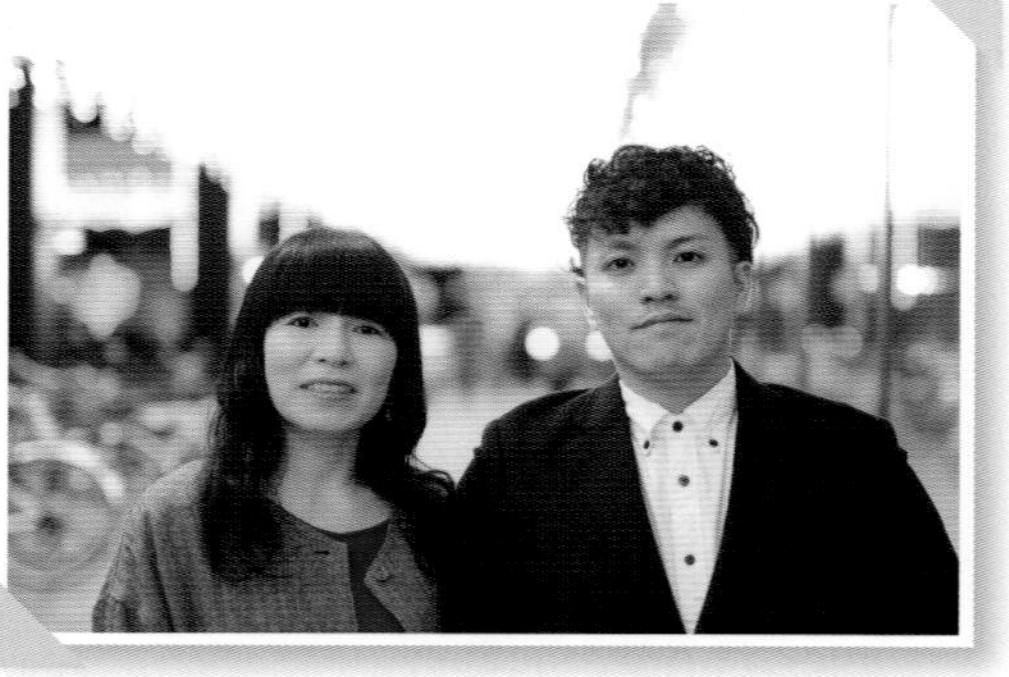

今回は、表紙写真も僕たちです

前号の「i-wish ママになりたい もう悩まない！ 不妊治療」では、僕たちの不妊治療の経験や妻の写真を撮るようになったきっかけなどをお話しながら、どうやったら妻をキレイに撮れるか？ のお話もしました。

いかがでしたか？

今回は写真を撮るうえで、さらに実践的で、かつ簡単な撮影方法を伝授します！

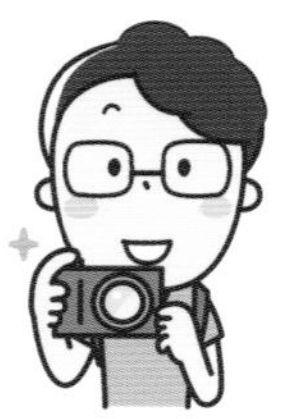

妻の何気ない瞬間を
ファインダー越しに見つめながら
息をするようにシャッターを押す
予定も立てずに車に乗って、
何気ない会話の時間を楽しみながら
ふと気になったところで写真を撮る
写真を撮ることが夫婦の最大の
コミュニケーションになっています。

妻を撮る人 栞

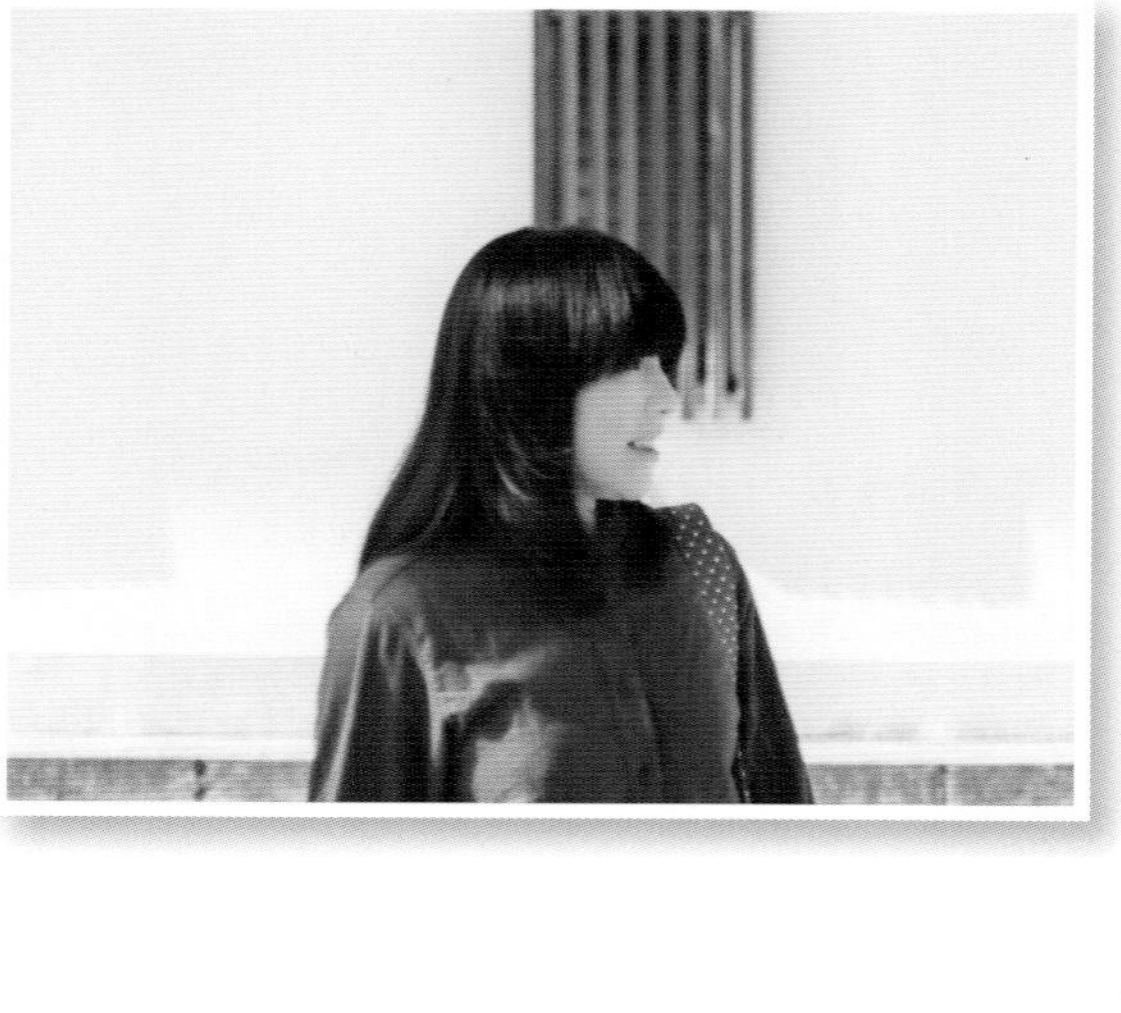

1 何が撮りたいかを意識する！

僕の写真教室で、いつも口すっぱく話をしているのですが…、

たとえばこの写真！

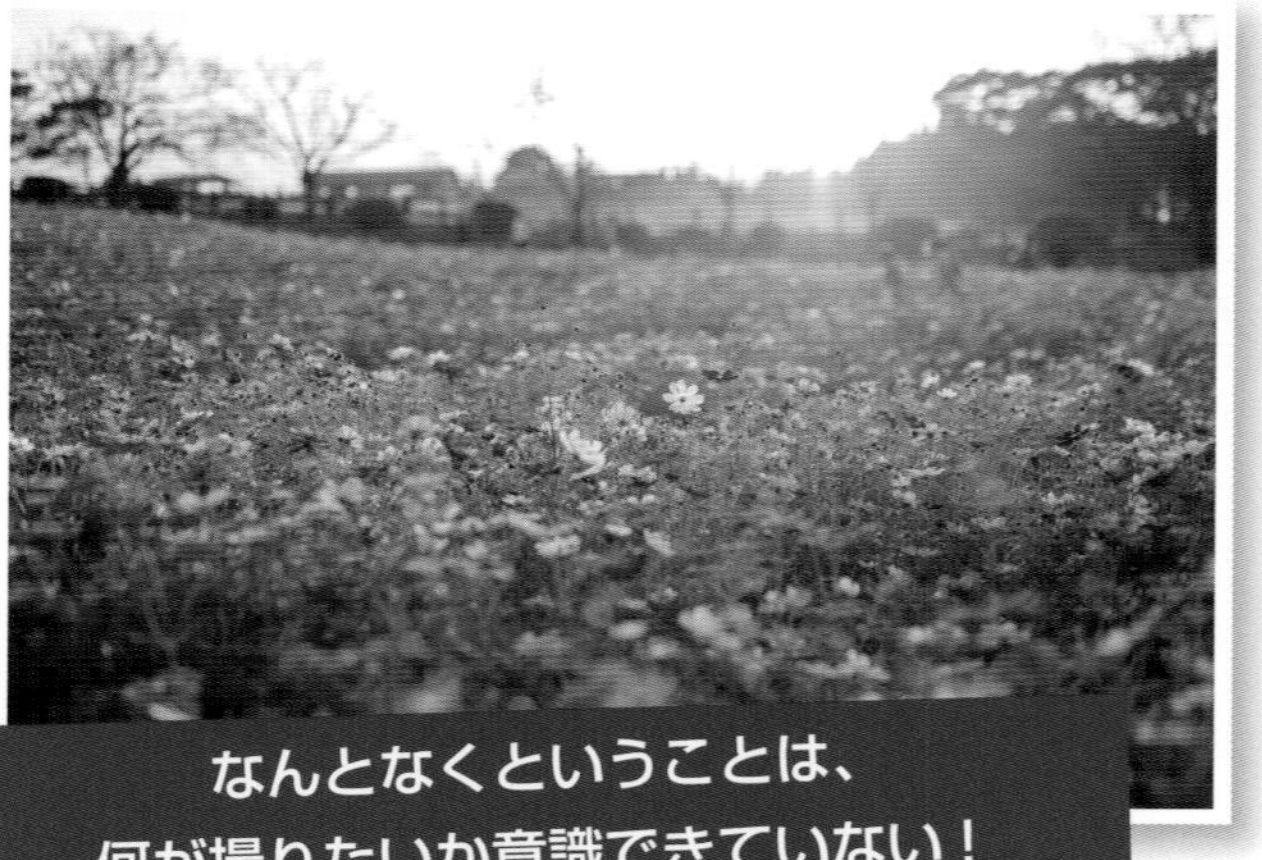

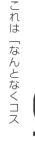

なんとなくということは、
何が撮りたいか意識できていない！

これは「なんとなくコスモスが綺麗だなぁ」と思って撮影した写真です。

これはこれですごく綺麗なのですが、なんとなくというのがポイントです。

次に撮りたいコスモスを探して撮った写真が　こちら！

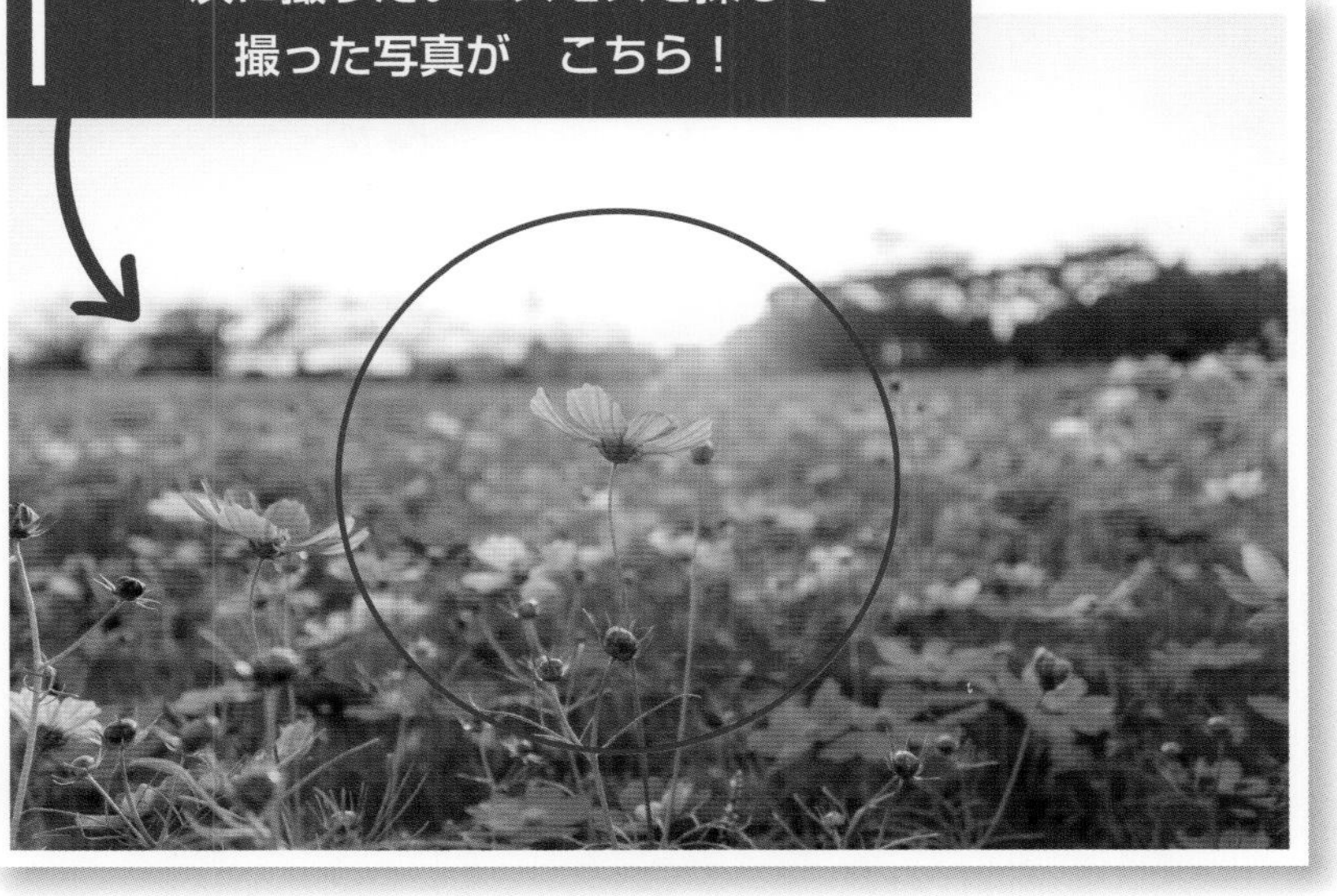

次に撮りたいコスモスを探して撮った写真です。

これだと真ん中のコスモスが撮りたかったもの！ということが明確に分かりますよね？写真を撮るうえで、この作業がすごく大切なんです！

なんとなく撮るか、それとも何が撮りたいかを意識するか。

このちょっとした差で、ただの記録写真か、思い出になる、心に残る記憶写真かが決まります。

よく旅行先で写真を撮って、いざ帰って写真を見てみると「あれ？なんで撮ったんだろう？」って思った写真がありませんか。

あれがまさに「記録写真」その中でもとびきりお気に入りの写真が、試行錯誤して撮影できた「記憶写真」です。

この事を意識すると写真が劇的に上手になります。

妻を撮る時も同じ。

ただシャッターを切るだけでも綺麗に写るけど、一歩踏み込んで妻の好きな表情を意識することが大事。

僕は、妻の横顔が好き。

改めて妻が好きだということを再認識しながらシャッターを押します♥

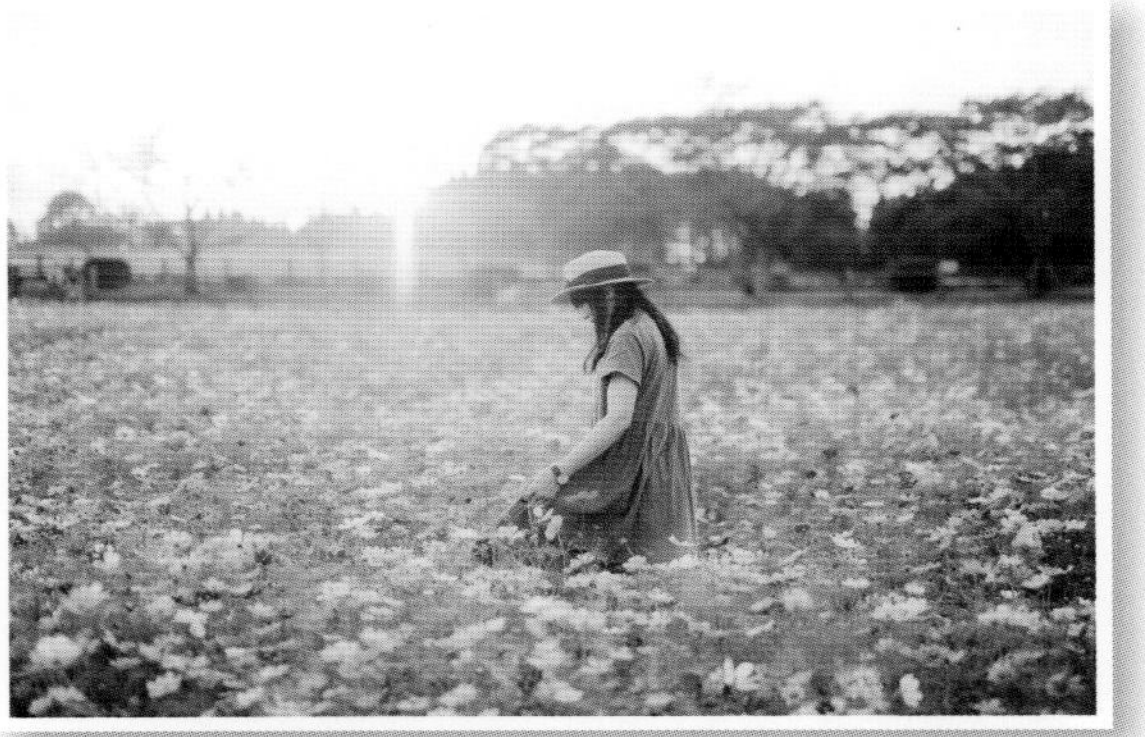

2 シャッターを切る時には褒める！

普段、「好きだよ」「愛してるよ」って言葉、口に出していますか？

ほとんどの旦那さんは、恥ずかしてくて言えないよというでしょう。

けれど、心の中では思っていますよね？

最初は「いいね！」「良い感じだよ！」で十分。

褒められて嫌な思いをする人なんていません。

普段口に出せない分、写真を撮る時くらいは、ちょっとだけ勇気をだして言ってみてください。「好きだよ♥」「きれいだね！」って

そうすることで撮られている方も楽しくなってきます。

ぜひ、実践してみて下さい。

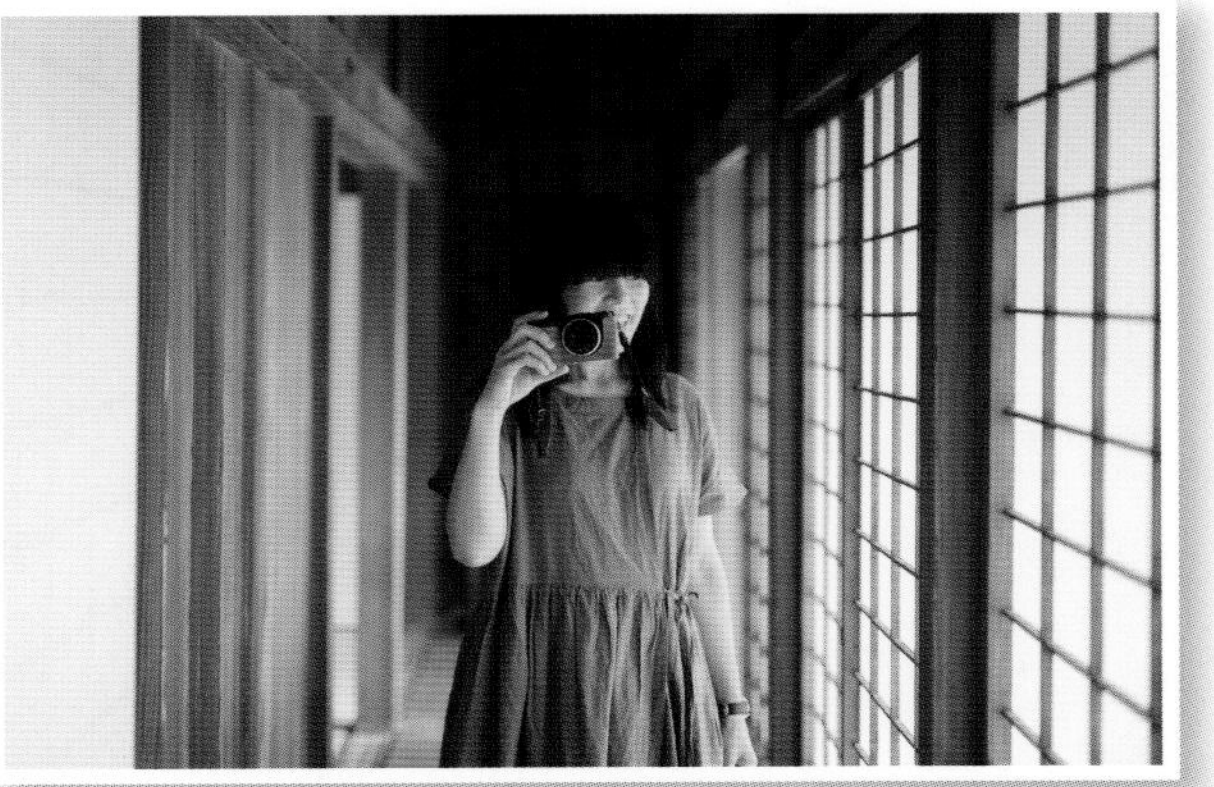

「きれいだね！」って
声をかけた時の写真♥

3 写真を撮る場所はどこでもいい！

いろいろな方によく質問される撮影のおすすめスポット。僕はいつも「何気ない道沿いが一番！」って答えます。

写真を撮る時、観光名所などに行きがちですが、僕たちはふたりでドライブしながらふと目に止まった景色の所で写真を撮ります。

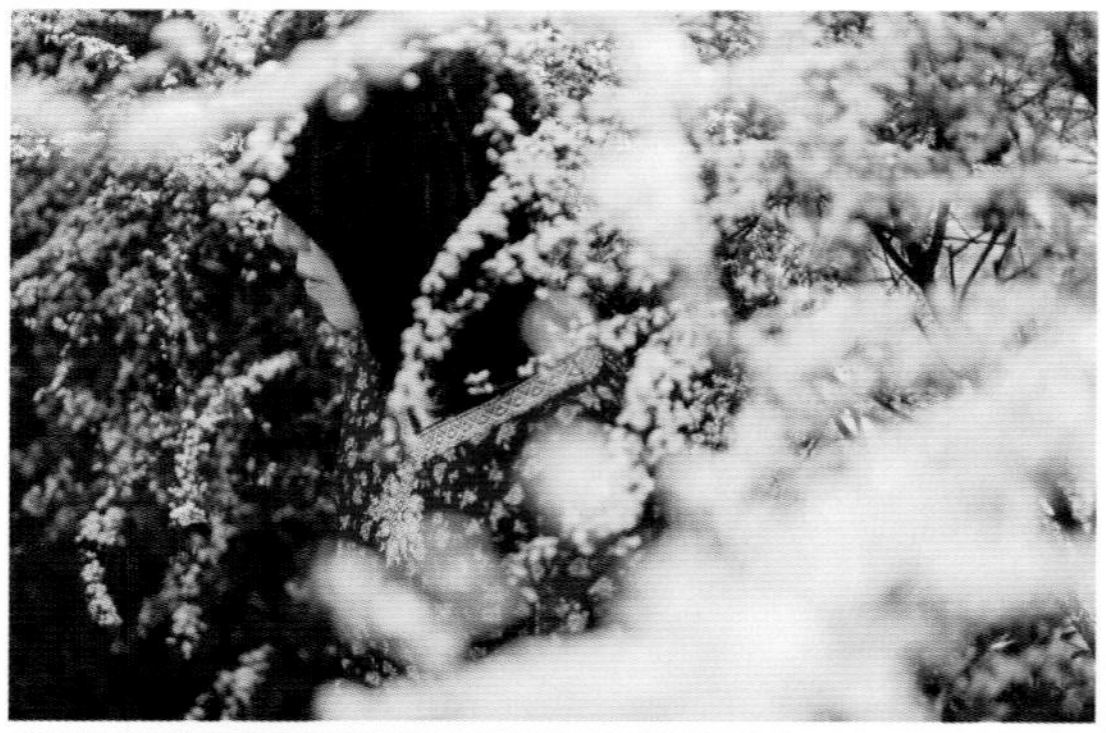

河川敷の遊歩道で見つけたユキヤナギ。
観光スポットじゃなくても素敵な場所は沢山あります。

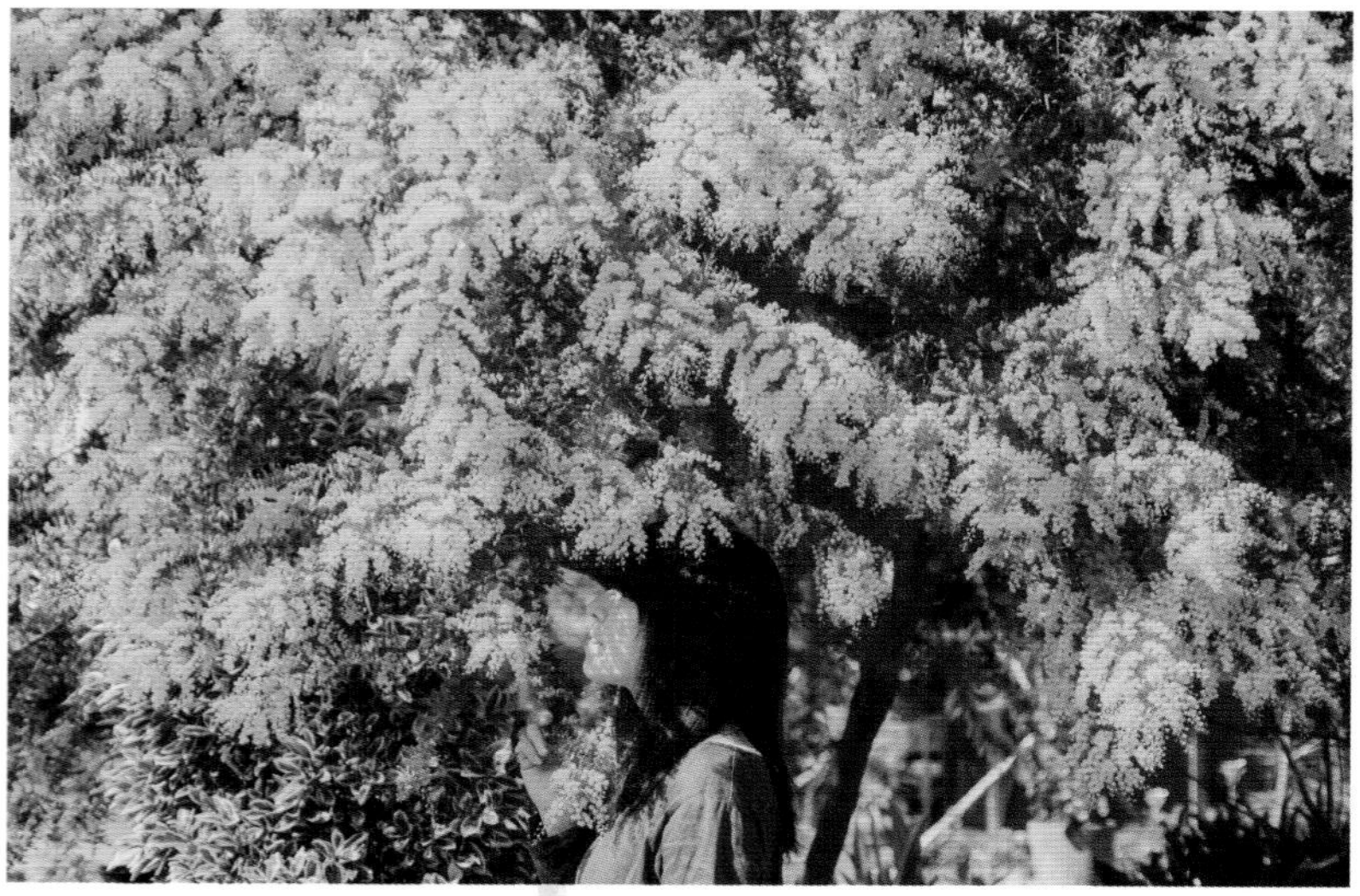

ドライブ中に見つけた道路沿いのミモザ。
ご自宅の方に許可をいただいて撮りました。

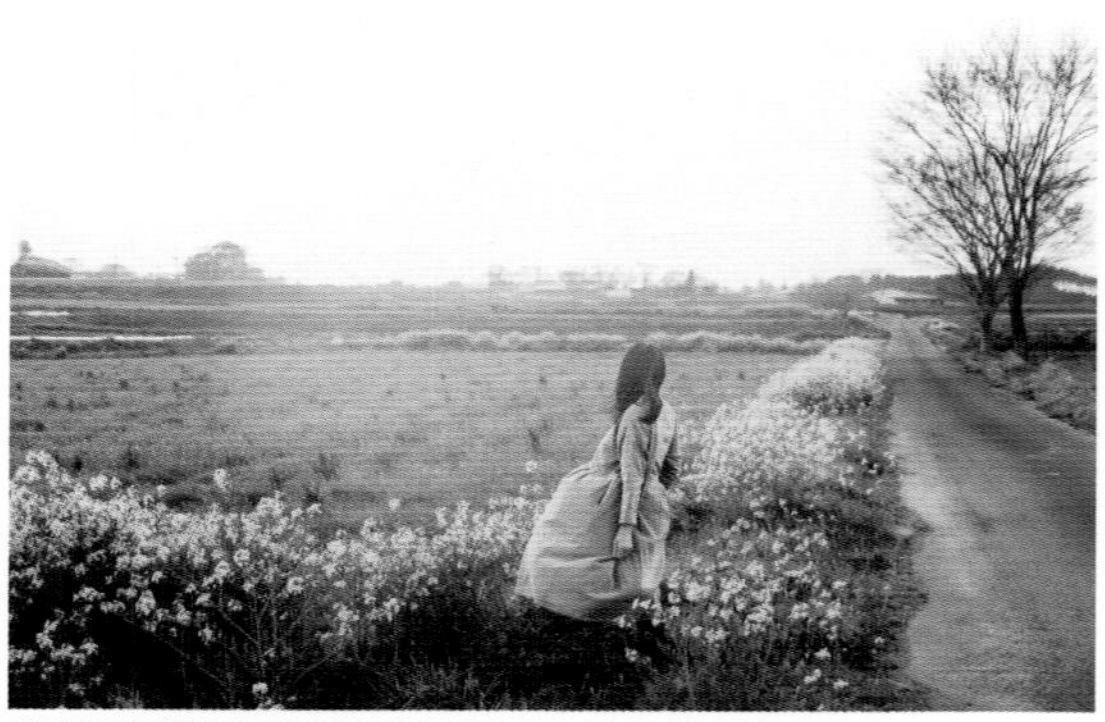

近所の畑での１枚。普段は何も気にしてない場所だけど、案外そういう場所が写真を撮るスポットになったりします。

観光スポットも、すごく良い写真が撮れます。

だけど、観光スポットばかり行っていると、いつのまにか観光スポット巡りになってしまうんです。

そうなると妻を撮ることが少なくなって、妻を褒めるきっかけもなくなります。

だからぜひ、普段歩くことのない地元の道なりを散歩するとか、仕事帰りの道沿いをちょっと気にしながら、写真が撮れそうな場所がないか探してみたりして下さい。

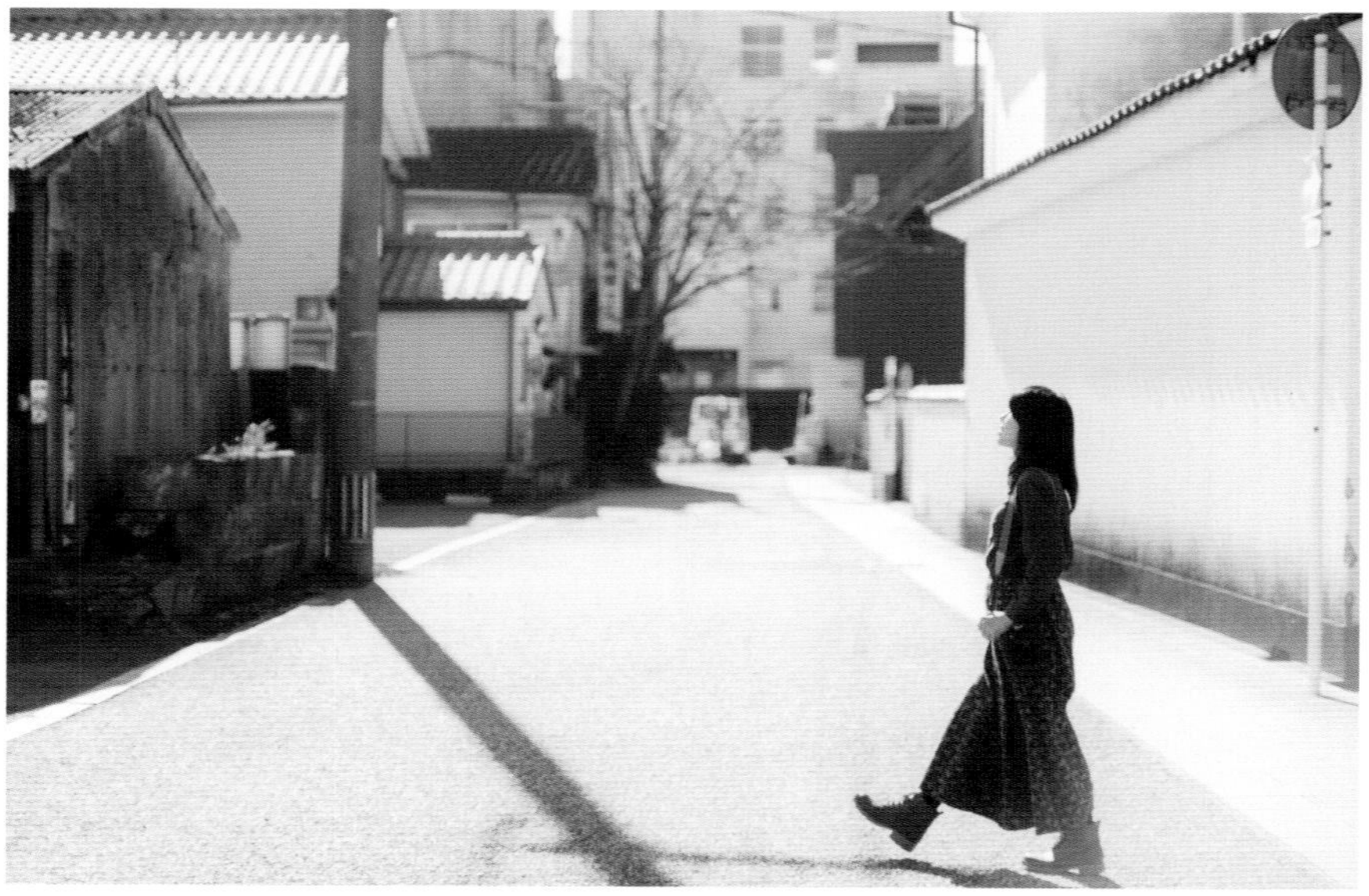

この日は天気が良かったので、普段、車で通る道沿いをふたりで散歩しながら撮りました。

4 妻を撮るまとめ！

写真を撮ることはあくまで結果。

大切なのは、写真を撮る過程なんです。

妻とデートをする計画をふたりで立てて、当日は会話を楽しみながらドライブして、綺麗な場所があったら、妻を褒めながら写真を撮る。

帰りの車の中では、
「今日はあそこが綺麗だったね！」
って会話を弾ませながら帰宅する。

帰宅したらお互い疲れているだろうから、ふたりで家のことをして、早くゆっくりする。

こんな1日を過ごすだけで、劇的に夫婦仲に変化が現れます。

僕たち夫婦にも、離婚の危機がありましたが、今は、朝起きて「おはよう」から始まり、「今日も綺麗だね」「ご飯を作ってくれてありがとう」と仕事に送り出し、帰ってきてふたりで家事をしながら「今日1日、あぁだった。こうだった」言う妻の話に耳を傾けながら、ふたりでゆったり流れる優しい時間を楽しんでいます。

僕は妻が好き。
そして、妻を撮るのが好き。

今は、「妻を撮る人」として写真を撮っています。

そして、写真は、
「8年前、出会った頃から、ただ君が好き」

そんな気持ちを、今も再確認できる、大事なツール。

僕たち夫婦にとって、写真を撮ることがコミュニケーションになっています。

ぜひ、今、この記事を読んでいただいているご夫婦にも、ふたりのコミュニケーションツールの1つとして、写真を活用していただければ幸いです。

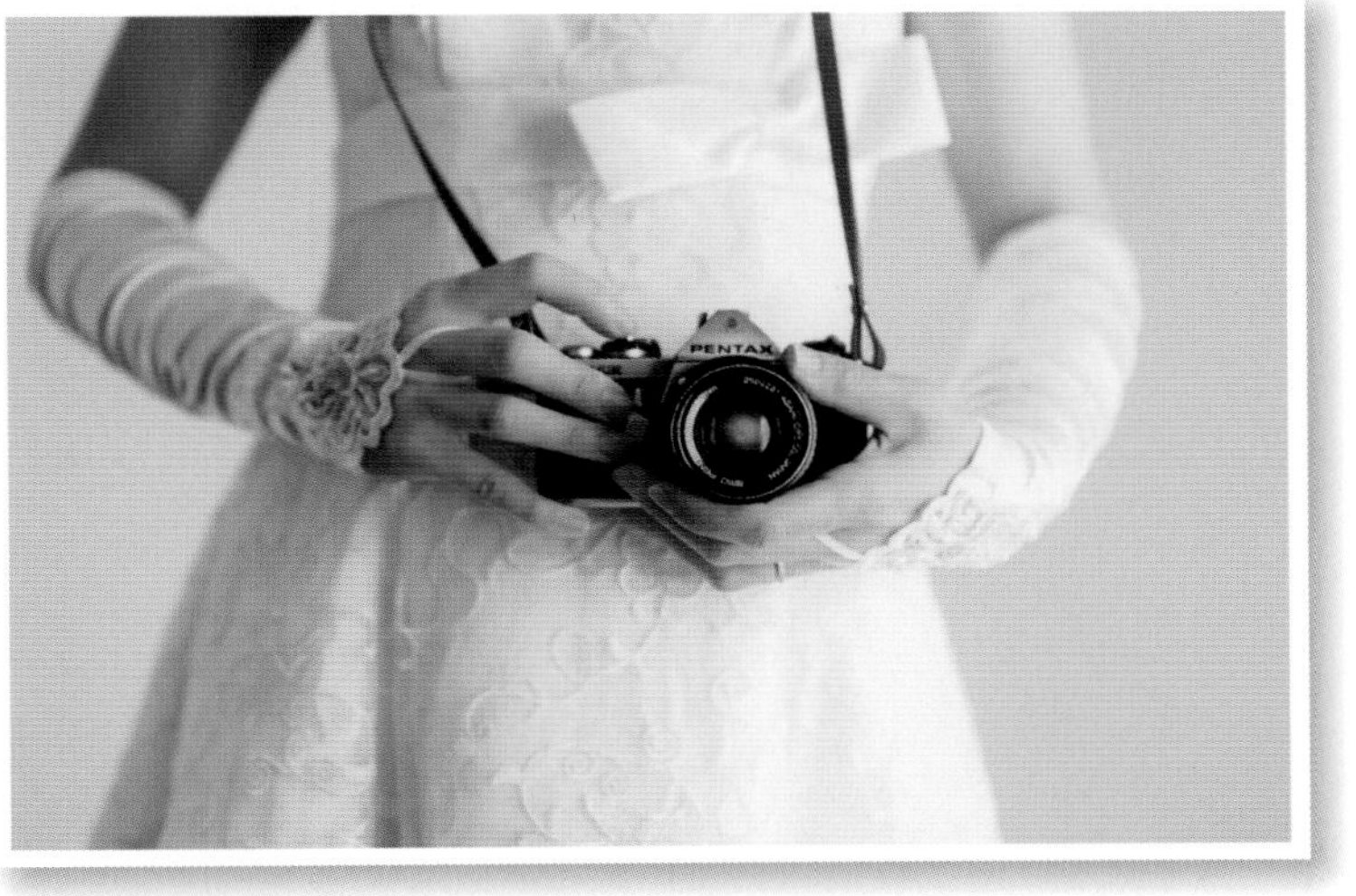

結婚記念日になると毎年ネットで買ったドレスに袖を通して写真を撮る。
我が家は毎年ウエディング写真を撮り続けています。

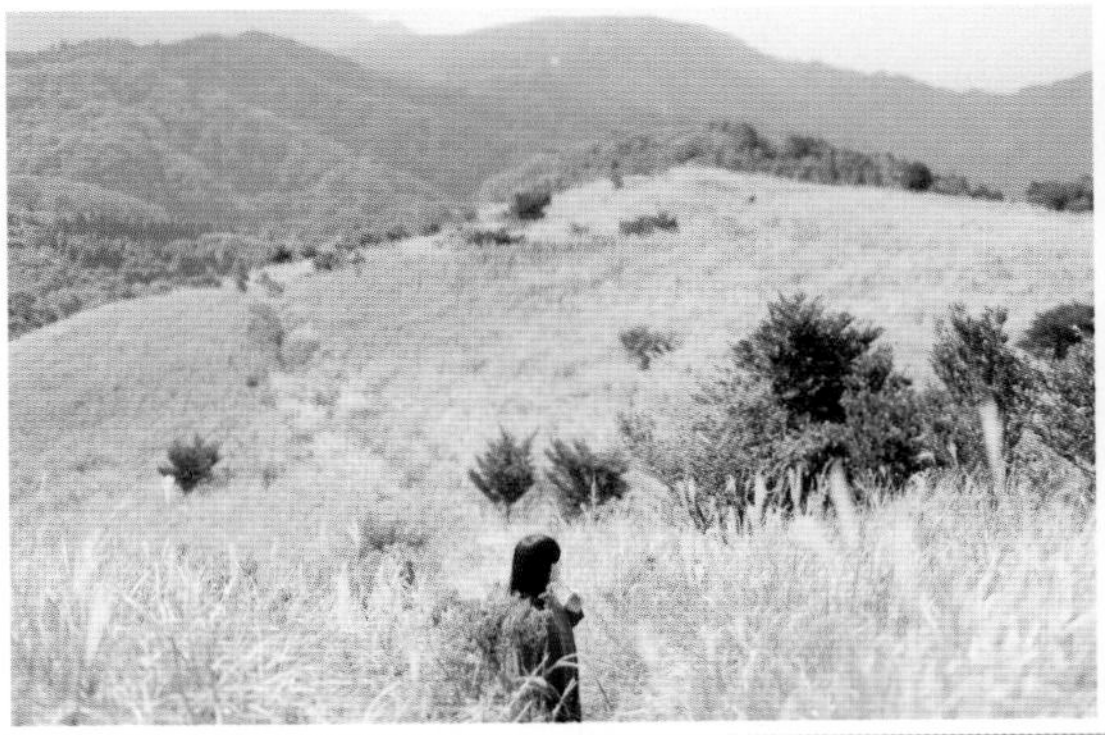

３時間かけてたどり着いた素敵なスポット。
おかげで長い時間妻と楽しく会話をすることができました。

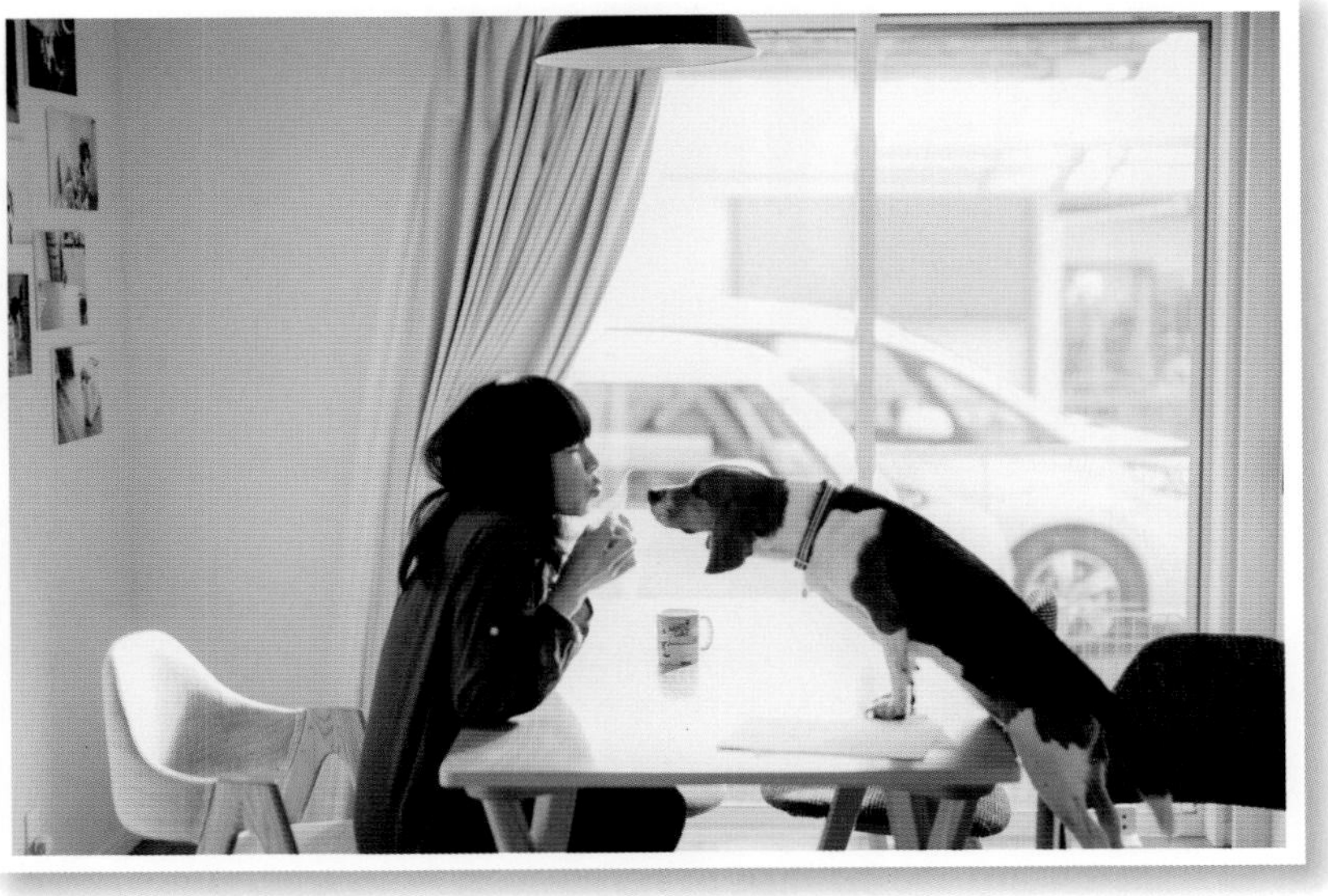

休日の朝の風景。ゆったり優しい時間が流れています。

妊娠しやすいからだづくり

大事な栄養素はなに？

ママ＆パパ
になりたい
ふたりの
ために

パパの健康と精子の健康のために！ ママの元気な卵子とフカフカの子宮内膜を育てるために！ 大事な栄養素を紹介します。

紹介する以外にも、カルシウム、ラクトフェリンなど、まだまだ大切な栄養素があります。けれど、どの栄養素もバランス良く十分に摂取することは、１日のことでも大変です。まずは、１週間や１カ月という長い期間で考え、栄養素が云々よりも、いろいろな食品を偏りなく、たくさんの種類を満遍なくとるように心がけましょう。それでも足りないな、偏っているなと感じたら、サプリメントを上手に使いましょう。

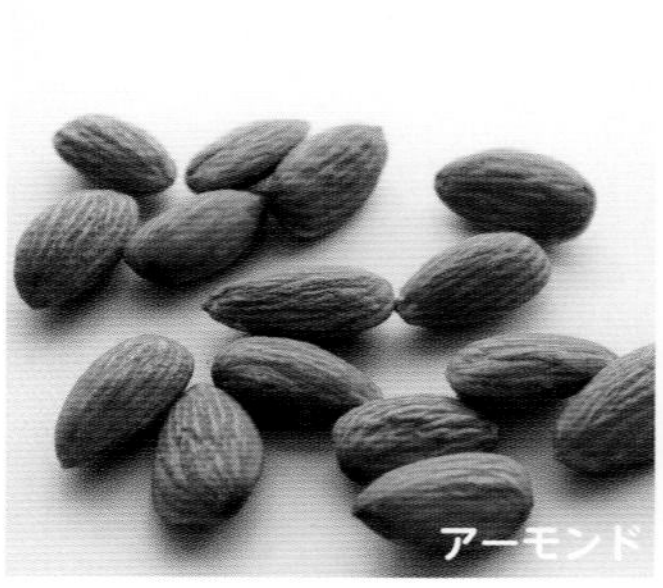
アーモンド

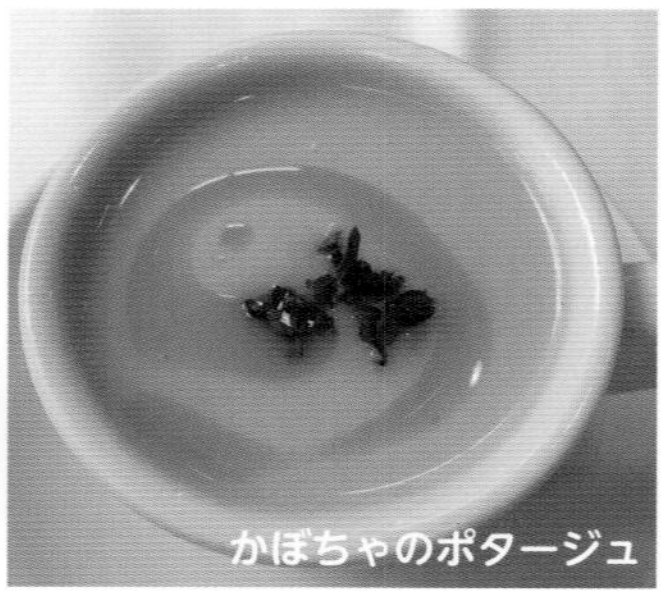
かぼちゃのポタージュ

ビタミンE

活性酸素に弱い卵子や精子を守ることが期待できます。また、女性には、月経前症候群や月経不順などを改善する効果もあります。

かぼちゃなどの緑黄色野菜やアーモンドなどの豆類に多く含まれています。小腹が空いたらアーモンドなどのナッツ類をおやつにしましょう。

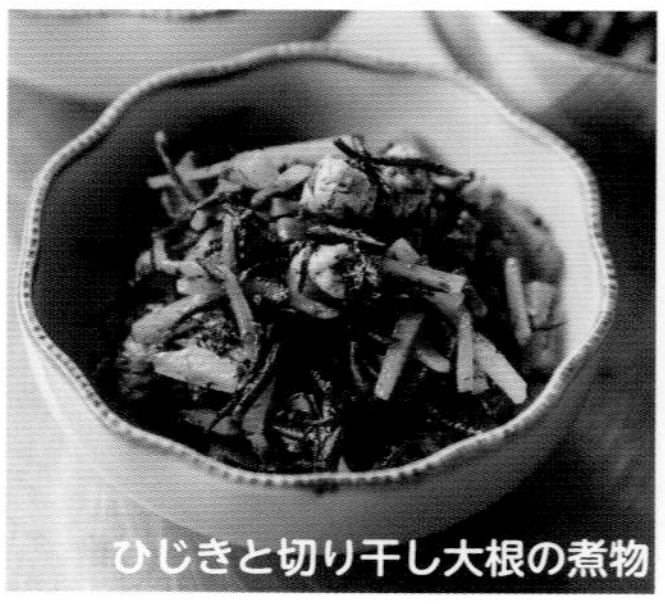
ひじきと切り干し大根の煮物

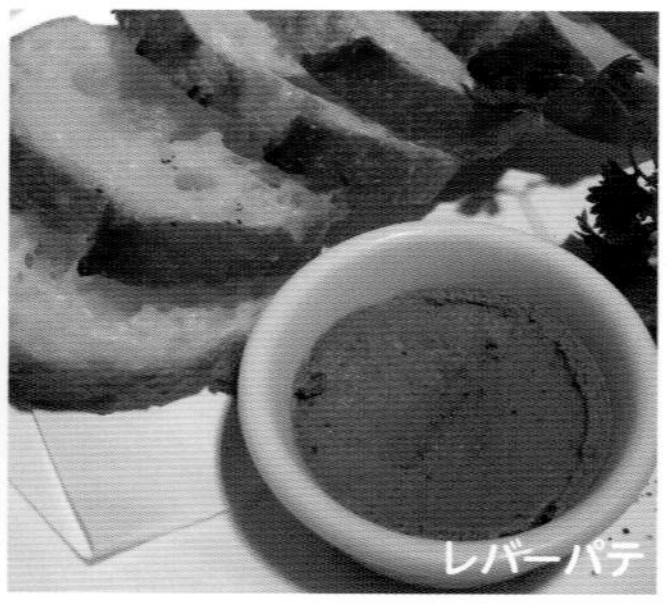
レバーパテ

鉄

受精後の胚が順調に細胞分裂を繰り返すために重要な成分です。

女性は、月経のたびに不足しがちになる栄養素ですから、心がけて摂取しましょう。レバーやひじきなどに多く含まれています。

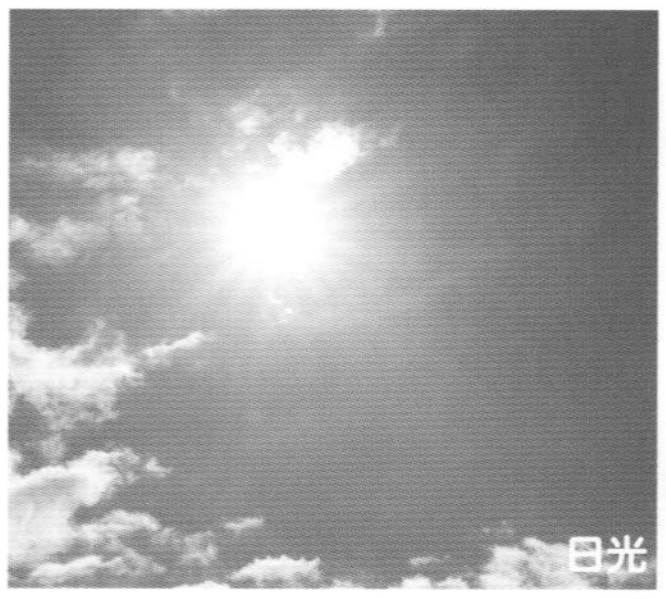
日光

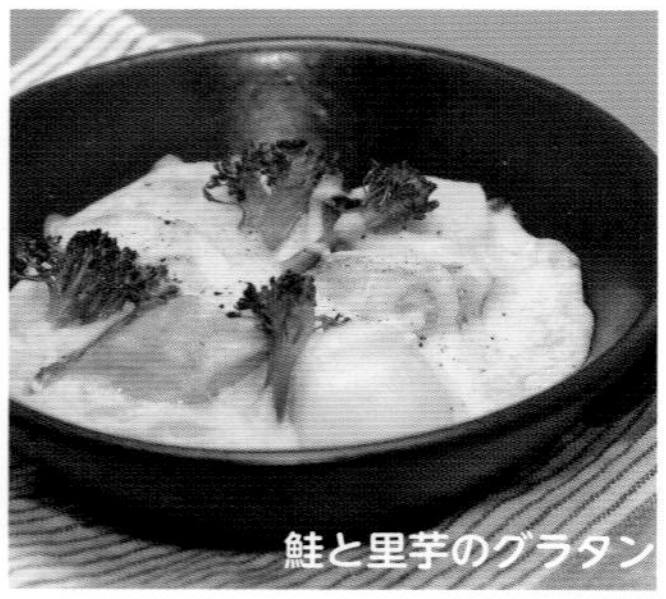
鮭と里芋のグラタン

ビタミンD

女性は、ビタミンDが不足すると着床しにくくなる、男性は精液所見が低下する要因になるというデータがあります。ビタミンDは、紫外線を浴びることでつくられます。日焼けと相談しながら日光を浴びましょう。また、魚介類にも多く含まれています。

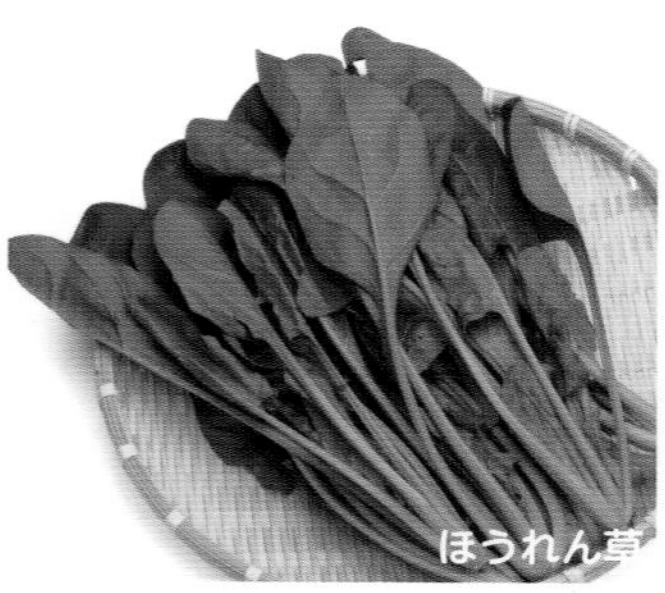
ほうれん草

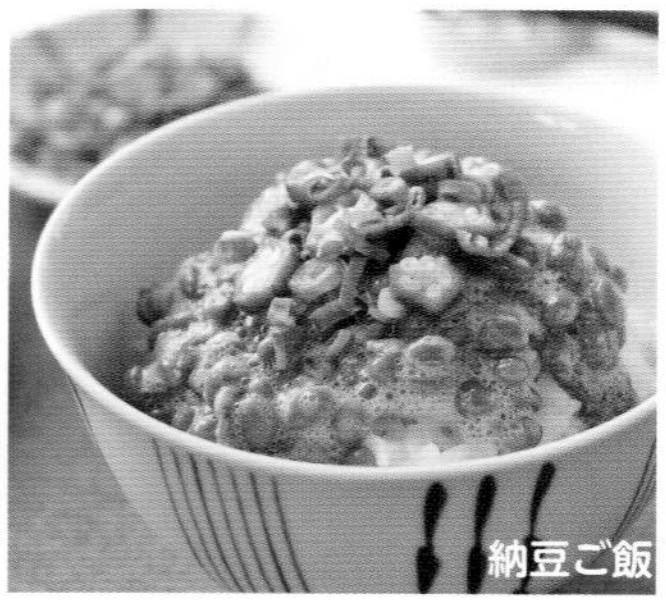
納豆ご飯

葉酸

造血作用があり血流が改善することにより、精子や卵子の活性化が期待され、女性は胎児に起こる神経管閉鎖障害を予防するために、妊娠前から摂取が呼びかけられています。緑黄色野菜や納豆などに含まれています。

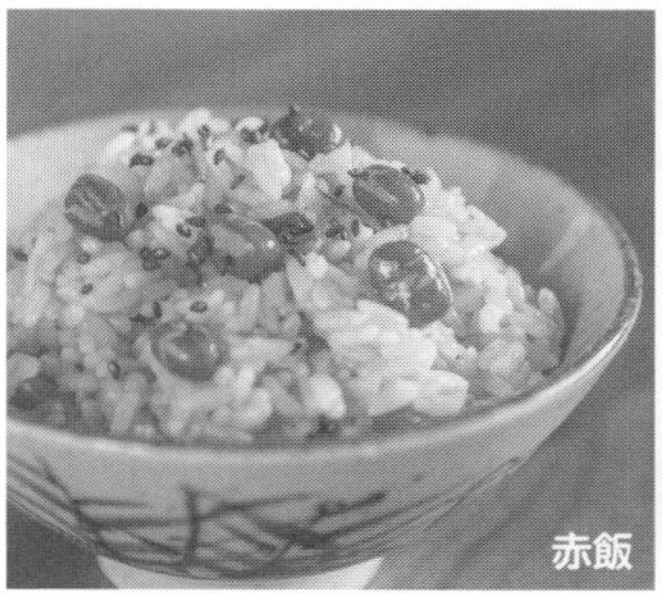
赤飯

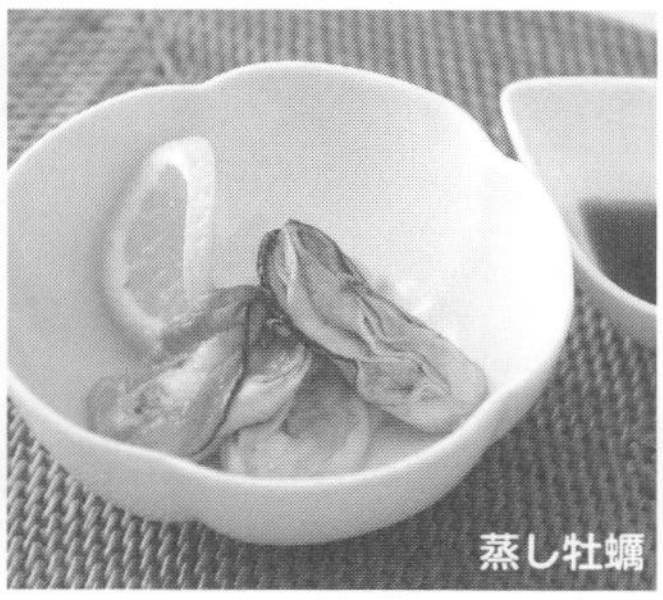
蒸し牡蠣

亜鉛

生殖機能を正常に維持するために重要な成分で、毎日つくられる精子には大切な栄養素です。また、受精後の胚が順調に細胞分裂を繰り返すために重要な成分です。亜鉛といえば牡蠣！ですが、小豆やゴマにも含まれています。

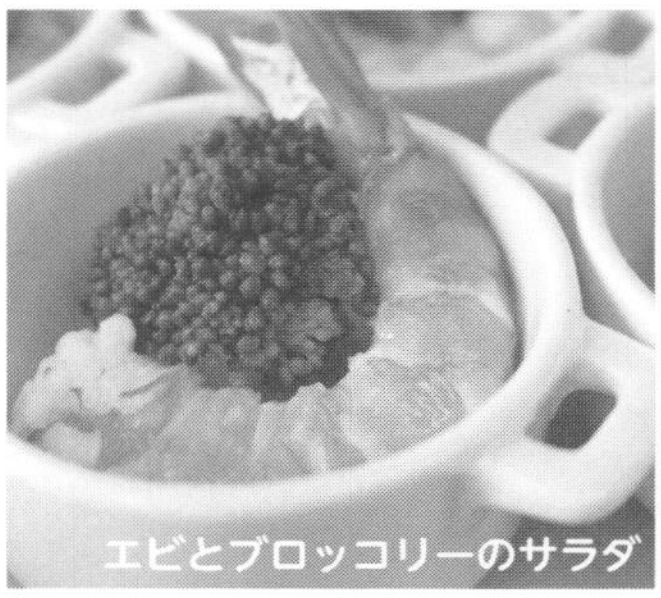
エビとブロッコリーのサラダ

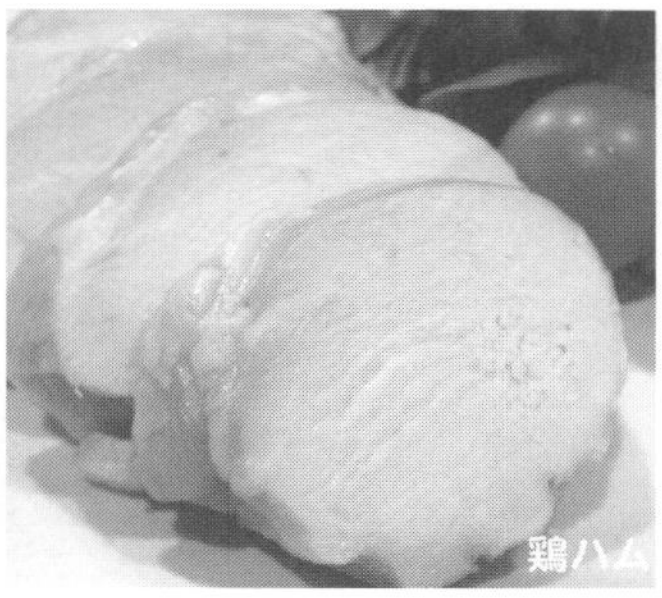
鶏ハム

アルギニン

免疫力を高め、筋肉を強化します。また、血管を広げ、血流を通りやすくする役目もありますが、精子数を増やし、精子を活動的にするために必要な成分で、ED 改善効果も期待できます。魚や肉などたんぱく質の豊富な食品に含まれています。

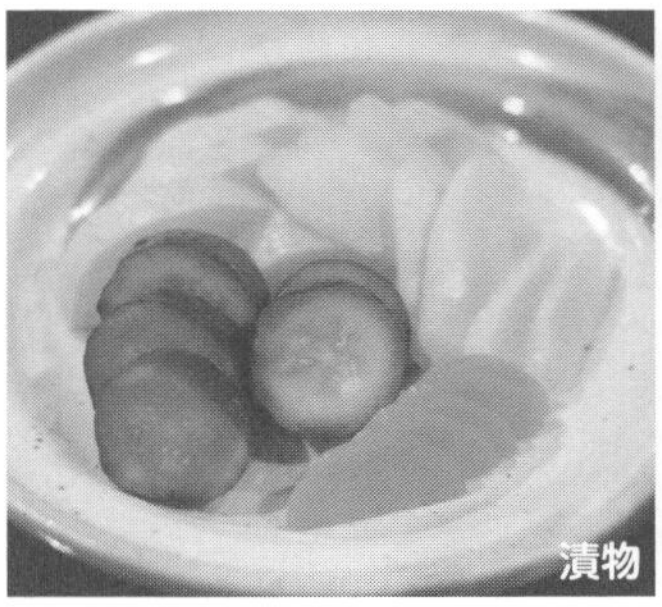
漬物

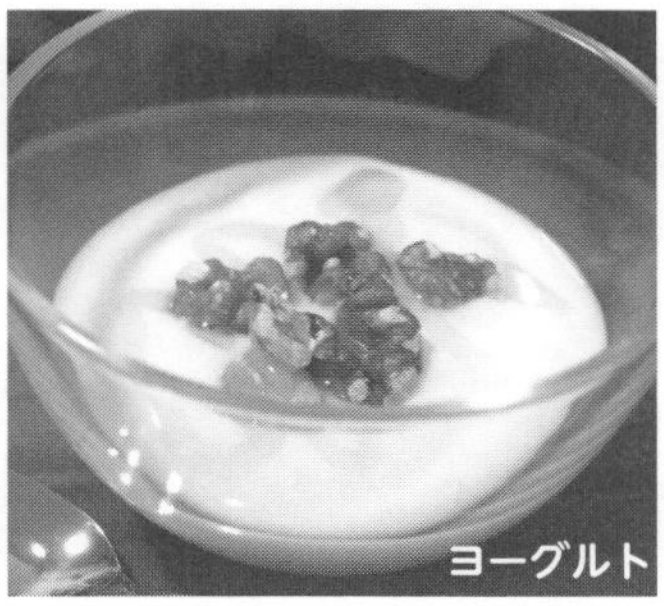
ヨーグルト

乳酸菌

腸内環境を整えることにより、体の調子がよくなり、活力があがります。また、悪玉菌の増殖を防ぎ、栄養の吸収を良くする働きもあります。漬物、チーズ、ヨーグルトに豊富に含まれています。

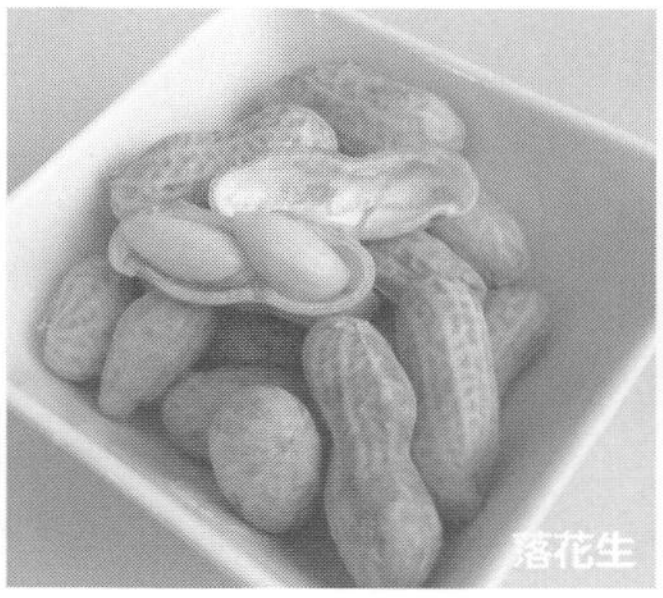
落花生

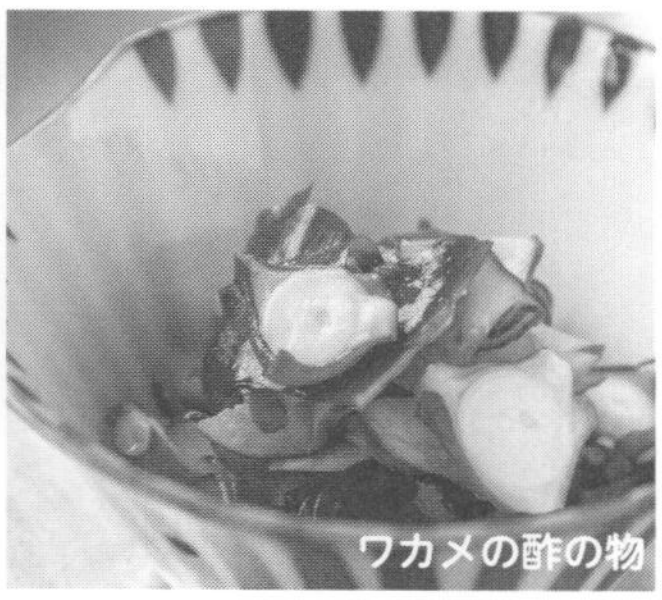
ワカメの酢の物

マグネシウム

人体に欠かせない必須ミネラルで、体内のミネラルバランスをコントロールする重要な役割を持っています。精神を安定させる働きもあり、不足すると疲れやすくなるなどの症状があります。ワカメや落花生などに多く含まれています。

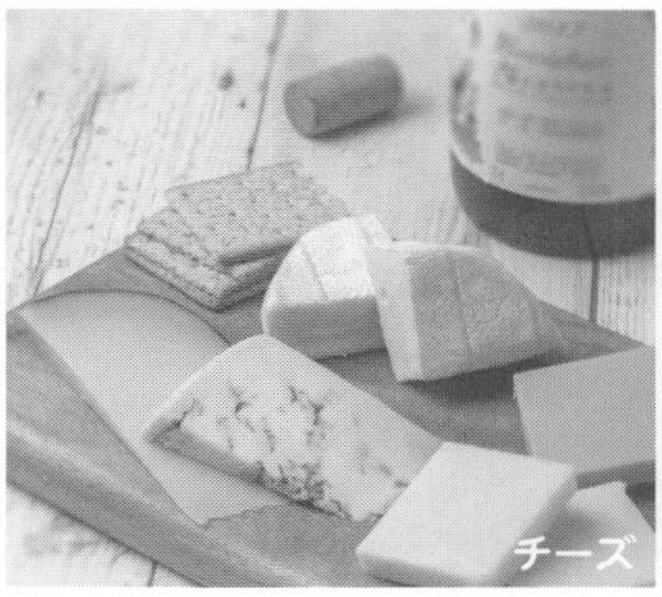
チーズ

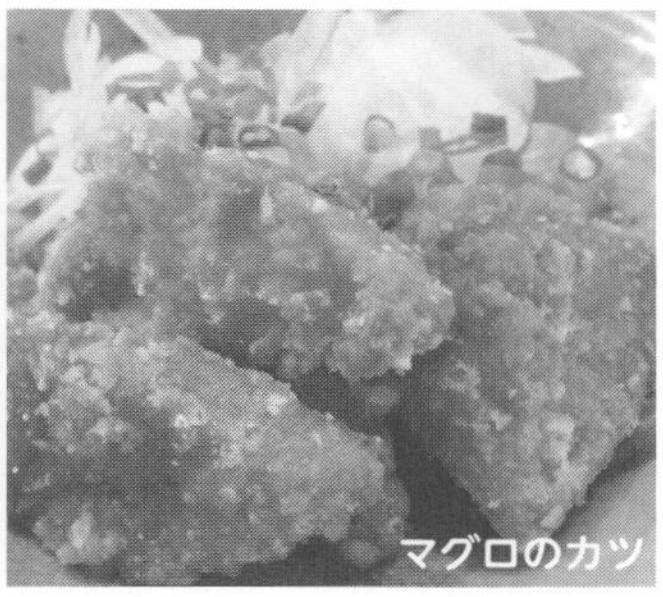
マグロのカツ

ビタミンB12

葉酸と協力して、赤血球が正常に分化するのを助ける作用があるため、葉酸と一緒に補給することで貧血症状の改善が期待できます。マグロの赤身やチーズなどに含まれています。

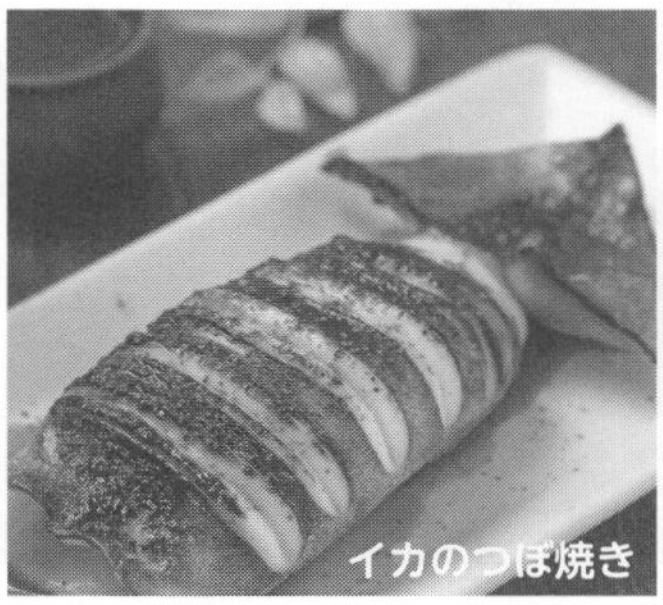
イカのつぼ焼き

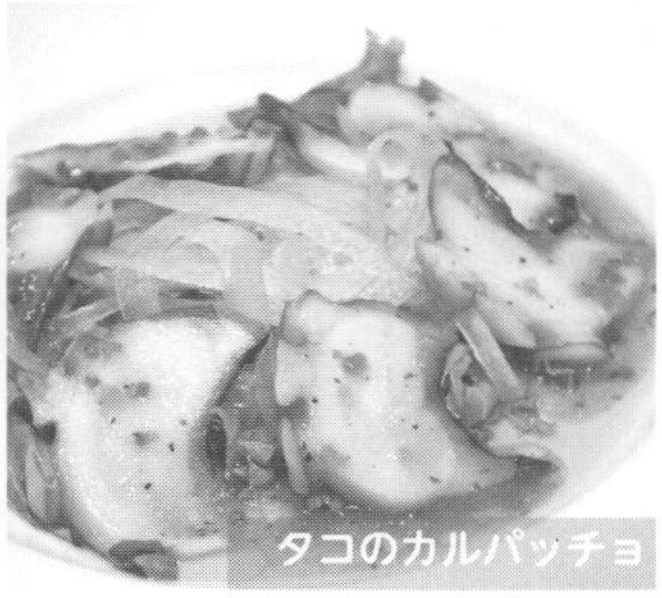
タコのカルパッチョ

タウリン

コレステロールの代謝を促し、血液をサラサラにする効果のあるタウリンは精巣上体に豊富にあり、不足すると精子の質の低下が心配されます。元気な精子を卵子に届けるために重要な栄養素です。タコやイカなどに豊富に含まれています。

vol.58

i-wish ママになりたい　相談コーナー

相談とお返事

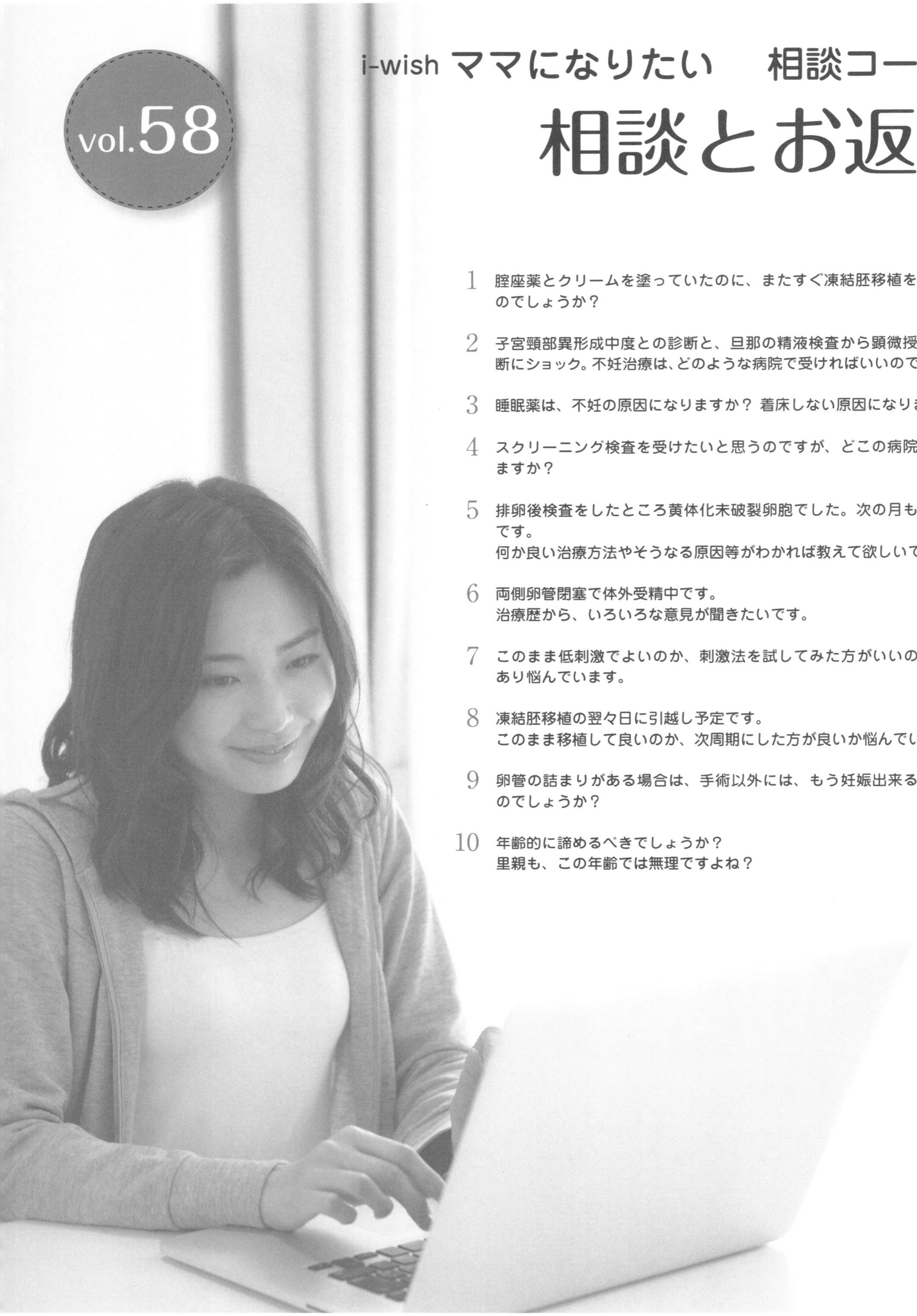

1 膣座薬とクリームを塗っていたのに、またすぐ凍結胚移植をしてもよいのでしょうか？

2 子宮頸部異形成中度との診断と、旦那の精液検査から顕微授精適応の診断にショック。不妊治療は、どのような病院で受ければいいのでしょうか？

3 睡眠薬は、不妊の原因になりますか？ 着床しない原因になりますか？

4 スクリーニング検査を受けたいと思うのですが、どこの病院で受けられますか？

5 排卵後検査をしたところ黄体化未破裂卵胞でした。次の月も…次の月もです。
何か良い治療方法やそうなる原因等がわかれば教えて欲しいです。

6 両側卵管閉塞で体外受精中です。
治療歴から、いろいろな意見が聞きたいです。

7 このまま低刺激でよいのか、刺激法を試してみた方がいいのか、年齢もあり悩んでいます。

8 凍結胚移植の翌々日に引越し予定です。
このまま移植して良いのか、次周期にした方が良いか悩んでいます。

9 卵管の詰まりがある場合は、手術以外には、もう妊娠出来る方法は無いのでしょうか？

10 年齢的に諦めるべきでしょうか？
里親も、この年齢では無理ですよね？

相談1

腟座薬とクリームを塗っていたのに、またすぐ凍結胚移植をしてもよいのでしょうか?

31~35歳・静岡県

現在体外受精を受けており、凍結胚移植を予定しています。先月も凍結胚移植を受けたのですが、陰性でした。

陰性判定後、生理が来る直前辺りから陰部の痒みがひどくカンジダではないかとのことで、体外受精を受けている医院で腟座薬が挿入され、クリームを数日塗っておりました。生理が終わる頃にはクリームも塗らず症状はなくなりましたが、腟座薬とクリームを塗っていたのに、またすぐ凍結胚移植してもよいのか不安があります。何も影響はないのでしょうか?

お返事

融解胚移植の判定日あたりから、陰部のかゆみが出て、カンジダの治療をされたのですね。移植後には抗生物質を服用するために、カンジダ菌が増殖してかゆみがでてくることがありますが、カビを減らすための治療ですので、次周期の治療に影響を与えることはありません。ただし、抵抗力が低下しているとカンジタが再発してしまうことがあります。

また、かゆみがあるときは、入浴時に陰部を石鹸でこすらずに、シャワーでよく洗い流すようにしましょう。

たっぷりの睡眠と、しっかりとした食事、そして、ストレスを減らし、免疫力をアップするように心がけてください。

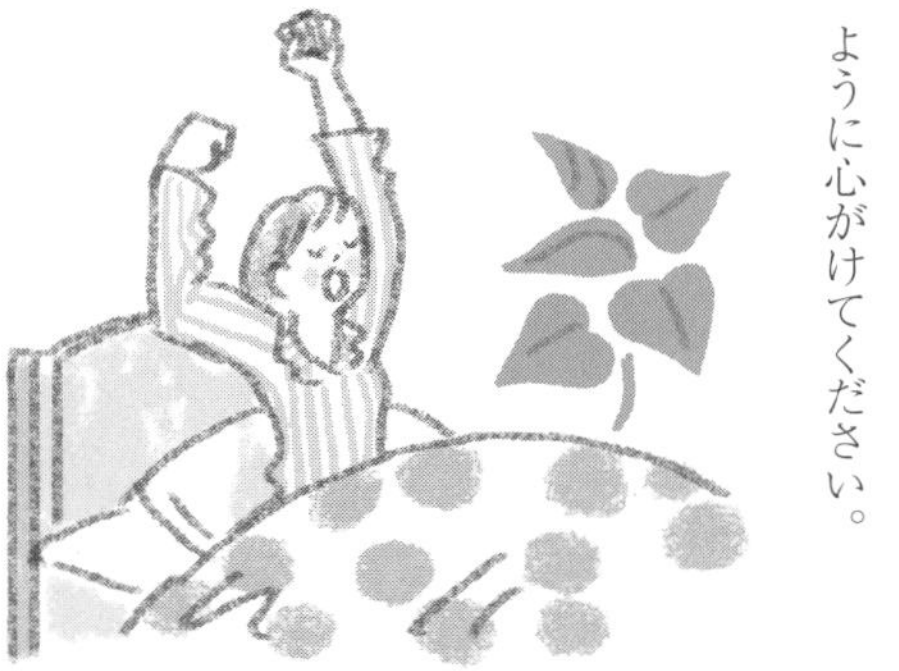

相談2

子宮頸部異形成中度との診断と、旦那の精液検査から顕微授精適応の診断にショック。不妊治療は、どのような病院で受ければいいのでしょうか?

36~40歳・愛知県

私は39歳、夫は40歳です。今年の7月で結婚して1年が過ぎました。

1月から妊活を始めようとしていた矢先、私の子宮頸部異形成中度が見つかりました。これからという時だったので、すごくショックを受け落胆してしまいました。病院は大学病院で、准教授の不妊担当の先生が主治医です。

病気の知識もなく、高齢なため、妊娠や出産に対して不安が大きかったので質問すると、こちらから聞く事に対して返答をしてもらえる感じでした。異形成についても大まかな説明はありましたが、医師からは癌になる前の前の段階だから不安になりすぎないようにとのことでした。

また、異形成はなくなる確率はあるのか聞いたところ、なくならないとハッキリ言われた事もショックでした。

妊活についてどうしていったらよいかの質問には、「詳しい検査結果(コルポ)が出てから」と言われモヤモヤしています。

私は元々精神的な病気もあり、突き詰めてしまう性格で自分で色々と調べては不安になる日々でした。そこで、もう一度病気と妊娠や出産の事を詳しく聞くために診察に行きました。

その日は女性医師で詳しく説明もしてくれ、異形成と妊娠とは別だから妊活しても大丈夫と言われ安堵したのを覚えています。

そこから定期検診を受け、異形成中度の今後の治療のことも(切除・レーザー手術)踏まえて一度、教授の先生に診てもらうことになり、病変の写真を見ながら説明を受け、治療を見送ることになりました。

それから数カ月間は自己流タイミングや排卵日検査薬などで妊活をしていましたが、妊娠には至らず高齢で時間もないので不妊検査を始めました。

すると、まずはじめに夫の精液検査で男性不妊がわかりました。量や数もすごく少なく運動率は5%という結果で、主治医からは顕微授精をするしかないねと言われました。その他の検査も、夫婦で受けることにしています。

検査と同時期に異形成の定期検診があり、先生からはなくならないとハッキリ言われていた異形成がなくなっていることがわかり、すごくビックリしました。定期検診は続けますが、こんなこともあるんだと感激しました。でも、男性不妊がわかり顕微授精しかないことはショックでした。

まだ私の不妊検査もこれからなので、問題も見つかるかもしれませんし、これから本格的な不妊治療になっていく事になりそうです。

今、体質改善やサプリメント・漢方など夫も禁煙を頑張ってくれています。

奇跡が起こることもあるかもしれないので希望を捨てず、今、自分達に出来ることを少しずつやっていこうと思っています。時には喧嘩にもなりますが、二人で向き合って頑張っていこうと話しています。

高齢の為、時間がなく焦りと不安にも襲われます。

今の状態で顕微授精となる・と、このまま主治医の元で不妊治療を進めて行くべきか不妊専門クリニックへ転院したほうが良いのか、すごく悩んでいます。

大学病院と不妊専門クリニックはどれくらい違うものなのでしょうか？

大学病院の実績を見ても医学的すぎて理解できず主治医は少しでも早く治療を進めていく感じな流れです。不妊専門クリニックの勉強会へは参加したりと準備は進めてはいますが、決めかねております。

大学病院の情報があまりないので、勉強会などあるのか聞いてみようと思っております。よろしくお願いします。

お返事

不妊治療を大学病院で受けるか、不妊専門クリニックで行うか悩んでいるのですね。異形成については、現在、落ち着いているようですのでよかったですね。今後の観察は必要になりますが、安定した状態が続くといいですね。

ご主人の検査の結果、男性不妊を指摘されたとのことですが、ご主人は、治療はされますか？

ご主人については、詳しい検査も必要でしょうし、必要に応じた治療もあるかもしれません。

大学病院では診療科がたくさんありますので、何かあった時の対応はすぐ可能になります。

大学病院などの大きな病院での不妊治療に関しては、患者数が多く待ち時間などが問題になることもありますし、休診日が土日・祝日になり、その時は不妊治療がお休みになります。

個人クリニックでは、休診日を設けていない施設や、休診日でも対応ができるように診療をしている施設もありますが、待ち時間については長くなるところも少なくありません。

大学病院でも不妊セミナーや勉強会を行っているところもありますから、一度、お尋ねになってみてください。どのような方法で治療を行っているのかを直接聞くことで、個人クリニックと比べてどちらがご自分に合う方法なのかを考えてみるといいでしょう。

個人クリニックでも男性不妊と一緒に診察を行っている施設もありますので、お二人で、同じ施設に通院することも可能かと思います。

セミナーや勉強会には、ぜひご夫婦で参加してください。

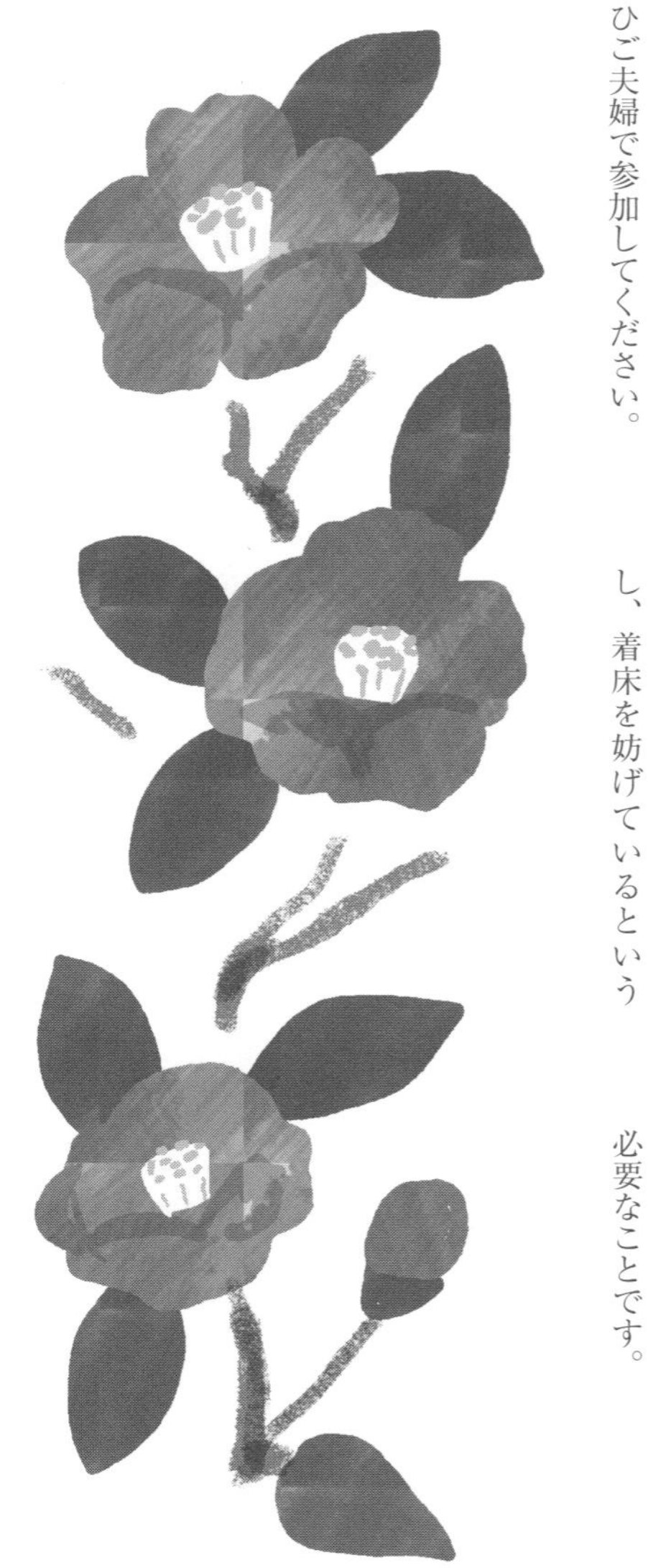

相談3 睡眠薬は、不妊の原因になりますか？ 着床しない原因になりますか？

36~40歳・長野県

人工受精2回目も生理がきてしまいダメでした。

私は、20代から不眠症で睡眠薬を服用しています。

睡眠薬は、不妊の原因になりますか？ 着床しない原因になりますか？

睡眠薬を服用している事は主治医には言いづらく話していません。

お返事

睡眠薬の影響で不妊症になるということはないと思いますし、着床を妨げているということもないと思います。

ただ、睡眠薬を妊娠中に服用してもよいのか、ということが心配ですから薬を処方している医師に確認しましょう。

また、不妊治療をしている医師にも薬を服用していることは報告しましょう。

言いづらいかもしれませんが、医師にとっても知っておきたい必要な情報ですし、あなたが自分自身のカラダを守るために、そして、生まれてくる赤ちゃんを守るためにも必要なことです。

相談4

スクリーニング検査を受けたいと思うのですが、どこの病院で受けられますか？

36～40歳・愛知県

不妊治療を始めて2年が経とうとしています。

今まで、採卵を2回、移植を7回しましたが未だ妊娠判定が貰えません。年齢のこともあり焦りがつのる毎日です。

受精卵は18個凍結出来て4ABが6つもありましたが、結果が出ません。スクリーニング検査をしたいのですが、どこの病院で対応して頂けるのでしょうか？

現在通っているクリニックでは、ERA検査は行ったからと言って結果に繋がるとは限らないという理由で、ほとんどの先生が勧めません。時間とお金を無駄にしないためにもと、すぐに次の移植を勧めます。

移植を何度も繰り返し、時間もお金もかけ、精神的にも辛いです。胚移植の結果が出ないから染色体のスクリーニング検査をしたいというのは、対象にならないようですが、出来れば私も試したいと思っています。どうでしょうか。

お返事

胚移植を何度もしているのに、どうして妊娠しないの？と、辛く思いますね。4ABの胚盤胞が6つあったにもかかわらず、妊娠という結果に結びつかないのは、なぜだろうという思いも十分に理解できます。

年齢的には、少し厳しい面もあろうかとは思いますが、胚盤胞としては4ABは良好だと思いますし、6回移植したら、妊娠できるだろうと考えてしまいますよね。

胚移植をしても、妊娠という結果につながらないことの大きな理由として卵子の質、胚の質があげられます。

もともと卵子に染色体異常があった場合、精子と出会って受精ができても染色体異常が解消されることはありません。また、卵子に染色体異常がなくても精子と出会って胚となった以降、卵割が進む中で染色体異常が起こることもあります。

これには女性の年齢が大きく関係してきますが、もともとどちらかに染色体の構造異常があった場合は確率が高くなります。

胚のグレードと胚の染色体異常が必ずイコールで結ばれるのであれば、グレードのよい胚を移植すること＝染色体異常がない胚といえるわけですが、実際にはグレードのよい胚の中にも染色体異常は存在しています。

ですから、不妊治療をしているしていないに関わらず、それが流産につながったり、障害を持った子が生まれてくることにつながっています。

しかし、グレードのよい胚は妊娠率も高く、生産率（生きて赤ちゃんが生まれてくる確率）も高いことがわかっています。イコールではないにしろ、グレードのよい胚であれば妊娠する確率は高いわけです。

そこで、次に考えられることとして、子宮は胚を受け入れる態勢が整っているのか？タイミングはあっているのか？ということがあげられるでしょう。

凍結胚を移植する際には、

1、自然な排卵を確認して移植する方法

2、飲み薬の排卵誘発剤を使用して排卵をさせてから移植する方法

3、ホルモン補充をして子宮内膜を整えて移植する方法

などがあります。

これまで行った方法を再検討しながら、自分にあった方法は何かを考えることも大事です。

同じ方法を繰り返し行うことが有効なのか、医師に提案されることと併せて、「他に何か有効な手立てはないのか？」を確認してみてください。

ERA検査は、とくに凍結融解胚移植をする際の子宮内膜と胚の時間的なズレを解消することに役立ちます。

ERA検査で「時間的なズレがある」となった場合には、ズレた時間を解消して移植をすれば妊娠に結びつくかもしれません。妊娠に結びつけば、元気でいい胚だったことがわかります。また、これまで移植した胚も時間的なズレを解消することで妊娠できていたかもしれないとも考えられますが、それはわかりません。

しかし、「時間的なズレはない」となった場合には、胚の質に問題があったということになるでしょう。そのため、それ以降の胚移植についても、これまでと同じタイミングで移植することになり、妊娠が成立しなければ胚の質の問題として考えられると思います。

しかし、なかには、受け入れる母体に問題があるケースもあります。

原因が明らかでない体外受精の反復不成功症例の中には、胚や胎児に対する拒絶反応が

強く、着床が完了せずに妊娠反応が陽性にならないケースもあるようです。さまざまな検査後、拒絶反応が強いということがわかれば、投薬治療が行われます。

　また、子宮内膜が厚くならないことが要因になっている場合にはPRP療法があります。PRP療法は、自分自身の血液から抽出した高濃度の血小板を子宮内に注入する方法で、子宮内膜が十分に厚くなることが期待できることにより、胚が着床しやすくなる可能性が高くなると考えられています。まだ新しく治療の症例も少なく、また高額な治療です。

　胚に対する拒絶反応への治療、またPRP療法については行っている治療施設も多くはありませんが、オフィシャルのホームページには案内がありますので調べてみてください。

　着床前診断は、体外受精によって得られた胚の一部の細胞の遺伝子解析や染色体解析を行うことをいいます。染色体異常や遺伝子に変異のなかった胚を子宮に戻すことで流産を防ぐことができます。

　この着床前診断の対象となるのは、夫婦のどちらかに染色体の構造異常があることで、胚にも構造異常が起こり流産を繰り返す方。または、重篤な遺伝性疾患があり、子どもにも遺伝する可能性がある方になります。

　つまり、どちらかの要因があることが着床前診断の対象になりますから、胚移植をして妊娠反応が陽性にならないケースは、相談をしても着床前診断の対象にはならないといわれるかと思います。

　また、着床前診断が相当であるという話になっても、日本産科婦人科学会へ申請、承認されるまでに半年以上がかかります。ですから「着床前診断をやりたい！」「はい、わかりました。」というようにはいきませんし、対象がもう少し広がるのではないか？ともいわれていますが、まだ日本産科婦人科学会の発表がありません。

　通院している治療施設に、遺伝カウンセリング外来があれば、一度、受診してみてはいかがでしょうか。

　今、できること、考えられることとして、夫婦のどちらかに染色体の構造異常がないか血液から確認することも1つと思います。

　ERA検査や胚の拒絶反応の治療、PRP療法などいろいろな方法はありますし、それを賛否も含めて採用するかどうかは、医師の考えによります。

　あなたが、納得した治療を受けるためには、いろいろと医師と話をして、次の治療周期を念入りに模索してもらうようにしてもらうことも大切ではないかと思います。

　いつか生まれてくる赤ちゃんのために、ぜひ、いろいろ検討してみてください。

相談5

排卵後検査をしたところ黄体化未破裂卵胞でした。次の月も…次の月もです。何か良い治療方法やそうなる原因等がわかれば教えて欲しいです。

26～30歳・長野県

　昨年の夏頃から妊娠を希望してクリニックにて通院しています。

　検査の結果、何の異常もありませんでしたが、排卵後検査をしたところ黄体化未破裂卵胞でした。

　たまたまその月がその症状だと思っていましたが、次も…次の月もです。

　担当医からは、しばらくこのままタイミングをやる方針だと伺っています。

　治療方法もなく、次は体外受精しか対応がないと言われています。

　黄体化未破裂卵胞は、体外受精しか望みがないのでしょうか。

　何でも良いです。何か治療方法や原因等がわかれば教えていただきたいです。

お返事

黄体化未破裂卵胞が3周期も続くと不安になりますね。

　卵胞は成熟すると、脳からの命令で排卵が起こります。しかし、時には排卵せずに未破裂の状態で残ってしまうことがあり、これを黄体化未破裂卵胞と呼びます。

　連続して排卵していないとなると自然に近い状態でのタイミングや人工授精では妊娠成立は難しくなります。

　では、なぜ排卵ができないのか？というと、実際には卵胞が成熟していないということもあります。これは、血液検査や卵胞の大きさを測ってみることでわかります。

　排卵誘発剤で卵胞の成長を助け、また排卵を手助けする方法として、hCGの注射を使用すると排卵が起こりやすくなることもあります。

何もしないでタイミングをとるよりは、何らかのサポートを行ったほうがよいのかもしれませんね。

精子に問題もなく、卵管の疎通性にも問題がなく、フーナーテストの結果が良好であれば、人工授精は有効ではないと考えられますので、次の治療は体外受精が勧められると思います。

まずは、卵胞の成長を助け、排卵時のサポートをするなどの方法を医師に相談されてはいかがでしょう。

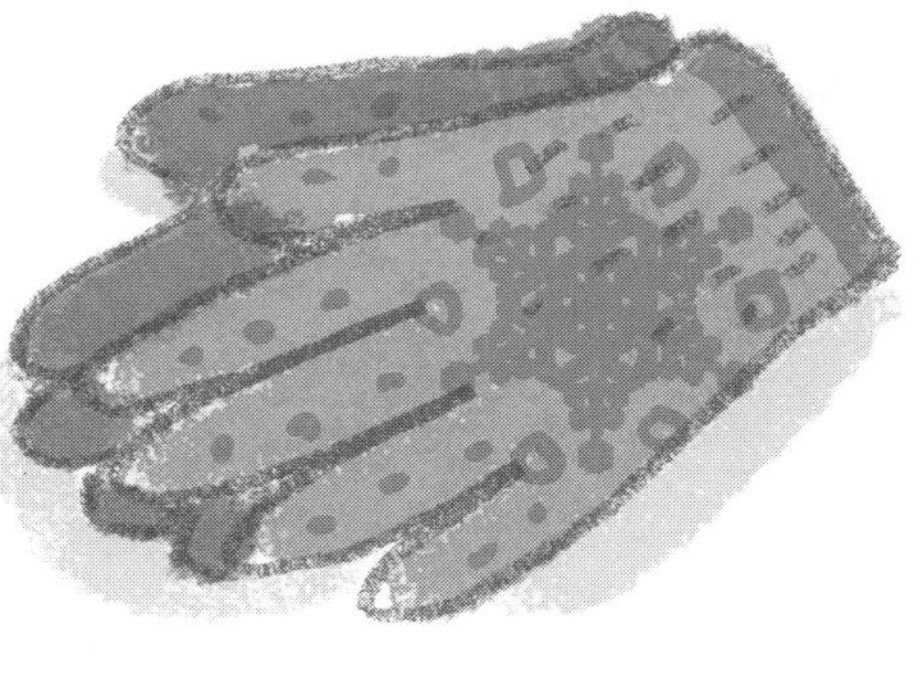

相談6

両側卵管閉塞で体外受精中です。治療歴から、いろいろな意見が聞きたいです。

36〜40歳・神奈川県

両側卵管閉塞で体外受精をしています。

2回の体外受精で1度目は生化学的妊娠（化学流産）、2度目は6月に8週で稽留流産になり、自然排出をして、2回生理を見送りました。

血中hCGも下がったので再度採卵をする為に2カ月調整周期に入っていました。

9／6に排卵に向かっているということで、スプレキュアをして9／7に排卵をしたようです。スプレキュアをした夜に夫婦生活があり、9／7の夜からプラノバールを12日間服用し、生理3日目の9／25に受診をしたら、妊娠反応があり困惑しています。

卵管閉塞なのに自然妊娠をして、スプレキュアやピルを飲んでいて問題ないのか、生理開始日からの日数を考えると成熟卵ではないのに、スプレキュアで排卵させた卵子と受精して問題ないのかが一番心配です。

主治医は、今の時点では継続する可能性があると言い、それ以上は聞けませんでした。

4週4日でhCG644でした。

いろいろな意見が聞きたくご相談しました。

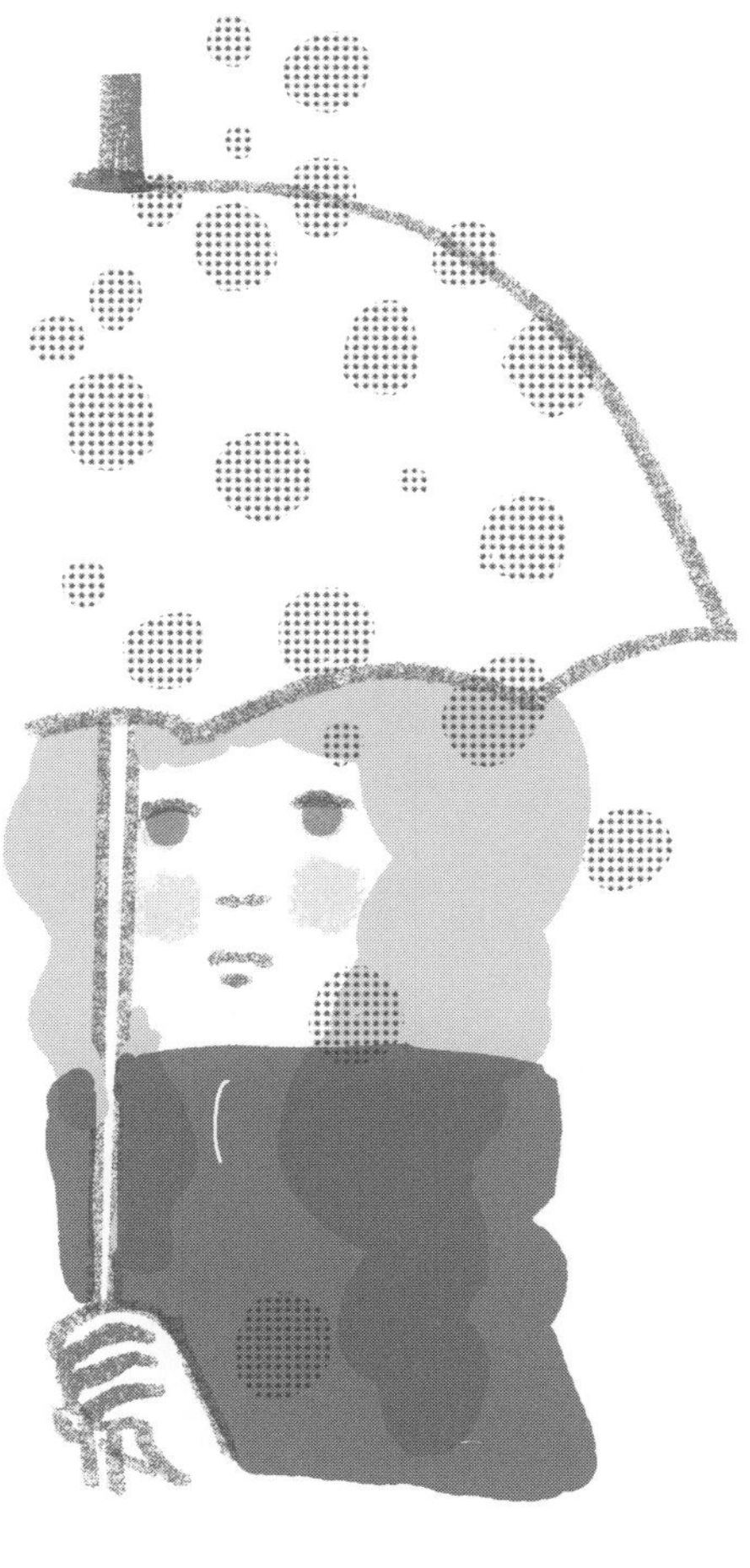

お返事

両側卵管閉塞にて体外受精を行い、流産後のスタート周期で自然妊娠の確認をされたのですね。

検査上で卵管閉塞が疑われる場合でも、わずかに疎通性が認められる場合には、自然妊娠することもあります。

こうした場合、検査では閉塞しているようにみられることがあります。

今回、排卵あたりでタイミングをとり、妊娠成立されたとのことですので、排卵された卵子は成熟卵であったということになります。

未熟性の卵子では、受精は起こりません。

使用されたスプレキュアは、排卵を促すためですから、影響は特に心配ないのではないかと思います。

プラノバールに関しても、12日間の服用ですし、卵胞ホルモンと黄体ホルモンの混合剤ですので、絶対ということはありませんが、この影響もあまり心配いらないと思います。

今回、受精してできた受精卵の生命力が強ければ、きっと良い結果になるはずですから、生命力を信じましょう。

不安なことは医師に確認し安心できる妊娠ライフをお過ごしください。

相談7

このまま低刺激でよいのか、刺激法を試してみた方がいいのか、年齢もあり悩んでいます。

36〜40歳・東京都

35歳の時に多嚢胞で成熟卵がなかなか採れず、2回の採卵はGV期のみ。3回目の採卵でMI期がやっと採れ妊娠に至りました。

現在、2人目を授かりたいと前回と同じ不妊治療専門クリニックにて採卵をしましたが、またもやGV期の卵子のみで、体外培養をしても成長が見られませんでした。フェマーラのみの処方で筋肉注射もない方法だったので期待はしていませんでした。これからまた未成熟卵ばかりの採卵になり、月日ばかりが経つのはしんどいので、刺激法を行っているクリニックへ転院した方がよいのかなと考え始めています。

1人目の際は、低刺激になるのかわかりませんが、筋肉注射を生理3日目から採卵までの間に3〜4回程打ちました。このまま低刺激でよいのか刺激法を試してみた方がいいのかできる回数にも限りがあるので、今とても悩んでいます。ご意見頂けると有り難いです

お返事

二人目のお子様を希望しているのですね。

多嚢胞性卵巣とのことですので、成熟卵を採取することが少し難しいということもあるのでしょう。

通院されているクリニックで刺激法をしていなくても、一度、相談をされてみてもいいと思います。また、低刺激法でも卵胞成熟の薬を点鼻薬にするのか、注射にするのか、あるいは、両方を使うということもあります。薬の反応は異なっているので、どの方法をした時に成熟卵がたくさん採れるかをみる必要もあるかと思います。

施設によっては、いろいろな方法を試しながらというところもあります。

また、よく耳にすることではありますが、転院をすることで良い結果につながることもあるのかもしれません。

決して安くはない治療ですので、後悔しない方法を選択されるのがよいのではないでしょうか。

別の施設の体外受精勉強会や説明会などに参加してみてから転院を考えてもいいと思います。

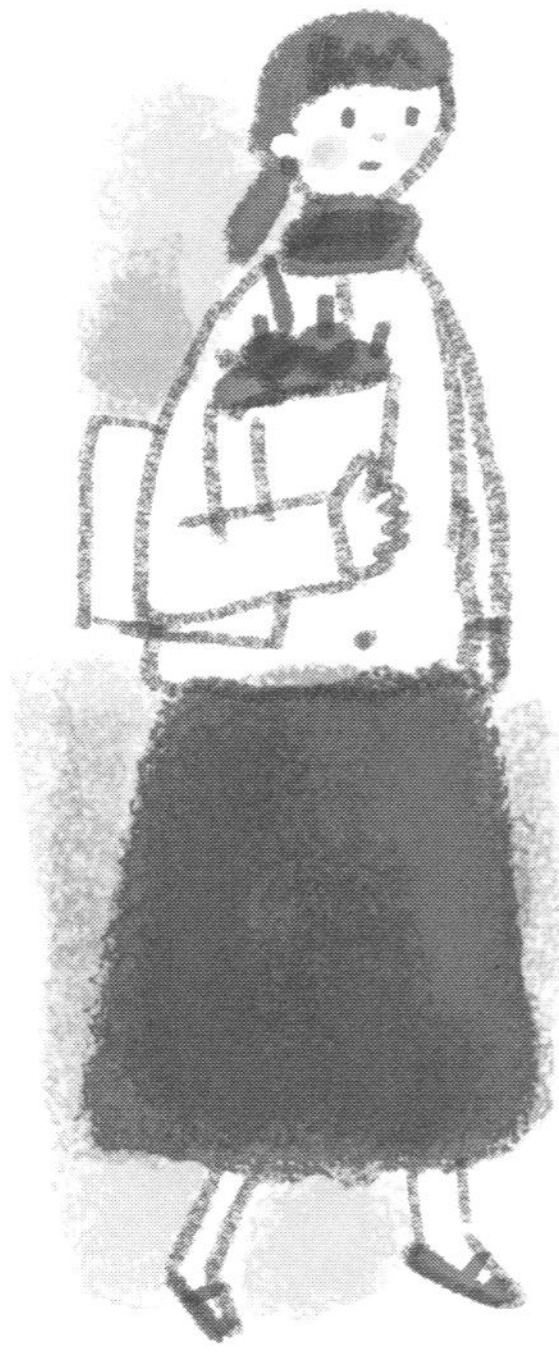

相談8

凍結胚移植の翌々日に引越し予定です。このまま移植して良いのか、次周期にした方が良いか悩んでいます。

31〜35歳・千葉県

凍結胚移植の翌々日に、長距離の車移動、約3週間後に市内間での引越しが決まっています。

今周期は、タイミングだけにして胚移植は次周期にした方が良いのか、それとも可能性にかけて移植した方が良いのか迷っています。

1年前に5回目の体外受精の結果、7週で絨毛膜下血腫のため流産し、今年7月に内膜症の開腹手術をしてから初めての生理周期です。

凍結胚が残り1つなのもあり、安静にできない環境に不安がありつつ、術後で子宮や卵巣の状態は良いと言われ、悩んでいます。もちろん、1カ月でも早く妊娠したい気持ちもあります。

もしも妊娠できた場合、引越しの荷造りや掃除などでまた流産してしまわないか、前回同様、切迫流産で寝たきりになってしまわないか、という心配があります。

ダメだったら卵子、胚の問題という認識もあるのですが、判定日まで、また、判定後も、色々と気にしてしまいそうで悩んでいます。

どちらが良いでしょうか?

お返事

凍結胚移植を引っ越しの後にしようか悩んでいるのですね。移植後に長距離の移動や引っ越しなどの荷造りで重いものを運んだりとなにかと力を使う仕事が多くなってきて心配に思いますね。

移植後の生活については、いつもと同じような生活をしていて問題はないのですが、気が焦ったり、心配を重ねるよりは、引っ越しを済まされ、新居で新たな気持ちで移植を

されるほうが良いのではないかと思います。

大切な凍結胚ですので、大事をとってはいかがでしょう。

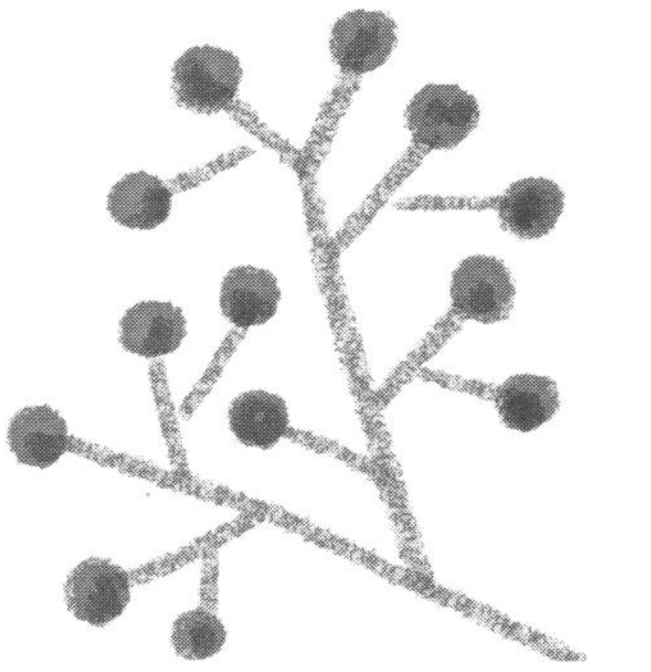

相談9

卵管の詰まりがある場合は、手術以外には、もう妊娠出来る方法は無いのでしょうか?

36～40歳・埼玉県

2人目がなかなか授かれず、不妊治療（タイミング法）を続けて2年ほど過ぎましたが、良い結果につながらず、もう少しで36歳になるため、悩んでいます。主人は42歳です。

お互いに年齢的なこともあり、毎月タイミングを病院で診てもらっても、1回くらいしか取れないこと、私が右側の卵管の詰まりがあり、自然妊娠しづらいと言われたことなど、不安要素は多々あります。病院も以前は、不妊専門の病院に通っていたのですが、金銭的にもスケジュール的にも大変で、痛い注射や採血など、頑張っていても報われない状態が続き、精神的にまいってしまい、普通の産婦人科へと転院しました。不妊専門の病院ではないので、果たしてこのままでいいのか、やはり、不妊専門の病院に通うべきなのか悩んでいます。

次にまた専門の病院に通うとしたら、卵管の詰まりを改善するFTという手術を検討しようと考えていますが、その手術が出来る病院が限られているようで、実際に通って治療や手術が出来るのか、それもまた不安だらけです。卵管の詰まりがある場合は、手術以外には、もう妊娠出来る方法は無いのでしょうか?

体外受精を以前通っていた病院では毎回勧められたのですが、高額であったり、主人の更なる協力が必要になったり、今は体外受精までは勇気がありません。

お返事

二人目のお子様を希望され、不妊治療の施設から、現在は産婦人科で治療を行っているのですね。

片側の卵管閉塞があり、FT治療を考えているとのことですが、もう片側の卵管の疎通性に問題がなければ、自然妊娠が成立する確率は同じですので、可能性はあるかと思います。

FT手術を行った場合、手術後に再閉塞する可能性もあり、その期間は手術後すぐにということもあれば、半年、1年開通していることもあります。

タイミングの期間が2年経過しているとのことですので、何らかの不妊要因がある可能性もあります。

性生活の頻度は、週2～3くらいにしてタイミングをとっていくようにできるといいですね。排卵日だけ精子を射出するとなると、精子のコンディションとしては良い状態とはいえないかもしれません。

タイミングをとる、1週間くらい前には一度射出しておいたほうが精子の状態は良くなります。

または、精液検査が必要になり、ご主人の協力は不可欠ですが、人工授精を行ってみてもよいかもしれませんね。

体外受精は考えていないようですが、自治体の支援もありますので、確認されるとよいでしょう。

体外受精も回数を決めて、身体に優しい方法で行うことも可能ですので、二人目の赤ちゃんに向け後悔しない方法を考えていきましょう。

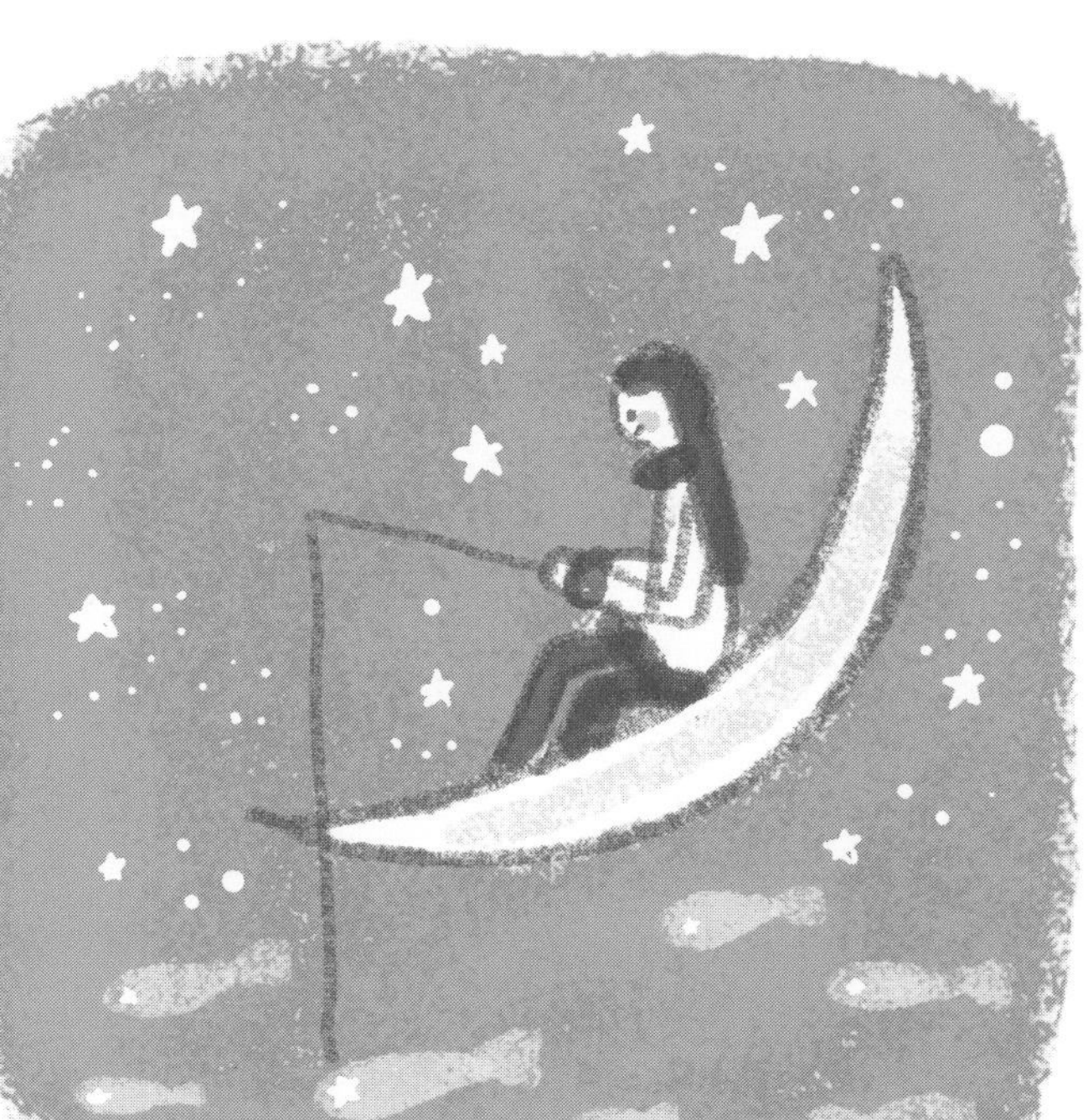

相談10
年齢的に諦めるべきでしょうか？里親も、この年齢では無理ですよね？

41～45歳・東京都

私は45歳で、主人は46歳になります。

主人とお付き合いを始めて、まもなく自然妊娠しました。しかし、心拍を確認した後の9週目に流産しました。

すぐに病院に行き、人工授精を1回、体外受精を2回、タイミングも試しましたが、妊娠に至りません。

年齢的に諦めるべきでしょうか？

里親も、この年齢では無理ですよね？

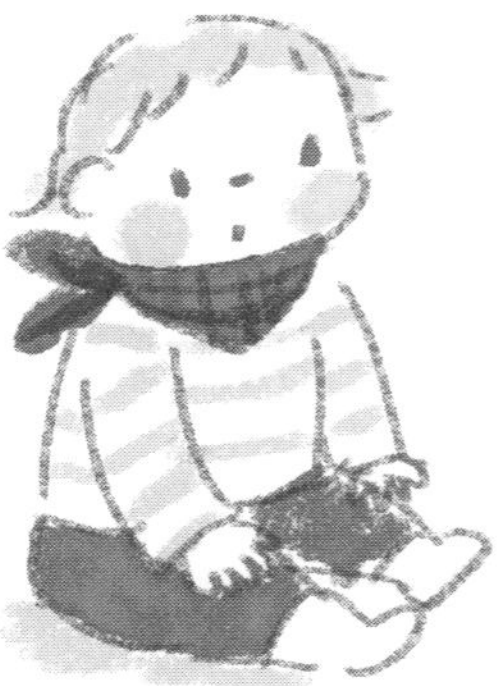

お返事

女性の妊娠する力は、年齢が大きな要因を持っています。

年齢を重ねて心配になってくるのは、卵子の質と閉経を迎えることもあげられます。

今後も治療を継続する中で、絶対に妊娠できないということではありませんが、チャンスがあるのであれば、後悔しないためにも取り組むことは大事かと思います。

また、回数を決めて、それを目安に考えてもよいのかもしれません。その回数を考えながら、後悔のないようにしていただくのも一つの方法と思います。

また、不妊治療後にも、自然妊娠されるケースがありますので、週に2～3回程度、性生活を持つようにすることで、質の良い卵子が排卵された周期には、妊娠する可能性があるかもしれません。なるべく多くの周期でチャレンジしてみることも大切だと思います。

里親制度は、子どもを一時的に養育する制度です。基本的に、里親の年齢については、25歳以上であれば可能です。

自治体によって取り組み方に違いもありますので、住民票のある自治体にご相談されるとよいと思います。

また、特別養子縁組については、多くの民間団体がありますが、子どもと育ての親との年齢差に開きがある場合には難しくなるかもしれません。

団体によって対象となる夫婦の要件に違いがありますので、ホームページで確認したり、問い合わせをしてみてください。

治療の終結については、体験者の集まる会などに参加されると、いろいろな思いや夫婦の考え方に触れられると思います。

ご夫婦で話し合ってみて、ふたりが幸せな生活を送れる方法を見つけられることを祈っています。

特別養子縁組とは

特別養子縁組

特別養子縁組は、育ての親と特別養子縁組をすることで、実親との間の親子関係が終了します。（1）実親の同意、（2）養親の年齢、（3）養子の年齢、（4）半年間の監護の要件を満たす場合に、家庭裁判所の決定を受けることで成立します。

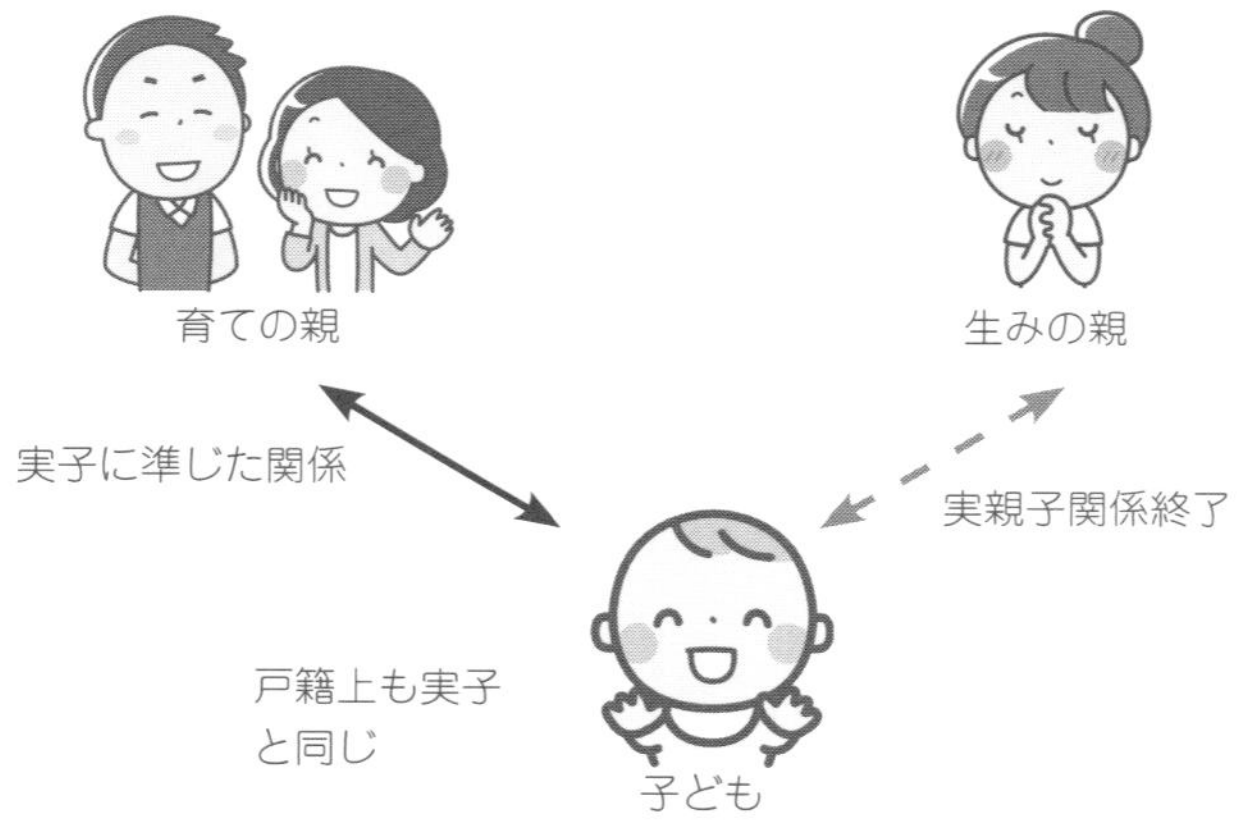

里親制度

いろいろな事情により家庭で暮らせない子どもたちを、自分の家庭に迎え入れて養育する人のことを里親といいます。 里親制度は、児童福祉法に基づいて、里親となることを希望する方に子どもの養育をお願いする制度です。養育する児童は、基本的に乳児から18歳までです。

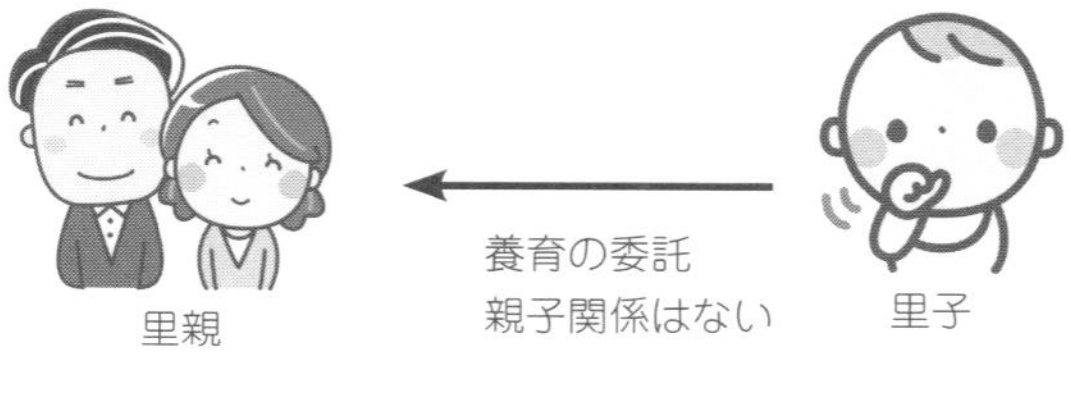

LIST

全国の不妊治療 病院＆クリニック 2019

最寄りの病院（クリニック）はどこにあるの…？
あなたの街で不妊治療を受けるためのお役立ち情報です
より詳しく紹介したピックアップガイダンスは
以下の内容にてご案内しています

●印は日本産科婦人科学会に生殖補助医療実施施設として登録のある病院・クリニックです。
ただし、編集部のアンケート調査から実績上の理由等により、一部、表記に違いがあります。
また、無登録でも生殖補助医療を行っている施設もありますので詳しくは直接ご確認下さい。

病院情報、ピックアップガイダンスの見方／各項目のチェックについて

●あいうえおクリニック
Tel.000-000-0000　あいうえお市000-000　since 1999.5

医師2名　培養士2名
心理士1名(内部)

診療日	月	火	水	木	金	土	日	祝祭日
am	●	●	●	●	●	●		
pm	●		●		●			

予約受付時間　8・9・10・11・12・13・14・15・16・17・18・19・20・21・22時

◆倫理・厳守宣言
医師／する ……■
培養士／する ……■

ブライダルチェック＝○　婦人科検診＝○

夫婦での診療 …………●
患者への治療説明 ……●
使用医薬品の説明 ……●
治療費の詳細公開 ……●
治療費助成金扱い …有り
タイミング療法…………●
人工授精 ………………●
人工授精 (AID) …………×
体外受精 ………………●

顕微授精 ………………●
自然・低刺激周期採卵法 ○
刺激周期採卵法(FSH,hMG) ●
凍結保存 ………………●
男性不妊 ○連携施設あり
不育症 …………………×
妊婦検診 ………10週まで
2人目不妊通院配慮 ……●
腹腔鏡検査 ……………×

漢方薬の扱い …………×
新薬の使用 ……………△
カウンセリング ………△
運動指導 ………………×
食事指導 ………………×
女性医師がいる ………×

料金目安
初診費用　2500円～
体外受精費用　35万～40万
顕微授精費用　40万～45万

私たちの街のクリニック紹介コーナーにピックアップガイダンスを設けました。ピックアップガイダンスは不妊治療情報センター・funin.info（不妊インフォ）にある情報内で公開掲載を希望されたあなたの街の施設です。

◆倫理・厳守宣言 ってな～に？

不妊治療では、精子や卵子という生命の根源を人為的に操作する行為が含まれます。倫理的にも十分気をつけなければならない面がありますから、その確認の意志表示を求めました。読者や社会への伝言として設けてみました。ノーチェックは□、チェックは■です。ご参考に！

ただし、未チェックだからといって倫理がないというわけではありません。社会での基準不足から、回答に躊躇していたり、チェックして後で何かあったら…と心配されての結果かもしれません。ともかく医療現場でのこの意識は大切であって欲しいですね。

◆ブライダルチェック ってな～に？

結婚を控えている方、すでに結婚され妊娠したいと考えている方、または将来の結婚に備えてチェックをしたい方などが、あらかじめ妊娠や分娩を妨げる婦人科的疾患や問題を検査することです。女性ばかりでなく男性もまた検査を受けておく対象となります。

◆料金目安 この見方って？

初診費用は、検査をするかどうか、また保険適用内かどうかでも違ってきます。一般的な目安としてご覧ください。数百円レベルの記載の所は、次回からの診療でより詳しく検査が行なわれるものと考えましょう。

顕微授精は体外受精プラス費用の回答をいただいた場合にはプラスを表示させていただきました。

○＝実施している
●＝常に力を入れて実施している
△＝検討中である
×＝実施していない

病院選びや受診時のご参考に！

不妊治療費助成制度が全国的に実施される中、患者様がより安心して受診でき、信頼できる病院情報が求められています。この情報にはいろいろな要素が含まれます。ピックアップガイダンスの内容を見ながら、あなたの受診、病院への問合せなどに前向きに、無駄のない治療をおすすめ下さい！

● 大館市立総合病院 Tel.0186-42-5370 大館市豊町

山形

山形市立病院済生館 Tel.023-625-5555 山形市七日町
● 川越医院 Tel.023-641-6467 山形市大手町
● 山形済生病院 Tel.023-682-1111 山形市沖町
レディースクリニック高山 Tel.023-674-0815 山形市嶋北
● 山形大学医学部附属病院 Tel.023-628-1122 山形市飯田西
国井クリニック Tel.0237-84-4103 寒河江市中郷
● ゆめクリニック Tel.0238-26-1537 米沢市東
米沢市立病院 Tel.0238-22-2450 米沢市相生町
● すこやかレディースクリニック Tel.0235-22-8418 鶴岡市東原町
たんぽぽクリニック Tel.0235-25-6000 鶴岡市大字日枝
● 山形県立河北病院 Tel.0237-73-3131 西村山郡河北町

宮城

● 京野アートクリニック Tel.022-722-8841 仙台市青葉区
● 東北大学病院 Tel.022-717-7000 仙台市青葉区
桜ヒルズウイメンズクリニック Tel.022-279-3367 仙台市青葉区
● たんぽぽレディースクリニックあすと長町 Tel.022-738-7753 仙台市太白区
● 仙台ソレイユ母子クリニック Tel.022-248-5001 仙台市太白区
● 東北医科薬科大学病院 Tel.022-259-1221 仙台市宮城野区
● 仙台ARTクリニック Tel.022-741-8851 仙台市宮城野区
うつみレディスクリニック Tel.0225-84-2868 東松島市赤井
大井産婦人科医院 Tel.022-362-3231 塩竈市新富町
● スズキ記念病院 Tel.0223-23-3111 岩沼市里の杜

福島

● いちかわクリニック Tel.024-554-0303 福島市南矢野目
● 福島県立医科大学附属病院 Tel.024-547-1111 福島市光が丘
● アートクリニック産婦人科 Tel.024-523-1132 福島市栄町
福島赤十字病院 Tel.024-534-6101 福島市入江町
● あべウイメンズクリニック Tel.024-923-4188 郡山市富久山町
● ひさこファミリークリニック Tel.024-952-4415 郡山市中ノ目

● 慶愛病院 Tel.0155-22-4188 帯広市東3条
釧路赤十字病院 Tel.0154-22-7171 釧路市新栄町
● 北見レディースクリニック Tel.0157-31-0303 北見市大通東
● 中村記念愛成病院 Tel.0157-24-8131 北見市高栄東町

青森

● エフ. クリニック Tel.017-729-4103 青森市浜田
● レディスクリニック・セントセシリア Tel.017-738-0321 青森市筒井八ツ橋
青森県立中央病院 Tel.017-726-8111 青森市東造道
● 八戸クリニック Tel.0178-22-7725 八戸市柏崎
● 婦人科 さかもとともみクリニック Tel.0172-29-5080 弘前市早稲田
● 弘前大学医学部付属病院 Tel.0172-33-5111 弘前市本町
安斎レディスクリニック Tel.0173-33-1103 五所川原市一ツ谷

岩手

● 岩手医科大学付属病院 Tel.019-651-5111 盛岡市内丸
畑山レディスクリニック Tel.019-613-7004 盛岡市北飯岡
● 京野アートクリニック 盛岡 Tel.019-613-4124 盛岡市盛岡駅前通
● さくらウイメンズクリニック Tel.019-621-4141 盛岡市中ノ橋通
産科婦人科吉田医院 Tel.019-622-9433 盛岡市若園町
平間産婦人科 Tel.0197-24-6601 奥州市水沢区
岩手県立二戸病院 Tel.0195-23-2191 二戸市堀野

秋田

藤盛レィディーズクリニック Tel.018-884-3939 秋田市東通仲町
中通総合病院 Tel.018-833-1122 秋田市南通みその町
● 秋田大学医学部附属病院 Tel.018-834-1111 秋田市広面
● 清水産婦人科クリニック Tel.018-893-5655 秋田市広面
市立秋田総合病院 Tel.018-823-4171 秋田市川元松丘町
秋田赤十字病院 Tel.018-829-5000 秋田市上北手猿田
あきたレディースクリニック安田 Tel.018-857-4055 秋田市土崎港中央
池田産婦人科クリニック Tel.0183-73-0100 湯沢市字両神
● 大曲母子医院 Tel.0187-63-2288 大曲市福住町
佐藤レディースクリニック Tel.0187-86-0311 大仙市戸蒔

北海道

● エナ麻生ARTクリニック Tel.011-792-8850 札幌市北区
● さっぽろARTクリニック Tel.011-700-5880 札幌市北区
● 北海道大学病院 Tel.011-716-1161 札幌市北区
● さっぽろARTクリニックn24 Tel.011-792-6691 札幌市北区
● 札幌白石産科婦人科病院 Tel.011-862-7211 札幌市白石区
● 青葉産婦人科クリニック Tel.011-893-3207 札幌市厚別区
● 五輪橋マタニティクリニック Tel.011-571-3110 札幌市南区
● 手稲渓仁会病院 Tel.011-681-8111 札幌市手稲区
● セントベビークリニック Tel.011-215-0880 札幌市中央区
● 金山生殖医療クリニック Tel.011-200-1122 札幌市中央区
● 円山レディースクリニック Tel.011-614-0800 札幌市中央区
● 時計台記念クリニック Tel.011-251-1221 札幌市中央区
● 神谷レディースクリニック Tel.011-231-2722 札幌市中央区
● 札幌厚生病院 Tel.011-261-5331 札幌市中央区
● 斗南病院 Tel.011-231-2121 札幌市中央区
● 札幌医科大学医学部付属病院 Tel.011-611-2111 札幌市中央区
● 中央メディカルクリニック Tel.011-222-0120 札幌市中央区
● おおこうち産婦人科 Tel.011-233-4103 札幌市中央区
● 福住産科婦人科クリニック Tel.011-836-1188 札幌市豊平区
● KKR札幌医療センター Tel.011-822-1811 札幌市豊平区
● 美加レディースクリニック Tel.011-833-7773 札幌市豊平区
琴似産科婦人科クリニック Tel.011-612-5611 札幌市西区
● 札幌東豊病院 Tel.011-704-3911 札幌市東区
● 秋山記念病院 Tel.0138-46-6660 函館市石川町
製鉄記念室蘭病院 Tel.0143-44-4650 室蘭市知利別町
● 岩城産婦人科 Tel.0144-38-3800 苫小牧市緑町
● とまこまいレディースクリニック Tel.0144-73-5353 苫小牧市弥生町
● レディースクリニックぬまのはた Tel.0144-53-0303 苫小牧市北栄町
● 森産科婦人科病院 Tel.0166-22-6125 旭川市7条
● みずうち産科婦人科医院 Tel.0166-31-6713 旭川市豊岡4条
● 旭川医科大学附属病院 Tel.0166-65-2111 旭川市緑が丘
帯広厚生病院 Tel.0155-24-4161 帯広市西6条

●印は日本産科婦人科学会のART登録施設で、体外受精の診療を行っている施設です（2019年12月現在）

北海道地区／ ピックアップ クリニックガイダンス

北海道

●金山生殖医療クリニック

札幌市

Tel.011-200-1122 札幌市中央区北一条西4-1-1 三甲大通公園ビル2F since 2017.4

医師1名 培養士2名
心理士0名

◆倫理・厳守宣言
医　師/する…■
培養士/する…■

診療日		月	火	水	木	金	土	日	祝祭日
	am	●	●	●	●	●	●	▲	
	pm	●	★		★	●			

予約受付時間 7・8・9・10・11・12・13・14・15・16・17・18・19・20・21・22時

ブライダルチェック＝○　婦人科検診＝×

月・金曜午後13～15時、火・木曜午後16～19時、水・土曜13時まで、日曜隔週

夫婦での診療 …………●
患者への治療説明 ……●
使用医薬品の説明 ……●
治療費の詳細公開 ……●
治療費助成金扱い ……●
タイミング療法 ………●
人工授精 ………………●
人工授精（AID） ………×
体外受精 ………………●

顕微授精 ………………●
自然・低刺激周期採卵法 ●
刺激周期採卵法(FSH,hMG) ○
凍結保存 ………………●
男性不妊 ………………●
不育症 …………………●
妊婦健診………○8週まで
2人目不妊通院配慮 …●
腹腔鏡検査 ……………×

漢方薬の扱い …………●
新薬の使用 ……………●
カウンセリング ………○
運動指導 ………………○
食事指導 ………………○
女性医師がいる ………●

料金目安
初診費用　2万円～（全検査実施で）
体外受精費用 26万円～
顕微授精費用 31万円～

関東

みやざきクリニック
Tel.0493-72-2233　比企郡小川町

千葉

高橋ウイメンズクリニック
Tel.043-243-8024　千葉市中央区

千葉メディカルセンター
Tel.043-261-5111　千葉市中央区

千葉大学医学部附属病院
Tel.043-226-2121　千葉市中央区

亀田IVFクリニック幕張
Tel.043-296-8141　千葉市美浜区

みやけウィメンズクリニック
Tel.043-293-3500　千葉市緑区

川崎レディースクリニック
Tel.04-7155-3451　流山市東初石

おおたかの森ARTクリニック
Tel.04-7170-1541　流山市西初石

ジュノ・ヴェスタクリニック八田
Tel.047-385-3281　松戸市牧の原

大川レデイースクリニック
Tel.047-341-3011　松戸市馬橋

松戸市立総合医療センター
Tel.047-712-2511　松戸市千駄堀

本八幡レディースクリニック
Tel.047-322-7755　市川市八幡

東京歯科大学市川総合病院
Tel.047-322-0151　市川市菅野

西船橋こやまウィメンズクリニック
Tel.047-495-2050　船橋市印内町

北原産婦人科
Tel.047-465-5501　船橋市習志野台

船橋駅前レディースクリニック
Tel.047-426-0077　船橋市本町

津田沼IVFクリニック
Tel.047-455-3111　船橋市前原西

窪谷産婦人科IVFクリニック
Tel.04-7136-2601　柏市柏

中野レディースクリニック
Tel.04-7162-0345　柏市柏

さくらウィメンズクリニック
Tel.047-700-7077　浦安市北栄

パークシティ吉田レディースクリニック
Tel.047-316-3321　浦安市明海

順天堂大学医学部附属浦安病院
Tel.047-353-3111　浦安市富岡

そうクリニック
Tel.043-424-1103　四街道市大日

東邦大学医療センター佐倉病院
Tel.043-462-8811　佐倉市下志津

高橋レディースクリニック
Tel.043-463-2129　佐倉市ユーカリが丘

日吉台レディースクリニック
Tel.0476-92-1103　富里市日吉台

成田赤十字病院
Tel.0476-22-2311　成田市飯田町

増田産婦人科
Tel.0479-73-1100　匝瑳市八日市場

旭中央病院
Tel.0479-63-8111　旭市イ

宗田マタニティクリニック
Tel.0436-24-4103　市原市根田

重城産婦人科小児科
Tel.0438-41-3700　木更津市万石

薬丸病院
Tel.0438-25-0381　木更津市富士見

ファミール産院 たてやま
Tel.0470-24-1135　館山市北条

亀田総合病院　ARTセンター
Tel.04-7092-2211　鴨川市東町

東京

杉山産婦人科　丸の内
Tel.03-5222-1500　千代田区丸の内

あいだ希望クリニック
Tel.03-3254-1124　千代田区神田鍛冶町

小畑会浜田病院
Tel.03-5280-1166　千代田区神田駿河台

三楽病院
Tel.03-3292-3981　千代田区神田駿河台

杉村レディースクリニック
Tel.03-3264-8686　千代田区五番町

エス・セットクリニック<男性不妊専門>
Tel.03-6262-0745　千代田区神田岩本町

日本橋ウィメンズクリニック
Tel.03-5201-1555　中央区日本橋

セキールレディースクリニック
Tel.027-330-2200　高崎市栄町

矢崎医院
Tel.027-344-3511　高崎市剣崎町

上条女性クリニック
Tel.027-345-1221　高崎市栗崎町

公立富岡総合病院
Tel.0274-63-2111　富岡市富岡

JCHO群馬中央病院
Tel.027-221-8165　前橋市紅雲町

群馬大学医学部附属病院
Tel.027-220-7111　前橋市昭和町

横田マタニティーホスピタル
Tel.027-234-4135　前橋市下小出町

いまいウイメンズクリニック
Tel.027-221-1000　前橋市東片貝町

前橋協立病院
Tel.027-265-3511　前橋市朝倉町

神岡産婦人科
Tel.027-253-4152　前橋市石倉町

ときざわレディスクリニック
Tel.0276-60-2580　太田市小舞木町

光病院
Tel.0274-24-1234　藤岡市本郷

クリニックオガワ
Tel.0279-22-1377　渋川市石原

宇津木医院
Tel.0270-64-7878　佐波郡玉村町

埼玉

セントウィメンズクリニック
Tel.048-871-1771　さいたま市浦和区

JCHO埼玉メディカルセンター
Tel.048-832-4951　さいたま市浦和区

すごうウィメンズクリニック
Tel.048-650-0098　さいたま市大宮区

秋山レディースクリニック
Tel.048-663-0005　さいたま市大宮区

大宮レディスクリニック
Tel.048-648-1657　さいたま市大宮区

かしわざき産婦人科
Tel.048-641-8077　さいたま市大宮区

あらかきウィメンズクリニック
Tel.048-838-1107　さいたま市南区

丸山記念総合病院
Tel.048-757-3511　さいたま市岩槻区

大和たまごクリニック
Tel.048-757-8100　さいたま市岩槻区

ソフィア祐子レディースクリニック
Tel.048-253-7877　川口市西川口

永井マザーズホスピタル
Tel.048-959-1311　三郷市上彦名

産婦人科菅原病院
Tel.048-964-3321　越谷市越谷

ゆうレディースクリニック
Tel.048-967-3122　越谷市南越谷

獨協医科大学埼玉医療センター
Tel.048-965-1111　越谷市南越谷

スピカレディースクリニック
Tel.0480-65-7750　加須市南篠崎

中村レディスクリニック
Tel.048-562-3505　羽生市中岩瀬

埼玉医科大学病院
Tel.049-276-1297　入間郡毛呂山町

埼玉医科大学総合医療センター
Tel.049-228-3674　川越市鴨田

恵愛生殖医療医院
Tel.048-485-1185　和光市本町

大塚産婦人科
Tel.048-479-7802　新座市片山

ウィメンズクリニックふじみ野
Tel.049-293-8210　富士見市ふじみ野西

ミューズレディスクリニック
Tel.049-256-8656　ふじみ野市霞ヶ丘

吉田産科婦人科医院
Tel.04-2932-8781　入間市野田

瀬戸病院
Tel.04-2922-0221　所沢市金山町

さくらレディスクリニック
Tel.042-992-0371　所沢市くすのき台

熊谷総合病院
Tel.048-521-0065　熊谷市中西

平田クリニック
Tel.048-526-1171　熊谷市肥塚

Women's Clinic ひらしま産婦人科
Tel.048-722-1103　上尾市原市

上尾中央総合病院
Tel.048-773-1111　上尾市柏座

太田西ノ内病院
Tel.024-925-1188　郡山市西ノ内

寿泉堂綜合病院
Tel.024-932-6363　郡山市駅前

あみウイメンズクリニック
Tel.0242-37-1456　会津若松市八角町

会津中央病院
Tel.0242-25-1515　会津若松市鶴賀町

いわき婦人科
Tel.0246-27-2885　いわき市内郷綴町

茨城

いがらしクリニック
Tel.0297-62-0936　龍ヶ崎市栄町

筑波大学附属病院
Tel.029-853-3900　つくば市天久保

つくばARTクリニック
Tel.029-863-6111　つくば市竹園

つくば木場公園クリニック
Tel.029-886-4124　つくば市松野木

筑波学園病院
Tel.029-836-1355　つくば市上横場

遠藤産婦人科医院
Tel.0296-20-1000　筑西市中舘

根本産婦人科医院
Tel.0296-77-0431　笠間市八雲

江幡産婦人科病院
Tel.029-224-3223　水戸市備前町

石渡産婦人科病院
Tel.029-221-2553　水戸市上水戸

植野産婦人科医院
Tel.029-221-2513　水戸市五軒町

岩崎病院
Tel.029-241-8700　水戸市笠原町

小塙医院
Tel.0299-58-3185　小美玉市田木谷

原レディスクリニック
Tel.029-276-9577　ひたちなか市笹野町

福地レディースクリニック
Tel.0294-27-7521　日立市鹿島町

栃木

宇都宮中央クリニック
Tel.028-636-1121　宇都宮市中央

平尾産婦人科医院
Tel.028-648-5222　宇都宮市鶴田

かわつクリニック
Tel.028-639-1118　宇都宮市大寛

福泉医院
Tel.028-639-1122　宇都宮市下栗町

ちかざわLadie'sクリニック
Tel.028-638-2380　宇都宮市城東

高橋あきら産婦人科医院
Tel.028-663-1103　宇都宮市東今泉

かしわぶち産婦人科
Tel.028-663-3715　宇都宮市海道町

済生会 宇都宮病院
Tel.028-626-5500　宇都宮市竹林町

獨協医科大学病院
Tel.0282-86-1111　下都賀郡壬生町

那須赤十字病院
Tel.0287-23-1122　大田原市中日原

匠レディースクリニック
Tel.0283-21-0003　佐野市奈良渕町

佐野厚生総合病院
Tel.0283-22-5222　佐野市堀米町

城山公園すずきクリニック
Tel.0283-22-0195　佐野市久保町

中央クリニック
Tel.0285-40-1121　下野市薬師寺

自治医科大学病院
Tel.0285-44-2111　下野市薬師寺

石塚産婦人科
Tel.0287-36-6231　那須塩原市三島

国際医療福祉大学病院
Tel.0287-37-2221　那須塩原市井口

群馬

セントラル・レディース・クリニック
Tel.027-326-7711　高崎市東町

高崎ARTクリニック
Tel.027-310-7701　高崎市あら町

産科婦人科舘出張　佐藤病院
Tel.027-322-2243　高崎市若松町

● 加藤レディスクリニック Tel.03-3366-3777 新宿区西新宿

● 国立国際医療研究センター病院 Tel.03-3202-7181 新宿区戸山

● 東京女子医科大学病院 Tel.03-3353-8111 新宿区河田町

東京山手メディカルセンター Tel.03-3364-0251 新宿区百人町

● 桜の芽クリニック Tel.03-6908-7740 新宿区高田馬場

新中野女性クリニック Tel.03-3384-3281 中野区本町

河北総合病院 Tel.03-3339-2121 杉並区阿佐ヶ谷北

● 東京衛生病院附属めぐみクリニック Tel.03-5335-6401 杉並区天沼

● 荻窪病院 虹クリニック Tel.03-5335-6577 杉並区荻窪

● 明大前アートクリニック Tel.03-3325-1155 杉並区和泉

● 慶愛クリニック Tel.03-3987-3090 豊島区東池袋

● 松本レディースクリニック 不妊センター Tel.03-5958-5633 豊島区東池袋

● 池袋えざきレディースクリニック Tel.03-5911-0034 豊島区池袋

小川クリニック Tel.03-3951-0356 豊島区南長崎

● 帝京大学医学部附属病院 Tel.03-3964-1211 板橋区加賀

● 日本大学医学部附属板橋病院 Tel.03-3972-8111 板橋区大谷口上町

● ときわ台レディースクリニック Tel.03-5915-5207 板橋区常盤台

渡辺産婦人科医院 Tel.03-5399-3008 板橋区高島平

● ウイメンズ・クリニック大泉学園 Tel.03-5935-1010 練馬区東大泉

● 池下レディースクリニック吉祥寺 Tel.0422-27-2965 武蔵野市吉祥寺本町

● うすだレディースクリニック Tel.0422-28-0363 武蔵野市吉祥寺本町

● 武蔵境いわもと婦人科クリニック Tel.0422-31-3737 武蔵野市境南町

● 杏林大学医学部附属病院 Tel.0422-47-5511 三鷹市新川

● ウィメンズクリニック神野 生殖医療センター Tel.0424-80-3105 調布市国領町

● 幸町IVFクリニック Tel.042-365-0341 府中市府中町

● 国分寺ウーマンズクリニック Tel.042-325-4124 国分寺市本町

● 貝原レディースクリニック Tel.042-352-8341 府中市府中町

● ジュンレディースクリニック小平 Tel.042-329-4103 小平市喜平町

● 立川ARTレディースクリニック Tel.042-527-1124 立川市曙町

● 井上レディスクリニック Tel.042-529-0111 立川市富士見町

● 八王子ARTクリニック Tel.042-649-5130 八王子市横山

みなみ野レディースクリニック Tel.042-632-8044 八王子市西片倉

南大沢婦人科皮膚科クリニック Tel.0426-74-0855 八王子市南大沢

西島産婦人科医院 Tel.0426-61-6642 八王子市千人町

● みむろウィメンズクリニック Tel.042-710-3609 町田市原町田

● ひろいウィメンズクリニック Tel.042-850-9027 町田市森野

町田市民病院 Tel.042-722-2230 町田市旭町

松岡レディスクリニック Tel.042-479-5656 東久留米市東本町

● こまちレディースクリニック Tel.042-357-3535 多摩市落合

レディースクリニックマリアヴィラ Tel.042-566-8827 東大和市上北台

神奈川

川崎市立川崎病院 Tel.044-233-5521 川崎市川崎区

● 日暮里レディースクリニック Tel.03-5615-1181 荒川区西日暮里

● 臼井医院 Tel.03-3605-0381 足立区東和

● 池上レディースクリニック Tel.03-5838-0228 足立区伊興

● アーク米山クリニック Tel.03-3849-3333 足立区西新井栄町

● 真島クリニック Tel.03-3849-4127 足立区関原

● あいウイメンズクリニック Tel.03-3829-2522 墨田区錦糸

大倉医院 Tel.03-3611-4077 墨田区墨田

● 木場公園クリニック・分院 Tel.03-5245-4122 江東区木場

● 東峯婦人クリニック Tel.03-3630-0303 江東区木場

● 五の橋レディスクリニック Tel.03-5836-2600 江東区亀戸

● クリニック飯塚 Tel.03-3495-8761 品川区西五反田

● はなおかIVFクリニック品川 Tel.03-5759-5112 品川区大崎

● 昭和大学病院 Tel.03-3784-8000 品川区旗の台

● 東邦大学医療センター大森病院 Tel.03-3762-4151 大田区大森西

● とちぎクリニック Tel.03-3777-7712 大田区山王

● キネマアートクリニック Tel.03-5480-1940 大田区蒲田

● ファティリティクリニック東京 Tel.03-3477-0369 渋谷区東

● 恵比寿ウィメンズクリニック Tel.03-6452-4277 渋谷区恵比寿南

● 日本赤十字社医療センター Tel.03-3400-1311 渋谷区広尾

恵比寿つじクリニック ＜男性不妊専門＞ Tel.03-5768-7883 渋谷区恵比寿南

● 桜十字渋谷バースクリニック Tel.03-5728-6626 渋谷区宇田川町

● フェニックスアートクリニック Tel.03-3405-1101 渋谷区千駄ヶ谷

● はらメディカルクリニック Tel.03-3356-4211 渋谷区千駄ヶ谷

篠原クリニック Tel.03-3377-6633 渋谷区笹塚

● みやぎしレディースクリニック Tel.03-5731-8866 目黒区八雲

● とくおかレディースクリニック Tel.03-5701-1722 目黒区中根

● 峯レディースクリニック Tel.03-5731-8161 目黒区自由が丘

● 三軒茶屋ウィメンズクリニック Tel.03-5779-7155 世田谷区太子堂

● 三軒茶屋ARTレディースクリニック Tel.03-6450-7588 世田谷区三軒茶屋

● 梅ヶ丘産婦人科 Tel.03-3429-6036 世田谷区梅丘

● 藤沢レディースクリニック Tel.03-5727-1212 世田谷区喜多見

● 国立生育医療研究センター Tel.03-3416-0181 世田谷区大蔵

● ローズレディースクリニック Tel.03-3703-0114 世田谷区等々力

● 陣内ウィメンズクリニック Tel.03-3722-2255 世田谷区奥沢

● 田園都市レディースクリニック 二子玉川分院 Tel.03-3707-2455 世田谷区玉川

● にしなレディースクリニック Tel.03-5797-3247 世田谷区用賀

● 用賀レディースクリニック Tel.03-5491-5137 世田谷区上用賀

池ノ上産婦人科 Tel.03-3467-4608 世田谷区上北沢

● 慶應義塾大学病院 Tel.03-3353-1211 新宿区信濃町

● 杉山産婦人科　新宿 Tel.03-5381-3000 新宿区西新宿

● 東京医科大学病院 Tel.03-3342-6111 新宿区西新宿

● 新宿ARTクリニック Tel.03-5324-5577 新宿区西新宿

● うつみやす子レディースクリニック Tel.03-3368-3781 新宿区西新宿

東京

● Natural ART Clinic 日本橋 Tel.03-6262-5757 中央区日本橋

八重洲中央クリニック Tel.03-3270-1121 中央区日本橋

黒田インターナショナルメディカルリプロダクション Tel.03-3555-5650 中央区新川

こやまレディースクリニック Tel.03-5859-5975 中央区勝どき

● 聖路加国際病院 Tel.03-3541-5151 中央区明石町

● 銀座こうのとりレディースクリニック Tel.03-5159-2077 中央区銀座

● はるねクリニック銀座 Tel.03-5250-6850 中央区銀座

● 両角レディースクリニック Tel.03-5159-1101 中央区銀座

● オーク銀座レディースクリニック Tel.03-3567-0099 中央区銀座

● 銀座レディースクリニック Tel.03-3535-1117 中央区銀座

● 楠原ウィメンズクリニック Tel.03-6274-6433 中央区銀座

● 銀座すずらん通りレディスクリニック Tel.03-3569-7711 中央区銀座

銀座ウイメンズクリニック Tel.03-5537-7600 中央区銀座

● 虎の門病院 Tel.03-3588-1111 港区虎ノ門

● 東京AMHクリニック銀座 Tel.03-3573-4124 港区新橋

● 新橋夢クリニック Tel.03-3593-2121 港区新橋

● 東京慈恵会医科大学附属病院 Tel.03-3433-1111 港区西新橋

● 芝公園かみやまクリニック Tel.03-6414-5641 港区芝

● リプロダクションクリニック東京 Tel.03-6228-5351 港区東新橋

● 六本木レディースクリニック Tel.0120-853-999 港区六本木

● オリーブレディースクリニック麻布十番 Tel.03-6804-3208 港区麻布十番

● 赤坂見附宮崎産婦人科 Tel.03-3478-6443 港区元赤坂

● 美馬レディースクリニック Tel.03-6277-7397 港区赤坂

● 赤坂レディースクリニック Tel.03-5545-4123 港区赤坂

● 山王病院 リプロダクション・婦人科内視鏡治療センター Tel.03-3402-3151 港区赤坂

● クリニック ドゥ ランジュ Tel.03-5413-8067 港区北青山

● たて山レディスクリニック Tel.03-3408-5526 港区南青山

● 東京HARTクリニック Tel.03-5766-3660 港区南青山

● 北里研究所病院 Tel.03-3444-6161 港区白金

● 京野レディースクリニック高輪 Tel.03-6408-4124 港区高輪

● 城南レディスクリニック品川 Tel.03-3440-5562 港区高輪

● 浅田レディース品川クリニック Tel.03-3472-2203 港区港南

● 秋葉原ART Clinic Tel.03-5807-6888 台東区上野

● よしひろウィメンズクリニック 上野院 Tel.03-3834-8996 台東区東上野

あかさか産婦人科クリニック Tel.03-3844-9236 台東区西浅草

● 日本医科大学付属病院 女性診療科 Tel.03-3822-2131 文京区千駄木

● 順天堂大学医学部附属順天堂医院 Tel.03-3813-3111 文京区本郷

● 東京大学医学部附属病院 Tel.03-3815-5411 文京区本郷

● 東京医科歯科大学医学部附属病院 Tel.03-5803-5684 文京区湯島

● 中野レディースクリニック Tel.03-5390-6030 北区王子

● 東京北医療センター Tel.03-5963-3311 北区赤羽台

●印は日本産科婦人科学会のART登録施設で、体外受精の診療を行っている施設です（2019年12月現在）

● 矢内原ウィメンズクリニック
Tel.0467-50-0112　鎌倉市大船

● 小田原レディスクリニック
Tel.0465-35-1103　小田原市城山

● 湘南レディースクリニック
Tel.0466-55-5066　藤沢市鵠沼花沢町

● 山下湘南夢クリニック
Tel.0466-55-5011　藤沢市鵠沼石上町

● メディカルパーク湘南
Tel.0466-41-0331　藤沢市湘南台

● 神奈川ARTクリニック
Tel.042-701-3855　相模原市南区

● 北里大学病院
Tel.042-778-8415　相模原市南区

● ソフィアレディスクリニック
Tel.042-776-3636　相模原市中央区

● 長谷川レディースクリニック
Tel.042-700-5680　相模原市緑区

みうらレディースクリニック
Tel.0467-59-4103　茅ヶ崎市東海岸南

● 平塚市民病院
Tel.0463-32-0015　平塚市南原

牧野クリニック
Tel.0463-21-2364　平塚市八重咲町

● 須藤産婦人科医院
Tel.0463-77-7666　秦野市南矢名

伊勢原協同病院
Tel.0463-94-2111　伊勢原市桜台

● 東海大学医学部附属病院
Tel.0463-93-1121　伊勢原市下糟屋

● 田園都市レディースクリニック あざみ野本院
Tel.045-905-5524　横浜市青葉区

● 田園都市レディースクリニック 青葉台分院
Tel.045-988-1124　横浜市青葉区

● 済生会横浜市東部病院
Tel.045-576-3000　横浜市鶴見区

元町宮地クリニック<男性不妊>
Tel.045-263-9115　横浜市中区

● 馬車道レディスクリニック
Tel.045-228-1680　横浜市中区

● メディカルパーク横浜
Tel.045-232-4741　横浜市中区

● 横浜市立大学医学部附属市民総合医療センター
Tel.045-261-5656　横浜市南区

● 東條ARTクリニック
Tel.045-841-0501　横浜市港南区

● 東條ウイメンズホスピタル
Tel.045-843-1121　横浜市港南区

天王町レディースクリニック
Tel.045-442-6137　横浜市保土ヶ谷区

● 福田ウイメンズクリニック
Tel.045-825-5525　横浜市戸塚区

塩崎産婦人科
Tel.046-889-1103　三浦市南下浦町

● 愛育レディーズクリニック
Tel.046-277-3316　大和市南林間

塩塚クリニック
Tel.046-228-4628　厚木市旭町

● 海老名レディースクリニック
Tel.046-236-1105　海老名市中央

日本医科大学武蔵小杉病院
Tel.044-733-5181　川崎市中原区

● ノア・ウィメンズクリニック
Tel.044-739-4122　川崎市中原区

● 南生田レディースクリニック
Tel.044-930-3223　川崎市多摩区

● 新百合ヶ丘総合病院
Tel.044-322-9991　川崎市麻生区

● 聖マリアンナ医科大学病院 生殖医療センター
Tel.044-977-8111　川崎市宮前区

● みなとみらい夢クリニック
Tel.045-228-3131　横浜市西区

● コシ産婦人科
Tel.045-432-2525　横浜市神奈川区

● 神奈川レディースクリニック
Tel.045-290-8666　横浜市神奈川区

● 横浜HARTクリニック
Tel.045-620-5731　横浜市神奈川区

● 菊名西口医院
Tel.045-401-6444　横浜市港北区

● アモルクリニック
Tel.045-475-1000　横浜市港北区

● なかむらアートクリニック
Tel.045-534-6534　横浜市港北区

● CMポートクリニック
Tel.045-948-3761　横浜市都筑区

かもい女性総合クリニック
Tel.045-929-3700　横浜市都筑区

● 産婦人科クリニックさくら
Tel.045-911-9936　横浜市青葉区

関東地区／ピックアップ クリニックガイダンス

茨城県

●根本産婦人科医院　笠間市

Tel.0296-77-0431　笠間市八雲1丁目4-21　since 2000.9

医師3名 培養士1名
心理士0名
◆倫理・厳守宣言
医　師/する…■
培養士/する…■

診療日		月	火	水	木	金	土	日	祝祭日
	am	●	●	●		●	●		
	pm	●	●	●		●	●		

予約受付時間	8・9・10・11・12・13・14・15・16・17・18・19・20・21・22時

ブライダルチェック＝○　婦人科検診＝○　※月・水・金は18:00まで受付（初診のみ）

夫婦での診療 …………●
患者への治療説明 ……●
使用医薬品の説明 ……●
治療費の詳細公開 ……●
治療費助成金扱い …有り
タイミング療法 ………●
人工授精 ………………●
人工授精 (AID) ………●
体外受精 ………………●

顕微授精 ………………●
自然・低刺激周期採卵法 ●
刺激周期採卵法(FSH,hMG) ●
凍結保存 ………………●
男性不妊　○連携施設あり
不育症 …………………●
妊婦検診 ………41週まで
2人目不妊通院配慮 …○
腹腔鏡検査 ……………×

漢方薬の扱い …………●
新薬の使用 ……………○
カウンセリング ………○
運動指導 ………………○
食事指導 ………………○
女性医師がいる ………×

料金目安
初診費用　1万円～
体外受精費用　30万円～
顕微授精費用　30万円～

群馬県

●ときざわレディスクリニック　太田市

Tel.0276-60-2580　太田市小舞木町256　since 2005.4

医師1名　培養士3名
心理士0名
◆倫理・厳守宣言
医　師/する…■
培養士/する…■

診療日		月	火	水	木	金	土	日	祝祭日
	am	●	●	●	●	●	●		
	pm	●		●		●			

予約受付時間	8・9・10・11・12・13・14・15・16・17・18・19・20・21・22時

ブライダルチェック＝○　婦人科検診＝○

夫婦での診療 …………●
患者への治療説明 ……●
使用医薬品の説明 ……●
治療費の詳細公開 ……●
治療費助成金扱い …有り
タイミング療法 ………○
人工授精 ………………●
人工授精 (AID) ………×
体外受精 ………………●

顕微授精 ………………●
自然・低刺激周期採卵法 ●
刺激周期採卵法(FSH,hMG) ●
凍結保存 ………………●
男性不妊 ………………●
不育症 …………………○
妊婦健診 ……○10週まで
2人目不妊通院配慮 …○
腹腔鏡検査 ……………×

漢方薬の扱い …………○
新薬の使用 ……………●
カウンセリング ………●
運動指導 ………………△
食事指導 ………………△
女性医師がいる ………×

料金目安
初診費用　1,000円～
体外受精費用　27万～35万円
顕微授精費用　32万～40万円

埼玉県

●秋山レディースクリニック　さいたま市

Tel.048-663-0005　さいたま市大宮区大成町3-542　since 2003.2

医師1名　培養士1名
心理士0名
◆倫理・厳守宣言
医　師/する…■
培養士/する…■

診療日		月	火	水	木	金	土	日	祝祭日
	am	●	●		●	●	●		
	pm	●	●		●	●			

予約受付時間	8・9・10・11・12・13・14・15・16・17・18・19・20・21・22時

ブライダルチェック＝●　婦人科検診＝●

夫婦での診療 …………●
患者への治療説明 ……●
使用医薬品の説明 ……●
治療費の詳細公開 ……●
治療費助成金扱い …有り
タイミング療法 ………●
人工授精 ………………●
人工授精 (AID) ………×
体外受精 ………………●

顕微授精 ………………●
自然・低刺激周期採卵法 ●
刺激周期採卵法(FSH,hMG) ●
凍結保存 ………………●
男性不妊　○連携施設あり
不育症 …………………●
妊婦健診 ……○15週まで
2人目不妊通院配慮 …●
腹腔鏡検査 ……………×

漢方薬の扱い …………●
新薬の使用 ……………●
カウンセリング ………●
運動指導 ………………×
食事指導 ………………×
女性医師がいる ………×

料金目安
初診費用　1,000円～
体外受精費用　20万円～
顕微授精費用　25万円～

●恵愛生殖医療医院　和光市

Tel.048-485-1185　和光市本町3-13 タウンコートエクセル3F　since 2009.4

医師4名　培養士5名
心理士1名（内部）
◆倫理・厳守宣言
医　師/する…■
培養士/する…■

診療日		月	火	水	木	金	土	日	祝祭日
	am	●	●	●	●	●	●		
	pm	●	●	●	●	●			

診療受付時間	8・9・10・11・12・13・14・15・16・17・18・19・20・21・22時

ブライダルチェック＝○　婦人科検診＝○

夫婦での診療 …………●
患者への治療説明 ……●
使用医薬品の説明 ……●
治療費の詳細公開 ……●
治療費助成金扱い …有り
タイミング療法 ………●
人工授精 ………………●
人工授精 (AID) ………×
体外受精 ………………●

顕微授精 ………………●
自然・低刺激周期採卵法 ●
刺激周期採卵法(FSH,hMG) ●
凍結保存 ………………●
男性不妊　●連携施設あり
不育症 …………………●
妊婦検診 ………………×
2人目不妊通院配慮 …○
腹腔鏡検査 ……………×

漢方薬の扱い …………○
新薬の使用 ……………●
カウンセリング ………○
運動指導 ………………△
食事指導 ………………△
女性医師がいる ………●

料金目安
初診費用　2万円～
体外受精費用　16.8万～40万円
顕微授精費用　22.05万～45万円

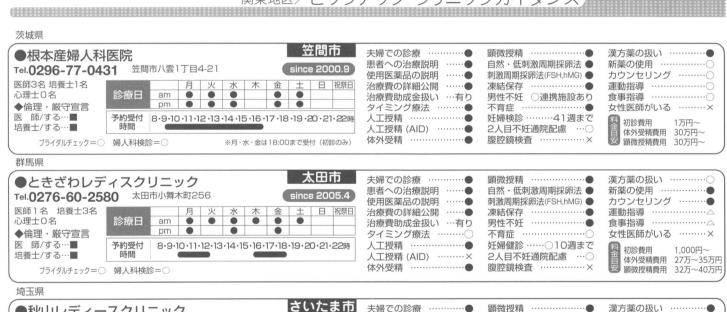

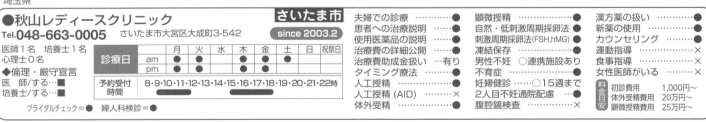

千葉県

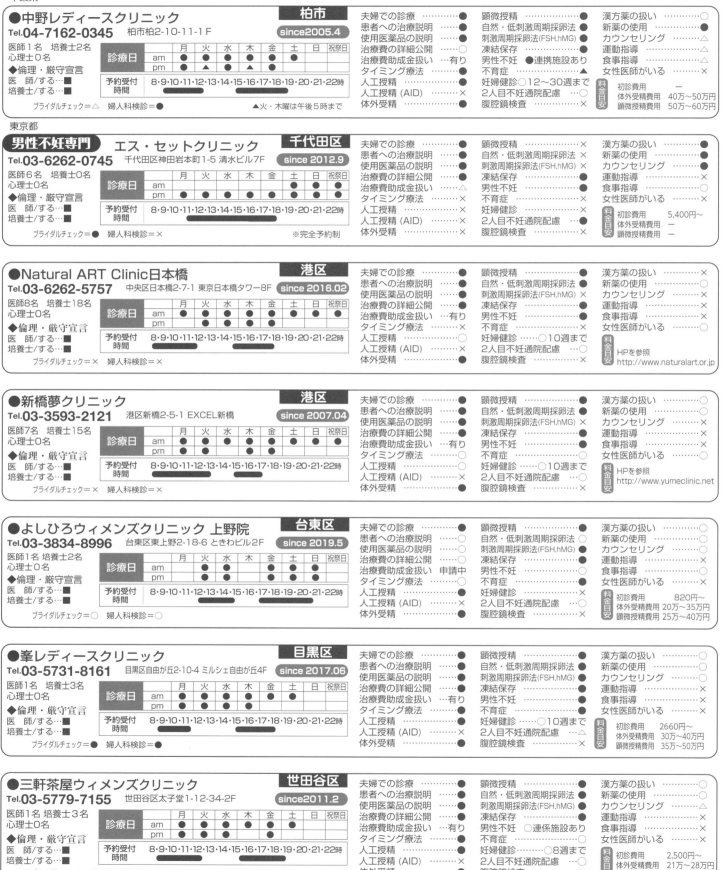

●中野レディースクリニック

柏市 since2005.4

Tel.04-7162-0345 柏市柏2-10-11-1 F

医師1名 培養士2名
心理士0名
◆倫理・厳守宣言
医 師/する…■
培養士/する…■

診療日		月	火	水	木	金	土	日	祝祭日
	am	●	●	●	●	●	●		
	pm	●	▲	●	▲	●			

予約受付時間 8・9・10・11・12・13・14・15・16・17・18・19・20・21・22時

ブライダルチェック＝△ 婦人科検診＝● ▲火・木曜は午後5時まで

夫婦での診療	●	顕微授精	●	漢方薬の扱い	○
患者への治療説明	●	自然・低刺激周期採卵法	●	新薬の使用	●
使用医薬品の説明	●	刺激周期採卵法(FSH,hMG)	●	カウンセリング	△
治療費の詳細公開	○	凍結保存	●	運動指導	△
治療費助成金扱い	有り	男性不妊	●連携施設あり	食事指導	△
タイミング療法	●	不育症	▲	女性医師がいる	×
人工授精	●	妊婦健診	○12～30週まで		
人工授精 (AID)	×	2人目不妊通院配慮	○		
体外受精	●	腹腔鏡検査	×		

料金目安
初診費用 ー
体外受精費用 40万～50万円
顕微授精費用 50万～60万円

東京都

男性不妊専門 エス・セットクリニック

千代田区 since 2012.9

Tel.03-6262-0745 千代田区神田岩本町1-5 清水ビル7F

医師6名 培養士0名
心理士0名
◆倫理・厳守宣言
医 師/する…■
培養士/する…■

診療日		月	火	水	木	金	土	日	祝祭日
	am						●	●	●
	pm	●	●	●	●	●	●	●	●

予約受付時間 8・9・10・11・12・13・14・15・16・17・18・19・20・21・22時

ブライダルチェック＝● 婦人科検診＝× ※完全予約制

夫婦での診療	●	顕微授精	×	漢方薬の扱い	●
患者への治療説明	●	自然・低刺激周期採卵法	×	新薬の使用	●
使用医薬品の説明	●	刺激周期採卵法(FSH,hMG)	×	カウンセリング	●
治療費の詳細公開	●	凍結保存	●	運動指導	×
治療費助成金扱い	△	男性不妊	●	食事指導	○
タイミング療法	×	不育症	×	女性医師がいる	×
人工授精	×	妊婦健診	×		
人工授精 (AID)	×	2人目不妊通院配慮	●		
体外受精	×	腹腔鏡検査	×		

料金目安
初診費用 5,400円～
体外受精費用 ー
顕微授精費用 ー

●Natural ART Clinic日本橋

港区 since 2016.02

Tel.03-6262-5757 中央区日本橋2-7-1 東京日本橋タワー8F

医師8名 培養士18名
心理士0名
◆倫理・厳守宣言
医 師/する…■
培養士/する…■

診療日		月	火	水	木	金	土	日	祝祭日
	am	●	●	●	●	●	●	●	●
	pm		●	●	●	●			

予約受付時間 8・9・10・11・12・13・14・15・16・17・18・19・20・21・22時

ブライダルチェック＝× 婦人科検診＝×

夫婦での診療	●	顕微授精	●	漢方薬の扱い	×
患者への治療説明	●	自然・低刺激周期採卵法	●	新薬の使用	○
使用医薬品の説明	●	刺激周期採卵法(FSH,hMG)	×	カウンセリング	×
治療費の詳細公開	●	凍結保存	●	運動指導	×
治療費助成金扱い	有り	男性不妊	●	食事指導	×
タイミング療法	×	不育症	×	女性医師がいる	○
人工授精	○	妊婦健診	○10週まで		
人工授精 (AID)	×	2人目不妊通院配慮	○		
体外受精	●	腹腔鏡検査	×		

料金目安
HPを参照
http://www.naturalart.or.jp

●新橋夢クリニック

港区 since 2007.04

Tel.03-3593-2121 港区新橋2-5-1 EXCEL新橋

医師7名 培養士15名
心理士0名
◆倫理・厳守宣言
医 師/する…■
培養士/する…■

診療日		月	火	水	木	金	土	日	祝祭日
	am	●	●	●	●	●	●	●	●
	pm	●	●		●	●			

予約受付時間 8・9・10・11・12・13・14・15・16・17・18・19・20・21・22時

ブライダルチェック＝× 婦人科検診＝×

夫婦での診療	●	顕微授精	●	漢方薬の扱い	○
患者への治療説明	●	自然・低刺激周期採卵法	●	新薬の使用	○
使用医薬品の説明	●	刺激周期採卵法(FSH,hMG)	×	カウンセリング	×
治療費の詳細公開	●	凍結保存	●	運動指導	×
治療費助成金扱い	有り	男性不妊	●	食事指導	×
タイミング療法	○	不育症	○	女性医師がいる	○
人工授精	○	妊婦健診	○10週まで		
人工授精 (AID)	×	2人目不妊通院配慮	○		
体外受精	●	腹腔鏡検査	×		

料金目安
HPを参照
http://www.yumeclinic.net

●よしひろウィメンズクリニック 上野院

台東区 since 2019.5

Tel.03-3834-8996 台東区東上野2-18-6 ときわビル2F

医師1名 培養士2名
心理士0名
◆倫理・厳守宣言
医 師/する…■
培養士/する…■

診療日		月	火	水	木	金	土	日	祝祭日
	am		●	●		●	●	●	
	pm		●	●		●	●	●	

予約受付時間 8・9・10・11・12・13・14・15・16・17・18・19・20・21・22時

ブライダルチェック＝○ 婦人科検診＝○

夫婦での診療	●	顕微授精	●	漢方薬の扱い	○
患者への治療説明	○	自然・低刺激周期採卵法	○	新薬の使用	○
使用医薬品の説明	○	刺激周期採卵法(FSH,hMG)	●	カウンセリング	○
治療費の詳細公開	○	凍結保存	●	運動指導	×
治療費助成金扱い	申請中	男性不妊	○	食事指導	○
タイミング療法	○	不育症	●	女性医師がいる	×
人工授精	●	妊婦健診	×		
人工授精 (AID)	×	2人目不妊通院配慮	○		
体外受精	●	腹腔鏡検査	×		

料金目安
初診費用 820円～
体外受精費用 20万～35万円
顕微授精費用 25万～40万円

●峯レディースクリニック

目黒区 since 2017.06

Tel.03-5731-8161 目黒区自由が丘2-10-4 ミルシェ自由が丘4F

医師1名 培養士3名
心理士0名
◆倫理・厳守宣言
医 師/する…■
培養士/する…■

診療日		月	火	水	木	金	土	日	祝祭日
	am	●	●	●	●	●	●		
	pm	●	●	●	●				

予約受付時間 8・9・10・11・12・13・14・15・16・17・18・19・20・21・22時

ブライダルチェック＝● 婦人科検診＝●

夫婦での診療	●	顕微授精	●	漢方薬の扱い	○
患者への治療説明	●	自然・低刺激周期採卵法	●	新薬の使用	○
使用医薬品の説明	●	刺激周期採卵法(FSH,hMG)	●	カウンセリング	○
治療費の詳細公開	●	凍結保存	●	運動指導	×
治療費助成金扱い	有り	男性不妊	●	食事指導	×
タイミング療法	●	不育症	●	女性医師がいる	×
人工授精	●	妊婦健診	○10週まで		
人工授精 (AID)	×	2人目不妊通院配慮	△		
体外受精	●	腹腔鏡検査	×		

料金目安
初診費用 2660円～
体外受精費用 30万～40万円
顕微授精費用 35万～50万円

●三軒茶屋ウィメンズクリニック

世田谷区 since2011.2

Tel.03-5779-7155 世田谷区太子堂1-12-34-2F

医師1名 培養士3名
心理士0名
◆倫理・厳守宣言
医 師/する…■
培養士/する…■

診療日		月	火	水	木	金	土	日	祝祭日
	am	●	●	●	●	●	●		
	pm	●	●	●		●			

予約受付時間 8・9・10・11・12・13・14・15・16・17・18・19・20・21・22時

ブライダルチェック＝○ 婦人科検診＝○

夫婦での診療	●	顕微授精	●	漢方薬の扱い	○
患者への治療説明	●	自然・低刺激周期採卵法	●	新薬の使用	○
使用医薬品の説明	●	刺激周期採卵法(FSH,hMG)	●	カウンセリング	△
治療費の詳細公開	●	凍結保存	●	運動指導	×
治療費助成金扱い	有り	男性不妊	○連係施設あり	食事指導	×
タイミング療法	●	不育症	○	女性医師がいる	×
人工授精	●	妊婦健診	○8週まで		
人工授精 (AID)	×	2人目不妊通院配慮	○		
体外受精	●	腹腔鏡検査	×		

料金目安
初診費用 2,500円～
体外受精費用 21万～28万円
顕微授精費用 26万～38万円

関東地区／ピックアップ クリニックガイダンス

東京都

●荻窪病院 虹クリニック　杉並区

Tel.03-5335-6577　杉並区荻窪4-32-2 東洋時計ビル8階/9階　since 2008.12

医師6名　培養士5名
心理士1名
◆倫理・厳守宣言
医　師/する…■
培養士/する…■

診療日		月	火	水	木	金	土	日	祝祭日
	am	●	●	●	●	●	●		
	pm	●	●	●	●	●			

診療受付時間　8・9・10・11・12・13・14・15・16・17・18・19・20・21・22時

ブライダルチェック＝×　婦人科検診＝×

- 夫婦での診療 …………●
- 患者への治療説明 ……●
- 使用医薬品の説明 ……●
- 治療費の詳細公開 ……●
- 治療費助成金扱い …有り
- タイミング療法 ………○
- 人工授精 ………………●
- 人工授精 (AID) ………×
- 体外受精 ………………●
- 顕微授精 ………………●
- 自然・低刺激周期採卵法 ●
- 刺激周期採卵法(FSH,hMG) ●
- 凍結保存 ………………●
- 男性不妊　○連携施設あり
- 不育症 …………………○
- 妊婦検診 ………………○
- 2人目不妊通院配慮 …△
- 腹腔鏡検査 ……………×
- 漢方薬の扱い …………○
- 新薬の使用 ……………●
- カウンセリング ………●
- 運動指導 ………………△
- 食事指導 ………………△
- 女性医師がいる ………○

料金目安
初診費用　6,000円～
体外受精費用　40万～50万円
顕微授精費用　40万～60万円

●明大前アートクリニック　杉並区

Tel.03-3325-1155　杉並区和泉2-7-1 甘酒屋ビル2F　since 2017.12

医師1名 培養士3名
心理士1名
◆倫理・厳守宣言
医　師/する…■
培養士/する…■

診療日		月	火	水	木	金	土	日	祝祭日
	am	●	●	●	●	●	●		
	pm	●	★	●	★	●	▲		

予約受付時間　8・9・10・11・12・13・14・15・16・17・18・19・20・21・22時

ブライダルチェック＝○　婦人科検診＝×　★火・木曜は18時、▲土曜は17時まで

- 夫婦での診療 …………●
- 患者への治療説明 ……●
- 使用医薬品の説明 ……●
- 治療費の詳細公開 ……●
- 治療費助成金扱い …有り
- タイミング療法 ………○
- 人工授精 ………………●
- 人工授精 (AID) ………×
- 体外受精 ………………●
- 顕微授精 ………………●
- 自然・低刺激周期採卵法 ●
- 刺激周期採卵法(FSH,hMG) ●
- 凍結保存 ………………●
- 男性不妊　○連携施設あり
- 不育症 …………………○
- 妊婦検診………○8週まで
- 2人目不妊通院配慮 …△
- 腹腔鏡検査 ……………×
- 漢方薬の扱い …………○
- 新薬の使用 ……………●
- カウンセリング ………●
- 運動指導 ………………△
- 食事指導 ………………△
- 女性医師がいる ………×

料金目安
初診費用　9,000円～
体外受精費用　30万～50万円
顕微授精費用　40万～60万円

●松本レディース リプロダクションオフィス　豊島区

Tel.03-6907-2555　豊島区東池袋1-41-7 池袋東口ビル7F　since1999.12

医師9名 培養士9名
心理士1名
◆倫理・厳守宣言
医　師/する…■
培養士/する…■

診療日		月	火	水	木	金	土	日	祝祭日
	am	●	●	●	●	●	■	▲	▲
	pm	●	●		●	●	■		

予約受付時間　8・9・10・11・12・13・14・15・16・17・18・19・20・21・22時

ブライダルチェック＝●　婦人科検診＝●
■土曜は8:00～11:30、13:45～16:00
▲日・祝日は8:00～11:30(予約のみ)

- 夫婦での診療 …………●
- 患者への治療説明 ……●
- 使用医薬品の説明 ……●
- 治療費の詳細公開 ……●
- 治療費助成金扱い …有り
- タイミング療法 ………●
- 人工授精 ………………●
- 人工授精 (AID) ………×
- 体外受精 ………………●
- 顕微授精 ………………●
- 自然・低刺激周期採卵法 ●
- 刺激周期採卵法(FSH,hMG) ●
- 凍結保存 ………………●
- 男性不妊 ………………●
- 不育症 …………………○
- 妊婦健診 ………………×
- 2人目不妊通院配慮 …○
- 腹腔鏡検査 ……………×
- 漢方薬の扱い …………●
- 新薬の使用 ……………△
- カウンセリング ………○
- 運動指導 ………………×
- 食事指導 ………………×
- 女性医師がいる ………●

料金目安
初診費用　3,000円～
体外受精費用　27万円～
顕微授精費用　29万円～

●幸町IVFクリニック　府中市

Tel.042-365-0341　府中市府中町1-18-17 コンテント府中1F・2F　since 1990.4

医師3名　培養士4名
心理士0名
◆倫理・厳守宣言
医　師/する…■
培養士/する…■

診療日		月	火	水	木	金	土	日	祝祭日
	am		●	●	●	●	●	●	
	pm		●	●	●	●	▲	▲	

予約受付時間　8・9・10・11・12・13・14・15・16・17・18・19・20・21・22時

ブライダルチェック＝×　婦人科検診＝○　▲土日の受付時間は15:00～16:00

- 夫婦での診療 …………●
- 患者への治療説明 ……●
- 使用医薬品の説明 ……●
- 治療費の詳細公開 ……○
- 治療費助成金扱い …有り
- タイミング療法 ………×
- 人工授精 ………………○
- 人工授精 (AID) ………×
- 体外受精 ………………●
- 顕微授精 ………………●
- 自然・低刺激周期採卵法 ●
- 刺激周期採卵法(FSH,hMG) ●
- 凍結保存 ………………●
- 男性不妊　●連携施設あり
- 不育症 …………………○
- 妊婦健診 ……○10週まで
- 2人目不妊通院配慮 …△
- 腹腔鏡検査 ……………×
- 漢方薬の扱い …………○
- 新薬の使用 ……………●
- カウンセリング ………△
- 運動指導 ………………△
- 食事指導 ………………△
- 女性医師がいる ………×

料金目安
初診費用　850円～
体外受精費用　33万～36万円
顕微授精費用　39万～55万円

神奈川県

●みなとみらい夢クリニック　横浜市

Tel.045-228-3131　横浜市西区みなとみらい3-6-3 MMパークビル2F・3F(受付)　since 2008.2

医師6名　培養士22名
心理士0名
◆倫理・厳守宣言
医　師/する…■
培養士/する…■

診療日		月	火	水	木	金	土	日	祝祭日
	am	●	●	●	□	●	●	★	□
	pm	●	■	●		●	■		

予約受付時間※　8・9・10・11・12・13・14・15・16・17・18・19・20・21・22時

ブライダルチェック＝×　婦人科検診＝×
■火曜・土曜午後は14:30～16:30　★指定患者様のみ
□木曜・祝日は8:30～13:00　※診療時間に準ずる

- 夫婦での診療 …………●
- 患者への治療説明 ……●
- 使用医薬品の説明 ……●
- 治療費の詳細公開 ……●
- 治療費助成金扱い …有り
- タイミング療法 ………○
- 人工授精 ………………○
- 人工授精 (AID) ………×
- 体外受精 ………………●
- 顕微授精 ………………●
- 自然・低刺激周期採卵法 ●
- 刺激周期採卵法(FSH,hMG) ×
- 凍結保存 ………………●
- 男性不妊 ………………●
- 不育症 …………………●
- 妊婦検診…………9週まで
- 2人目不妊通院配慮 …●
- 腹腔鏡検査 ……………×
- 漢方薬の扱い …………○
- 新薬の使用 ……………○
- カウンセリング ………○
- 運動指導 ………………×
- 食事指導 ………………○
- 女性医師がいる ………○

料金目安
初診費用　4,000円～
体外受精費用　34.5万円～
顕微授精費用　上記+3,2万～

●神奈川レディースクリニック　横浜市

Tel.045-290-8666　横浜市神奈川区西神奈川1-11-5 ARTVISTA横浜ビル　since 2003.6

医師5名　培養士20名
心理士1名
◆倫理・厳守宣言
医　師/する…■
培養士/する…■

診療日		月	火	水	木	金	土	日	祝祭日
	am	●	●	●	△	●	●	●	●
	pm	●	●	●	△	●			

診療受付時間　8・9・10・11・12・13・14・15・16・17・18・19・20・21・22時

ブライダルチェック＝×　婦人科検診＝○　※受付順番システム導入（携帯で順番確認可能）△予約制

- 夫婦での診療 …………●
- 患者への治療説明 ……●
- 使用医薬品の説明 ……●
- 治療費の詳細公開 ……●
- 治療費助成金扱い …有り
- タイミング療法 ………●
- 人工授精 ………………●
- 人工授精 (AID) ………×
- 体外受精 ………………●
- 顕微授精 ………………●
- 自然・低刺激周期採卵法 ●
- 刺激周期採卵法(FSH,hMG) ●
- 凍結保存 ………………●
- 男性不妊　●連携施設あり
- 不育症 …………………●
- 妊婦健診 ………………×
- 2人目不妊通院配慮 …●
- 腹腔鏡検査 ……………×
- 漢方薬の扱い …………●
- 新薬の使用 ……………●
- カウンセリング ………●
- 運動指導 ………………○
- 食事指導 ………………○
- 女性医師がいる ………×

料金目安
初診費用　6,000～ 2万円
体外受精費用　28万～38万円
顕微授精費用　32万～45万円

●馬車道レディスクリニック　横浜市

Tel.045-228-1680　横浜市中区相生町4-65-3 馬車道メディカルスクエア　since 2001.4

医師2名　培養士5名
心理士0名
◆倫理・厳守宣言
医　師/する…■
培養士/する…■

診療日		月	火	水	木	金	土	日	祝祭日
	am	●		●	●	●	●	●	
	pm	●		●	●	●			

予約受付時間　8・9・10・11・12・13・14・15・16・17・18・19・20・21・22時

ブライダルチェック＝○　婦人科検診＝×　※予約受付はWEBにて24時間対応

- 夫婦での診療 …………●
- 患者への治療説明 ……●
- 使用医薬品の説明 ……●
- 治療費の詳細公開 ……●
- 治療費助成金扱い …有り
- タイミング療法 ………●
- 人工授精 ………………●
- 人工授精 (AID) ………×
- 体外受精 ………………●
- 顕微授精 ………………●
- 自然・低刺激周期採卵法 ●
- 刺激周期採卵法(FSH,hMG) ●
- 凍結保存 ………………●
- 男性不妊　○連携施設あり
- 不育症 …………………×
- 妊婦健診 ……○10週まで
- 2人目不妊通院配慮 …●
- 腹腔鏡検査 ……………×
- 漢方薬の扱い …………○
- 新薬の使用 ……………●
- カウンセリング ………○
- 運動指導 ………………△
- 食事指導 ………………○
- 女性医師がいる ………○

料金目安
初診費用　5,000円～
体外受精費用　25万～30万円
顕微授精費用　32万～37万円

神奈川県

●メディカルパーク横浜
横浜市

Tel.045-232-4741　横浜市中区桜木町1-1-8 日石横浜ビル4F　since 2019.5

医師1名 培養士3名
心理士０名
◆倫理・厳守宣言
医　師/する…■
培養士/する…■

診療日		月	火	水	木	金	土	日	祝祭日
	am	●	●	●		●	●		●
	pm	●	●	●		●	●		●

予約受付時間　8・9・10・11・12・13・14・15・16・17・18・19・20・21・22時

ブライダルチェック＝●　婦人科検診＝×

夫婦での診療…………●
患者への治療説明……●
使用医薬品の説明……●
治療費の詳細公開……●
治療費助成金扱い…有り
タイミング療法………●
人工授精………………●
人工授精（AID）………×
体外受精………………●
顕微授精………………●
自然・低刺激周期採卵法●
刺激周期採卵法(FSH,hMG)●
凍結保存………………●
男性不妊　○連携施設あり
不育症…………………○
妊婦健診………○8週まで
2人目不妊通院配慮…○
腹腔鏡検査……………●
漢方薬の扱い…………○
新薬の使用……………●
カウンセリング………○
運動指導………………○
食事指導………………○
女性医師がいる………×

料金目安
HPを参照
http://medicalpark-yokohama.com

●福田ウイメンズクリニック
横浜市

Tel.045-825-5525　横浜市戸塚区品濃町549-2 三宅ビル7F　since 1993.8

医師１名　培養士4名
心理士０名
◆倫理・厳守宣言
医　師/する…■
培養士/する…■

診療日		月	火	水	木	金	土	日	祝祭日
	am	●	●	●	●	●	●		
	pm	●	●	●		●			

予約受付時間　8・9・10・11・12・13・14・15・16・17・18・19・20・21・22時

ブライダルチェック＝○　婦人科検診＝○

夫婦での診療…………●
患者への治療説明……●
使用医薬品の説明……●
治療費の詳細公開……●
治療費助成金扱い…有り
タイミング療法………●
人工授精………………●
人工授精（AID）………×
体外受精………………●
顕微授精………………●
自然・低刺激周期採卵法●
刺激周期採卵法(FSH,hMG)●
凍結保存………………●
男性不妊　●連携施設あり
不育症…………………○
妊婦健診………………○
2人目不妊通院配慮…●
腹腔鏡検査……………×
漢方薬の扱い…………○
新薬の使用……………●
カウンセリング………○
運動指導………………△
食事指導………………△
女性医師がいる………×

料金目安
初診費用　4,620円～
体外受精費用　25万～30万円
顕微授精費用　30万～35万円

●湘南レディースクリニック
藤沢市

Tel.0466-55-5066　藤沢市鵠沼花沢町1-12 第5相澤ビル5・6F　since 2007.9

医師4名　培養士5名
心理士0名
◆倫理・厳守宣言
医　師/する…■
培養士/する…■

診療日		月	火	水	木	金	土	日	祝祭日
	am	●	●	●	●	●	●	●	
	pm	●	●	●	●	●			

予約受付時間　8・9・10・11・12・13・14・15・16・17・18・19・20・21・22時

ブライダルチェック＝○　婦人科検診＝●

※受付はWEBにて24時間対応

夫婦での診療…………●
患者への治療説明……●
使用医薬品の説明……●
治療費の詳細公開……●
治療費助成金扱い…有り
タイミング療法………●
人工授精………………●
人工授精（AID）………×
体外受精………………●
顕微授精………………●
自然・低刺激周期採卵法●
刺激周期採卵法(FSH,hMG)●
凍結保存………………●
男性不妊　○連携施設あり
不育症…………………●
妊婦健診………32週まで
2人目不妊通院配慮…●
腹腔鏡検査……………×
漢方薬の扱い…………●
新薬の使用……………●
カウンセリング………●
運動指導………………○
食事指導………………○
女性医師がいる………×

料金目安
初診費用　5,000円～
体外受精費用　16万～30万円
顕微授精費用　20万～37万円

● 石川県立中央病院
Tel.076-237-8211　金沢市鞍月東

吉澤レディースクリニック
Tel.076-266-8155　金沢市稚日野町

金沢大学附属病院
Tel.076-265-2000　金沢市宝町

金沢医療センター
Tel.076-262-4161　金沢市石引

● 金沢たまごクリニック
Tel.076-237-3300　金沢市諸江町

うきた産婦人科医院
Tel.076-291-2277　金沢市新神田

● 鈴木レディスホスピタル
Tel.076-242-3155　金沢市寺町

金沢医科大学病院
Tel.076-286-2211　河北郡内灘町

やまぎしレディスクリニック
Tel.076-287-6066　野々市市藤平田

● 永遠幸レディスクリニック
Tel.0761-23-1555　小松市小島町

荒木病院
Tel.0761-22-0301　小松市若杉町

川北レイクサイドクリニック
Tel.0761-22-0232　小松市今江町

● 恵寿総合病院
Tel.0767-52-3211　七尾市富岡町

● 深江レディースクリニック
Tel.076-294-3336　野々市市郷町

福井

● 本多レディースクリニック
Tel.0776-24-6800　福井市宝永

富山

かみいち総合病院
Tel.076-472-1212　中新川郡上市町

● 富山赤十字病院
Tel.076-433-2222　富山市牛島本町

● 小嶋ウィメンズクリニック
Tel.076-432-1788　富山市五福

● 富山県立中央病院
Tel.0764-24-1531　富山市西長江

● 女性クリニックWe! TOYAMA
Tel.076-493-5533　富山市根塚町

富山市民病院
Tel.0764-22-1112　富山市今泉北部町

高岡市民病院
Tel.0766-23-0204　高岡市宝町

● あいARTクリニック
Tel.0766-27-3311　高岡市下伏間江

済生会高岡病院
Tel.0766-21-0570　高岡市二塚

厚生連高岡病院
Tel.0766-21-3930　高岡市永楽町

黒部市民病院
Tel.0765-54-2211　黒部市三日市

● あわの産婦人科医院
Tel.0765-72-0588　下新川郡入善町

津田産婦人科医院
Tel.0763-33-3035　砺波市寿町

石川

新潟

● 立川綜合病院不妊体外受精センター
Tel.0258-33-3111　長岡市神田町

● 長岡レディースクリニック
Tel.0258-22-7780　長岡市新保

セントポーリアウイメンズクリニック
Tel.0258-21-0800　長岡市南七日町

● 大島クリニック
Tel.025-522-2000　上越市鴨島

● 菅谷ウィメンズクリニック
Tel.025-546-7660　上越市新光町

● 源川産婦人科クリニック
Tel.025-272-5252　新潟市東区

● 木戸病院
Tel.025-273-2151　新潟市東区上木戸

● 新津産科婦人科クリニック
Tel.025-384-4103　新潟市江南区

● 産科・婦人科ロイヤルハートクリニック
Tel.025-244-1122　新潟市中央区天神尾

● 新潟大学医歯学総合病院
Tel.025-227-2460　新潟市中央区旭町通

● ART女性クリニック白山
Tel.025-378-3065　新潟市中央区白山

● 済生会新潟第二病院
Tel.025-233-6161　新潟市西区寺地

荒川レディースクリニック
Tel.025-672-2785　新潟市西蒲区

● レディスクリニック石黒
Tel.0256-33-0150　三条市荒町

● 関塚医院
Tel.0254-26-1405　新発田市小舟町

●印は日本産科婦人科学会のART登録施設で、体外受精の診療を行っている施設です（2019年12月現在）

G&Oレディスクリニック
Tel.0566-27-4103 刈谷市泉田町

セントソフィアクリニック婦人科
Tel.052-551-1595 名古屋市中村区

ダイヤビルレディースクリニック
Tel.052-561-1881 名古屋市中村区

浅田レディース名古屋駅前クリニック
Tel.052-551-2203 名古屋市中村区

かとうのりこレディースクリニック
Tel.052-587-2888 名古屋市中村区

レディースクリニックミュウ
Tel.052-551-7111 名古屋市中村区

かなくらレディスクリニック
Tel.052-587-3111 名古屋市中村区

名古屋第一赤十字病院
Tel.052-481-5111 名古屋市中村区

川合産婦人科
Tel.052-502-1501 名古屋市西区

野崎クリニック
Tel.052-303-3811 名古屋市中川区

金山レディースクリニック
Tel.052-681-2241 名古屋市熱田区

山口レディスクリニック
Tel.052-823-2121 名古屋市南区

名古屋市立緑市民病院
Tel.052-892-1331 名古屋市緑区

ロイヤルベルクリニック 不妊センター
Tel.052-879-6660 名古屋市緑区

おち夢クリニック名古屋
Tel.052-968-2203 名古屋市中区

飯田レディースクリニック
Tel.052-241-0512 名古屋市中区

いくたウィメンズクリニック
Tel.052-263-1250 名古屋市中区

可世木婦人科ARTクリニック
Tel.052-251-8801 名古屋市中区

成田産婦人科
Tel.052-221-1595 名古屋市中区

おかだウィメンズクリニック
Tel.052-683-0018 名古屋市中区

AOI名古屋病院
Tel.052-932-7128 名古屋市東区

上野レディスクリニック
Tel.052-981-1184 名古屋市北区

平田レディースクリニック
Tel.052-914-7277 名古屋市北区

稲垣婦人科
Tel.052-910-5550 名古屋市北区

星ケ丘マタニティ病院
Tel.052-782-6211 名古屋市千種区

咲江レディスクリニック
Tel.052-757-0222 名古屋市千種区

さわだウイメンズクリニック
Tel.052-788-3588 名古屋市千種区

フラワーベルARTクリニック
Tel.0120-822-229 名古屋市千種区

レディースクリニック山原
Tel.052-731-8181 名古屋市千種区

若葉台クリニック
Tel.052-777-2888 名古屋市名東区

あいこ女性クリニック
Tel.052-777-8080 名古屋市名東区

名古屋大学医学部附属病院
Tel.052-741-2111 名古屋市昭和区

名古屋市立大学病院
Tel.052-851-5511 名古屋市瑞穂区

八事レディースクリニック
Tel.052-834-1060 名古屋市天白区

平針北クリニック
Tel.052-803-1103 日進市赤池町

森脇レディースクリニック
Tel.0561-33-5512 みよし市三好町

藤田医科大学病院
Tel.0562-93-2111 豊明市沓掛町

グリーンベルARTクリニック
Tel.0120-822-229 豊田市喜多町

トヨタ記念病院不妊センター　ジョイファミリー
Tel.0565-28-0100 豊田市平和町

ふたばクリニック
Tel.0569-20-5000 半田市吉田町

原田レディースクリニック
Tel.0562-36-1103 知多市寺本新町

とまつレディースクリニック
Tel.0574-61-1138 可児市広見

松波総合病院
Tel.058-388-0111 羽島郡笠松町

静岡

いながきレディースクリニック
Tel.055-926-1709 沼津市宮前町

沼津市立病院
Tel.055-924-5100 沼津市東椎路

岩端医院
Tel.055-962-1368 沼津市大手町

かぬき岩端医院
Tel.055-932-8189 沼津市下香貫前原

聖隷沼津病院
Tel.0559-52-1000 沼津市本字松下

こまきウィメンズクリニック
Tel.055-972-1057 三島市西若町

三島レディースクリニック
Tel.055-991-0770 三島市南本町

富士市立中央病院
Tel.0545-52-1131 富士市高島町

長谷川産婦人科医院
Tel.0545-53-7575 富士市吉原

望月産婦人科医院
Tel.0545-34-0445 富士市比奈

宮崎クリニック
Tel.0545-66-3731 富士市松岡

静岡市立静岡病院
Tel.054-253-3125 静岡市葵区

レディースクリニック古川
Tel.054-249-3733 静岡市葵区

静岡レディースクリニック
Tel.054-251-0770 静岡市葵区

県立美術館通りレディースメンタルクリニック
Tel.054-264-6000 静岡市駿河区

俵IVFクリニック
Tel.054-288-2882 静岡市駿河区

静岡市立清水病院
Tel.054-336-1111 静岡市清水区

焼津市立総合病院
Tel.054-623-3111 焼津市道原

アクトタワークリニック
Tel.053-413-1124 浜松市中区

聖隷浜松病院
Tel.053-474-2222 浜松市中区

西村ウイメンズクリニック
Tel.053-479-0222 浜松市中区

水本レディスクリニック
Tel.053-433-1103 浜松市東区

浜松医科大学病院
Tel.053-435-2309 浜松市東区

聖隷三方原病院リプロダクションセンター
Tel.053-436-1251 浜松市北区

可睡の杜レディースクリニック
Tel.0538-49-5656 袋井市可睡の杜

西垣ARTクリニック
Tel.0538-33-4455 磐田市中泉

愛知

豊橋市民病院 総合生殖医療センター
Tel.0532-33-6111 豊橋市青竹町

つつじが丘ウイメンズクリニック
Tel.0532-66-5550 豊橋市つつじが丘

竹内産婦人科　ARTセンター
Tel.0532-52-3463 豊橋市新本町

藤澤フラウエンクリニク
Tel.0533-84-1180 豊川市四ツ谷町

豊川市民病院
Tel.0533-86-1111 豊川市光明町

エンジェルベルホスピタル
Tel.0564-66-0050 岡崎市錦町

ARTクリニックみらい
Tel.0564-24-9293 岡崎市大樹寺

稲垣レディスクリニック
Tel.0563-54-1188 西尾市横手町

八千代病院
Tel.0566-97-8111 安城市住吉町

福井県立病院
Tel.0776-54-5151 福井市四ツ井

西ウイミンズクリニック
Tel.0776-33-3663 福井市木田

公立丹南病院
Tel.0778-51-2260 鯖江市三六町

中山クリニック
Tel.0770-56-5588 小浜市多田

福井大学医学部附属病院
Tel.0776-61-3111 吉田郡永平寺町

山梨

このはな産婦人科
Tel.055-225-5500 甲斐市西八幡

薬袋レディースクリニック
Tel.055-226-3711 甲府市飯田

甲府昭和婦人クリニック
Tel.055-226-5566 中巨摩郡昭和町

山梨大学医学部附属病院
Tel.055-273-1111 中央市下河東

長野

吉澤産婦人科医院
Tel.026-226-8475 長野市七瀬中町

長野赤十字病院
Tel.026-226-4131 長野市若里

長野市民病院
Tel.026-295-1199 長野市富竹

南長野医療センター篠ノ井総合病院
Tel.026-292-2261 長野市篠ノ井会

佐久市立国保浅間総合病院
Tel.0267-67-2295 佐久市岩村田

佐久平エンゼルクリニック
Tel.0267-67-5816 佐久市長土呂

三浦産婦人科
Tel.0268-22-0350 上田市中央

西澤病院
Tel.0265-24-3800 飯田市本町

わかばレディス&マタニティクリニック
Tel.0263-45-0103 松本市浅間温泉

信州大学医学部附属病院
Tel.0263-35-4600 松本市旭

北原レディースクリニック
Tel.0263-48-3186 松本市島立

菜の花マタニティクリニック
Tel.0265-76-7087 伊那市日影

平岡産婦人科
Tel.0266-72-6133 茅野市ちの

諏訪マタニティークリニック
Tel.0266-28-6100 諏訪郡下諏訪町

ひろおか　さくらレディースウィメンズクリニック
Tel.0263-85-0013 塩尻市広丘吉田

岐阜

髙橋産婦人科
Tel.058-263-5726 岐阜市梅ケ枝町

古田産科婦人科クリニック
Tel.058-265-2395 岐阜市金町

岐阜大学医学部附属病院
Tel.058-230-6000 岐阜市柳戸

操レディスホスピタル
Tel.058-233-8811 岐阜市津島町

おおのレディースクリニック
Tel.058-233-0201 岐阜市光町

花林レディースクリニック
Tel.058-393-1122 羽島市竹鼻町

クリニックママ
Tel.0584-73-5111 大垣市今宿

大垣市民病院
Tel.0584-81-3341 大垣市南頬町

東海中央病院
Tel.058-382-3101 各務原市蘇原東島町

久美愛厚生病院
Tel.0577-32-1115 高山市中切町

中西ウィメンズクリニック
Tel.0572-25-8882 多治見市大正町

● 金丸産婦人科 Tel.059-229-5722 津市観音寺町

● 三重大学病院 Tel.059-232-1111 津市江戸橋

● 西山産婦人科 不妊治療センター Tel.059-229-1200 津市栄町

山本産婦人科 Tel.059-235-2118 津市雲出本郷町

● 済生会松阪総合病院 Tel.0598-51-2626 松阪市朝日町

本橋産婦人科 Tel.0596-23-4103 伊勢市一之木

武田産婦人科 Tel.0595-64-7655 名張市鴻之台

● 森川病院 Tel.0595-21-2425 伊賀市上野忍町

● つかはらレディースクリニック Tel.0586-81-8000 一宮市浅野居森野

● 可世木レディスクリニック Tel.0586-47-7333 一宮市平和

三重

● こうのとりWOMAN'S CAREクリニック Tel.059-355-5577 四日市市諏訪栄町

● 慈芳産婦人科・内科・リウマチ科 Tel.059-353-0508 四日市市ときわ

● みのうらレディースクリニック Tel.059-380-0018 鈴鹿市磯山

● ヨナハ産婦人科小児科病院 Tel.0594-27-1703 桑名市大字和泉

愛知

江南厚生病院 Tel.0587-51-3333 江南市高屋町

● 小牧市民病院 Tel.0568-76-4131 小牧市常普請

● 浅田レディース勝川クリニック Tel.0568-35-2203 春日井市松新町

公立陶生病院 Tel.0561-82-5101 瀬戸市西追分町

● 中原クリニック Tel.0561-88-0311 瀬戸市山手町

一宮市立市民病院 Tel.0586-71-1911 一宮市文京

●印は日本産科婦人科学会のART登録施設で、体外受精の診療を行っている施設です（2019年12月現在）

中部・東海地区／ ピックアップ クリニックガイダンス

長野県

●吉澤産婦人科医院

長野市 since 1966.2

Tel.026-226-8475 長野市七瀬中町96

医師１名 培養士4名
不妊カウンセラー4名
◆倫理・厳守宣言
医 師/する…■
培養士/する…■

診療日		月	火	水	木	金	土	日	祝祭日
	am	●	●	●	●	●	●		
	pm	●	●		●	●			

予約受付時間 8･9･10･11･12･13･14･15･16･17･18･19･20･21･22時

ブライダルチェック＝○ 婦人科検診＝○

夫婦での診療 …………○
患者への治療説明 ……○
使用医薬品の説明 ……○
治療費の詳細公開 ……○
治療費助成金扱い …有り
タイミング療法 ………○
人工授精 ………………●
人工授精（AID） ………×
体外受精 ………………●

顕微授精 ………………●
自然・低刺激周期採卵法 ×
刺激周期採卵法(FSH,hMG) ○
凍結保存 ………………●
男性不妊 ………………○
不育症 …………………○
妊婦健診 ………………×
2人目不妊通院配慮 …○
腹腔鏡検査 ……………×

漢方薬の扱い …………○
新薬の使用 ……………○
カウンセリング ………●
運動指導 ………………×
食事指導 ………………×
女性医師がいる ………×

料金目安
初診費用 ー
体外受精費用 25万円～
顕微授精費用 30万円～

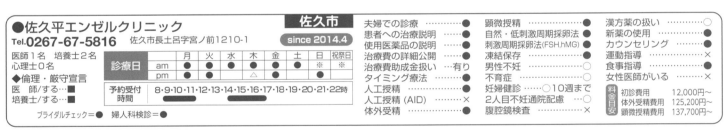

●佐久平エンゼルクリニック

佐久市 since 2014.4

Tel.0267-67-5816 佐久市長土呂字宮ノ前1210-1

医師１名 培養士２名
心理士０名
◆倫理・厳守宣言
医 師/する…■
培養士/する…■

診療日		月	火	水	木	金	土	日	祝祭日
	am	●	●	●	●	●	●	※	※
	pm	●	●		△	●		●	

予約受付時間 8･9･10･11･12･13･14･15･16･17･18･19･20･21･22時

ブライダルチェック＝● 婦人科検診＝●

夫婦での診療 …………●
患者への治療説明 ……●
使用医薬品の説明 ……●
治療費の詳細公開 ……●
治療費助成金扱い …有り
タイミング療法 ………●
人工授精 ………………●
人工授精（AID） ………×
体外受精 ………………●

顕微授精 ………………●
自然・低刺激周期採卵法 ●
刺激周期採卵法(FSH,hMG) ●
凍結保存 ………………●
男性不妊 ………………○
不育症 …………………○
妊婦健診 ……○10週まで
2人目不妊通院配慮 …○
腹腔鏡検査 ……………×

漢方薬の扱い …………○
新薬の使用 ……………●
カウンセリング ………●
運動指導 ………………×
食事指導 ………………●
女性医師がいる ………×

料金目安
初診費用 12,000円～
体外受精費用 125,200円～
顕微授精費用 137,700円～

岐阜県

●操レディスホスピタル

岐阜市 since 2001.1

Tel.058-233-8811 岐阜市津島町6-19

医師３名 培養士4名
心理士１名（内部）
◆倫理・厳守宣言
医 師/する…■
培養士/する…■

診療日		月	火	水	木	金	土	日	祝祭日
	am	●	●	●	●	●	●		
	pm	●	●	●		●	●		

予約受付時間 8･9･10･11･12･13･14･15･16･17･18･19･20･21･22時

ブライダルチェック＝○ 婦人科検診＝●

夫婦での診療 …………●
患者への治療説明 ……●
使用医薬品の説明 ……●
治療費の詳細公開 ……●
治療費助成金扱い …有り
タイミング療法 ………●
人工授精 ………………●
人工授精（AID） ………×
体外受精 ………………●

顕微授精 ………………●
自然・低刺激周期採卵法 ●
刺激周期採卵法(FSH,hMG) ●
凍結保存 ………………●
男性不妊 ………………●
不育症 …………………●
妊婦健診 ……●出産まで
2人目不妊通院配慮 …●
腹腔鏡検査 ……………×

漢方薬の扱い …………●
新薬の使用 ……………●
カウンセリング ………●
運動指導 ………………●
食事指導 ………………●
女性医師がいる ………●

料金目安
初診費用 ー
体外受精費用 18万円～
顕微授精費用 上記＋3万円～

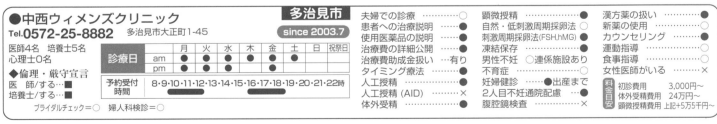

●中西ウィメンズクリニック

多治見市 since 2003.7

Tel.0572-25-8882 多治見市大正町1-45

医師4名 培養士5名
心理士0名
◆倫理・厳守宣言
医 師/する…■
培養士/する…■

診療日		月	火	水	木	金	土	日	祝祭日
	am	●	●	●	●	●	●		
	pm	●	●	●		●			

予約受付時間 8･9･10･11･12･13･14･15･16･17･18･19･20･21･22時

ブライダルチェック＝○ 婦人科検診＝○

夫婦での診療 …………○
患者への治療説明 ……●
使用医薬品の説明 ……●
治療費の詳細公開 ……●
治療費助成金扱い …有り
タイミング療法 ………●
人工授精 ………………●
人工授精（AID） ………×
体外受精 ………………●

顕微授精 ………………●
自然・低刺激周期採卵法 ○
刺激周期採卵法(FSH,hMG) ●
凍結保存 ………………●
男性不妊 ○連係施設あり
不育症 …………………○
妊婦健診 ……●出産まで
2人目不妊通院配慮 …●
腹腔鏡検査 ……………×

漢方薬の扱い …………●
新薬の使用 ……………○
カウンセリング ………●
運動指導 ………………○
食事指導 ………………○
女性医師がいる ………×

料金目安
初診費用 3,000円～
体外受精費用 24万円～
顕微授精費用 上記+5万5千円～

静岡県

●可睡の杜レディースクリニック

袋井市 since 2003.11

Tel.0538-49-5656 袋井市可睡の杜31-6

医師１名 培養士２名
心理士０名
◆倫理・厳守宣言
医 師/する…■
培養士/する…■

診療日		月	火	水	木	金	土	日	祝祭日
	am	●	●	●	●	●	●		
	pm	●	●		●	●			

予約受付時間 8･9･10･11･12･13･14･15･16･17･18･19･20･21･22時

ブライダルチェック＝● 婦人科検診＝○

夫婦での診療 …………●
患者への治療説明 ……●
使用医薬品の説明 ……●
治療費の詳細公開 ……●
治療費助成金扱い …有り
タイミング療法 ………●
人工授精 ………………●
人工授精（AID） ………×
体外受精 ………………●

顕微授精 ………………●
自然・低刺激周期採卵法 ○
刺激周期採卵法(FSH,hMG) ●
凍結保存 ………………●
男性不妊 ………………○
不育症 …………………○
妊婦健診 ………………×
2人目不妊通院配慮 …○
腹腔鏡検査 ……………×

漢方薬の扱い …………●
新薬の使用 ……………△
カウンセリング ………×
運動指導 ………………×
食事指導 ………………×
女性医師がいる ………×

料金目安
初診費用 3,450円～
体外受精費用 20万～45万円
顕微授精費用 上記+5万円～

東海地区／ピックアップ クリニックガイダンス

愛知県

●ダイヤビルレディースクリニック　名古屋市

Tel.052-561-1881　名古屋市中村区名駅3-15-1 名古屋ダイヤビルディング2号館1F　since 2004.04

医師5名　培養士3名
心理士1名（外部）

診療日		月	火	水	木	金	土	日	祝祭日
	am	●	●	●	●	●	●		
	pm	●	●	●	●	●			

予約受付時間　8・9・10・11・12・13・14・15・16・17・18・19・20・21・22時

◆倫理・厳守宣言
医　師/する…■
培養士/する…■

ブライダルチェック＝○　婦人科検診＝○

夫婦での診療 …………○
患者への治療説明 ……●
使用医薬品の説明 ……○
治療費の詳細公開 ……○
治療費助成金扱い …有り
タイミング療法 ………○
人工授精 ………………○
人工授精 (AID) ………×
体外受精 ………………●

顕微授精 ………………●
自然・低刺激周期採卵法 ○
刺激周期採卵法(FSH,hMG) ○
凍結保存 ………………●
男性不妊 ○連係施設あり
不育症 …………………●
妊婦健診 ……○33週まで
2人目不妊通院配慮 …○
腹腔鏡検査 ……………○

漢方薬の扱い …………○
新薬の使用 ……………○
カウンセリング ………○
運動指導 ………………○
食事指導 ………………○
女性医師がいる ………○

料金目安
初診費用　3千円～
体外受精費用　11万～32万円
顕微授精費用　14万～35万円

●おち夢クリニック名古屋　名古屋市

Tel.052-968-2203　名古屋市中区丸の内3-19-12 久屋パークサイドビル8F　since 2004.5

医師6名　培養士17名
心理士１名（外部）

診療日		月	火	水	木	金	土	日	祝祭日
	am	●	●	●	●	△	●	△	●
	pm	●	△	●	●				

予約受付時間　8・9・10・11・12・13・14・15・16・17・18・19・20・21・22時

◆倫理・厳守宣言
医　師/する…■
培養士/する…■

ブライダルチェック＝×　婦人科検診＝×　△指定患者のみ

夫婦での診療 …………●
患者への治療説明 ……●
使用医薬品の説明 ……●
治療費の詳細公開 ……●
治療費助成金扱い …有り
タイミング療法 ………○
人工授精 ………………○
人工授精 (AID) ………×
体外受精 ………………●

顕微授精 ………………●
自然・低刺激周期採卵法 ●
刺激周期採卵法(FSH,hMG) ×
凍結保存 ………………●
男性不妊 ●連携施設あり
不育症 …………………○
妊婦健診…………8週まで
2人目不妊通院配慮 …○
腹腔鏡検査 ……………×

漢方薬の扱い …………○
新薬の使用 ……………●
カウンセリング ………●
運動指導 ………………○
食事指導 ………………○
女性医師がいる ………●

料金目安
初診費用　2万円～
完全自然周期体外受精 16万円～
自然周期体外受精 346,500円～
顕微授精費用 上記+3万～+8万円

●おかだウィメンズクリニック　名古屋市

Tel.052-683-0018　名古屋市中区正木4-8-7 れんが橋ビル3F　since 2014.4

医師1名　培養士2名
心理士０名

診療日		月	火	水	木	金	土	日	祝祭日
	am	●	●	●	●	●	●		
	pm	●	●		●	●			

予約受付時間　8・9・10・11・12・13・14・15・16・17・18・19・20・21・22時

◆倫理・厳守宣言
医　師/する…■
培養士/する…■

ブライダルチェック＝○　婦人科検診＝○

夫婦での診療 …………●
患者への治療説明 ……●
使用医薬品の説明 ……●
治療費の詳細公開 ……○
治療費助成金扱い …有り
タイミング療法 ………●
人工授精 ………………●
人工授精 (AID) ………×
体外受精 ………………●

顕微授精 ………………●
自然・低刺激周期採卵法 ●
刺激周期採卵法(FSH,hMG) ●
凍結保存 ………………●
男性不妊 ○連携施設あり
不育症 …………………○
妊婦検診 ……○12週まで
2人目不妊通院配慮 …○
腹腔鏡検査 ……………×

漢方薬の扱い …………○
新薬の使用 ……………○
カウンセリング ………△
運動指導 ………………○
食事指導 ………………○
女性医師がいる ………×

料金目安
初診費用　2,500円～
体外受精費用　25万～35万円
顕微授精費用　30万～40万円

●さわだウィメンズクリニック 名古屋不妊センター　名古屋市

Tel.052-788-3588　名古屋市千種区四谷通1-18-1　since 2001.4

医師２名　培養士5名
心理士０名

診療日		月	火	水	木	金	土	日	祝祭日
	am	●	●	●	●	●	●		
	pm	●	●		●	●			

予約受付時間　8・9・10・11・12・13・14・15・16・17・18・19・20・21・22時

◆倫理・厳守宣言
医　師/する…■
培養士/する…■

ブライダルチェック＝○　婦人科検診＝○

夫婦での診療 …………○
患者への治療説明 ……●
使用医薬品の説明 ……●
治療費の詳細公開 ……○
治療費助成金扱い …有り
タイミング療法 ………○
人工授精 ………………●
人工授精 (AID) ………×
体外受精 ………………●

顕微授精 ………………●
自然・低刺激周期採卵法 ●
刺激周期採卵法(FSH,hMG) ●
凍結保存 ………………●
男性不妊 ○連携施設あり
不育症 …………………●
妊婦健診 ………10週まで
2人目不妊通院配慮 …△
腹腔鏡検査 ……紹介あり

漢方薬の扱い …………●
新薬の使用 ……………●
カウンセリング ………●
運動指導 ………………○
食事指導 ………………○
女性医師がいる ………●

料金目安
初診費用　7千～8千円
体外受精費用　～30万円
顕微授精費用 上記＋5万～7万

● 京都大学医学部附属病院
Tel.075-751-3712　京都市左京区

● IDAクリニック
Tel.075-583-6515　京都市山科区

細田クリニック
Tel.075-322-0311　京都市右京区

● 身原病院
Tel.075-392-3111　京都市西京区

田村産婦人科医院
Tel.0771-24-3151　亀岡市安町

大阪

● 大阪New ARTクリニック
Tel.06-6341-1556　大阪市北区

オーク梅田レディースクリニック
Tel.06-6348-1511　大阪市北区

● HORACグランフロント大阪クリニック
Tel.06-6377-8824　大阪市北区

● リプロダクションクリニック大阪
Tel.06-6136-3344　大阪市北区

● 越田クリニック
Tel.06-6316-6090　大阪市北区

● 扇町ARTレディースクリニック
Tel.06-6311-2511　大阪市北区

南草津 野村病院
Tel.077-561-3788　草津市野路町

産科・婦人科ハピネスバースクリニック
Tel.077-564-3101　草津市矢橋町

京都

志馬クリニック四条烏丸
Tel.075-221-6821　京都市下京区

南部産婦人科
Tel.075-313-6000　京都市下京区

● 醍醐渡辺クリニック
Tel.075-571-0226　京都市伏見区

● 京都府立医科大学病院
Tel.075-251-5560　京都市上京区

● 田村秀子婦人科医院
Tel.075-213-0523　京都市中京区

● 足立病院
Tel.075-253-1382　京都市中京区

大野婦人科医院
Tel.075-253-2465　京都市中京区

京都第一赤十字病院
Tel.075-561-1121　京都市東山区

日本バプテスト病院
Tel.075-781-5191　京都市左京区

滋賀

● 木下レディースクリニック
Tel.077-526-1451　大津市打出浜

● 桂川レディースクリニック
Tel.077-511-4135　大津市御殿浜

● 竹林ウィメンズクリニック
Tel.077-547-3557　大津市大萱

● 滋賀医科大学医学部附属病院
Tel.077-548-2111　大津市瀬田月輪町

● 希望ヶ丘クリニック
Tel.077-586-4103　野洲市市三宅

甲西　野村産婦人科
Tel.0748-72-6633　湖南市鈕子袋

山崎クリニック
Tel.0748-42-1135　東近江市山路町

● 神野レディースクリニック
Tel.0749-22-6216　彦根市中央町

足立レディースクリニック
Tel.0749-22-2155　彦根市佐和町

● 草津レディースクリニック
Tel.077-566-7575　草津市渋川

● 清水産婦人科
Tel.077-562-4332　草津市野村

木内女性クリニック
Tel.0798-63-2271　西宮市高松町

● レディースクリニックTaya
Tel.072-771-7717　伊丹市伊丹

● 近畿中央病院
Tel.072-781-3712　伊丹市車塚

● 小原ウイメンズクリニック
Tel.0797-82-1211　宝塚市山本東

● ベリタス病院
Tel.072-793-7890　川西市新田

● シオタニレディースクリニック
Tel.079-561-3500　三田市中央町

タマル産婦人科
Tel.079-590-1188　篠山市東吹

● 中林産婦人科クリニック
Tel.079-282-6581　姫路市白国

● Kobaレディースクリニック
Tel.079-223-4924　姫路市北条口

● 西川産婦人科
Tel.079-253-2195　姫路市花田町

● 親愛産婦人科医院
Tel.079-271-6666　姫路市網干区

久保みずきレディースクリニック 明石診療所
Tel.078-913-9811　明石市本町

私立 二見レディースクリニック
Tel.078-942-1783　明石市二見町

● 博愛産科婦人科
Tel.078-941-8803　明石市二見町

● 親愛レディースクリニック
Tel.0794-21-5511　加古川市加古川町

ちくご・ひらまつ産婦人科
Tel.079-424-5163　加古川市加古川町

● 小野レディースクリニック
Tel.0794-62-1103　小野市西本

● 福田産婦人科麻酔科
Tel.0791-43-5357　赤穂市加里屋

● 赤穂中央病院
Tel.0791-45-7290　赤穂市惣門町

公立神崎総合病院
Tel.0790-32-1331　神崎郡神河町

奈良

好川婦人科クリニック
Tel.0743-75-8600　生駒市東新町

高山クリニック
Tel.0742-35-3611　奈良市柏木町

● ASKAレディース・クリニック
Tel.0742-51-7717　奈良市北登美ヶ丘

すぎはら婦人科
Tel.0742-33-9080　奈良市中登美ヶ丘

● 久永婦人科クリニック
Tel.0742-32-5505　奈良市西大寺東町

● 赤崎クリニック・高度生殖医療センター
Tel.0744-43-2468　桜井市谷

桜井病院
Tel.0744-43-3541　桜井市大字桜井

● SACRAレディースクリニック
Tel.0744-23-1199　橿原市上品寺町

奈良県立医科大学病院
Tel.0744-22-3051　橿原市四条町

● 三橋仁美レディースクリニック
Tel.0743-51-1135　大和郡山市矢田町

和歌山

● 日赤和歌山医療センター
Tel.073-422-4171　和歌山市小松原通

● うつのみやレディースクリニック
Tel.073-423-1987　和歌山市美園町

和歌山県立医科大学付属病院周産期部
Tel.073-447-2300　和歌山市紀三井寺

● 岩橋産科婦人科
Tel.073-444-4060　和歌山市関戸

いくこレディースクリニック
Tel.073-482-0399　海南市日方

榎本産婦人科
Tel.0739-22-0019　田辺市湊

● 奥村レディースクリニック
Tel.0736-32-8511　橋本市東家

● 天の川レディースクリニック
Tel.072-892-1124　交野市私部西

● IVF大阪クリニック
Tel.06-6747-8824　東大阪市長田東

なかじまレディースクリニック
Tel.072-929-0506　八尾市東本町

平松産婦人科クリニック
Tel.072-955-8881　藤井寺市藤井寺

船内クリニック
Tel.072-955-0678　藤井寺市藤井寺

● てらにしレディースクリニック
Tel.072-367-0666　大阪狭山市池尻自由丘

● 近畿大学医学部附属病院
Tel.0723-66-0221　大阪狭山市大野東

● ルナレディースクリニック　不妊・更年期センター
Tel.0120-776-778　堺市堺区

● いしかわクリニック
Tel.072-232-8751　堺市堺区

● KAWAレディースクリニック
Tel.072-297-2700　堺市南区

小野産婦人科
Tel.072-285-8110　堺市東区

● しんやしき産婦人科
Tel.072-239-5571　堺市東区

石橋レディスクリニック
Tel.0722-79-1152　堺市中区

● 府中のぞみクリニック
Tel.0725-40-5033　和泉市府中町

● 谷口病院
Tel.0724-63-3232　泉佐野市大西

● レオゲートタワーレディースクリニック
Tel.072-460-2800　泉佐野市りんくう往来北

兵庫

神戸大学医学部附属病院
Tel.078-382-5111　神戸市中央区

● 英ウィメンズクリニック さんのみや
Tel.078-392-8723　神戸市中央区

● 神戸元町夢クリニック
Tel.078-325-2121　神戸市中央区

● 山下レディースクリニック
Tel.078-265-6475　神戸市中央区

● 神戸ARTレディスクリニック
Tel.078-261-3500　神戸市中央区

● 神戸アドベンチスト病院
Tel.078-981-0161　神戸市北区

● 中村レディースクリニック
Tel.078-925-4103　神戸市西区

● 久保みずきレディースクリニック 菅原記念診療所
Tel.078-961-3333　神戸市西区

英ウィメンズクリニック たるみ
Tel.078-704-5077　神戸市垂水区

● くぼたレディースクリニック
Tel.078-843-3261　神戸市東灘区

● レディースクリニックごとう
Tel.0799-45-1131　南あわじ市

● オガタファミリークリニック
Tel.0797-25-2213　芦屋市松ノ内町

吉田レディースクリニック
Tel.06-6483-6111　尼崎市西大物町

武庫之荘レデイースクリニック
Tel.06-6435-0488　尼崎市南武庫之荘

産科･婦人科衣笠クリニック
Tel.06-6494-0070　尼崎市若王寺

JUNレディースクリニック
Tel.06-4960-8115　尼崎市潮江

● 徐クリニック・ARTセンター
Tel.0798-54-8551　西宮市松籟荘

● スギモトレディースクリニック
Tel.0798-63-0325　西宮市甲風園

● すずきレディースクリニック
Tel.0798-39-0555　西宮市田中町

● レディース＆ARTクリニック サンタクルス
Tel.0798-62-1188　西宮市高松町

● 兵庫医科大学病院
Tel.0798-45-6111　西宮市武庫川

山田産婦人科
Tel.0798-41-0272　西宮市甲子園町

明和病院
Tel.0798-47-1767　西宮市上鳴尾町

大阪

● うめだファティリティークリニック
Tel.06-6371-0363　大阪市北区

● レディースクリニックかたかみ
Tel.06-6100-2525　大阪市淀川区

かわばたレディスクリニック
Tel.06-6308-7660　大阪市淀川区

● 小林産婦人科
Tel.06-6924-0934　大阪市都島区

● レディースクリニック北浜
Tel.06-6202-8739　大阪市中央区

● 西川婦人科内科クリニック
Tel.06-6201-0317　大阪市中央区

● ウィメンズクリニック本町
Tel.06-6251-8686　大阪市中央区

● 春木レディースクリニック
Tel.06-6281-3788　大阪市中央区

● 脇本産婦人科・麻酔可
Tel.06-6761-5537　大阪市天王寺区

大阪赤十字病院
Tel.06-6771-5131　大阪市天王寺区

聖バルナバ病院
Tel.06-6779-1600　大阪市天王寺区

おおつかレディースクリニック
Tel.06-6776-8856　大阪市天王寺区

都竹産婦人科医院
Tel.06-6754-0333　大阪市生野区

SALAレディースクリニック
Tel.06-6622-0221　大阪市阿部野区

大阪市立大学病院
Tel.06-6645-2121　大阪市阿倍野区

● 大阪鉄道病院
Tel.06-6628-2221　大阪市阿倍野区

● IVFなんばクリニック
Tel.06-6534-8824　大阪市西区

● オークなんばレディースクリニック
Tel.06-4396-7520　大阪市浪速区

● オーク住吉産婦人科
Tel.06-4398-1000　大阪市西成区

● 岡本クリニック
Tel.06-6696-0201　大阪市住吉区

沢井産婦人科医院
Tel.06-6694-1115　大阪市住吉区

● 大阪急性期・総合医療センター
Tel.06-6692-1201　大阪市住吉区

たかせ産婦人科
Tel.06-6855-4135　豊中市上野東

● 園田桃代ARTクリニック
Tel.06-6155-1511　豊中市新千里東町

● たまごクリニック　内分泌センター
Tel.06-4865-7017　豊中市曽根西町

松崎産婦人科クリニック
Tel.072-750-2025　池田市菅原町

● なかむらレディースクリニック
Tel.06-6378-7333　吹田市豊津町

● 吉本婦人科クリニック
Tel.06-6337-0260　吹田市片山町

市立吹田市民病院
Tel.06-6387-3311　吹田市片山町

廣田産婦人科
Tel.06-6380-0600　吹田市千里山西

● 大阪大学医学部附属病院
Tel.06-6879-5111　吹田市山田丘

● 奥田産婦人科
Tel.072-622-5253　茨木市竹橋町

サンタマリア病院
Tel.072-627-3459　茨木市新庄町

● 大阪医科大学附属病院
Tel.072-683-1221　高槻市大学町

● 後藤レディースクリニック
Tel.072-683-8510　高槻市白梅町

● イワサクリニック セント・マリー不妊センター
Tel.072-831-1666　寝屋川市香里本通町

● ひらかたARTクリニック
Tel.072-804-4124　枚方市大垣内町

折野産婦人科
Tel.072-857-0243　枚方市楠葉朝日

● 関西医科大学附属病院
Tel.072-804-0101　枚方市新町

●印は日本産科婦人科学会のART登録施設で、体外受精の診療を行っている施設です（2019年12月現在）

近畿地区／ ピックアップ クリニックガイダンス

京都府

●醍醐渡辺クリニック

京都市

Tel.075-571-0226 京都市伏見区醍醐高畑町30-15 since 1971.9

医師5名 培養士8名
心理士0名

◆倫理・厳守宣言
医　師/する…■
培養士/する…■

診療日		月	火	水	木	金	土	日	祝祭日
	am	●	●	●	●	●	●	▲	▲
	pm	●		●		●			

予約受付時間 8・9・10・11・12・13・14・15・16・17・18・19・20・21・22時

ブライダルチェック＝●　婦人科検診＝○

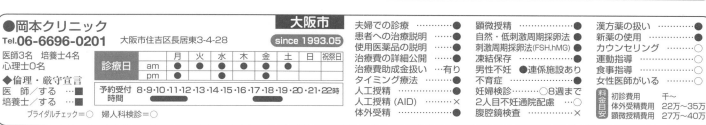

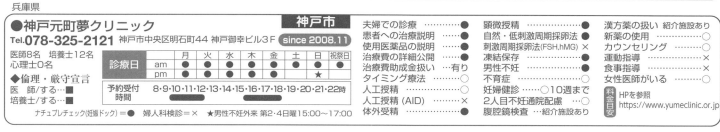

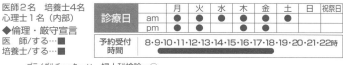

電話受付は 月・水・金は9時〜20時半、
火・木・土は9時〜17時、日祝は9時半〜12時半

- 夫婦での診療 …………●
- 患者への治療説明 ……●
- 使用医薬品の説明 ……●
- 治療費の詳細公開 ……○
- 治療費助成金扱い …有り
- タイミング療法 ………●
- 人工授精 ………………●
- 人工授精 (AID) ………×
- 体外受精 ………………●
- 顕微授精 ………………●
- 自然・低刺激周期採卵法 ●
- 刺激周期採卵法(FSH,hMG) ●
- 凍結保存 ………………●
- 男性不妊 ………………○
- 不育症 …………………●
- 妊婦健診 ……●出産まで
- 2人目不妊通院配慮 …●
- 腹腔鏡検査 ……………×
- 漢方薬の扱い …………●
- 新薬の使用 ……………○
- カウンセリング ………●
- 運動指導 ………………×
- 食事指導 ………………×
- 女性医師がいる ………○

料金目安
初診費用 2,500円〜
体外受精費用 20万〜40万円
顕微授精費用 30万〜50万円

大阪府

●園田桃代ARTクリニック

豊中市

Tel.06-6155-1511 豊中市新千里東町1-5-3 千里朝日阪急ビル3F since 2010.9

医師2名 培養士9名
心理士0名

◆倫理・厳守宣言
医　師/する…■
培養士/する…■

診療日		月	火	水	木	金	土	日	祝祭日
	am	●	●	●	●	●	●		
	pm	●		●		●			

予約受付時間 8・9・10・11・12・13・14・15・16・17・18・19・20・21・22時

ブライダルチェック＝○　婦人科検診＝×

- 夫婦での診療 …………●
- 患者への治療説明 ……●
- 使用医薬品の説明 ……●
- 治療費の詳細公開 ……●
- 治療費助成金扱い …有り
- タイミング療法 ………●
- 人工授精 ………………●
- 人工授精 (AID) ………×
- 体外受精 ………………●
- 顕微授精 ………………●
- 自然・低刺激周期採卵法 ●
- 刺激周期採卵法(FSH,hMG) ●
- 凍結保存 ………………●
- 男性不妊 ………………●
- 不育症 …………………○
- 妊婦検診 ……○初期まで
- 2人目不妊通院配慮 …●
- 腹腔鏡検査 ……………×
- 漢方薬の扱い …………○
- 新薬の使用 ……………○
- カウンセリング ………●
- 運動指導 ………………○
- 食事指導 ………………○
- 女性医師がいる ………●

料金目安
初診費用 13,000円〜
体外受精費用 21万円〜
顕微授精費用 26万円〜

●岡本クリニック

大阪市

Tel.06-6696-0201 大阪市住吉区長居東3-4-28 since 1993.05

医師3名 培養士4名
心理士0名

◆倫理・厳守宣言
医　師／する　…■
培養士／する　…■

診療日		月	火	水	木	金	土	日	祝祭日
	am	●	●	●	●	●	●		
	pm	●		●		●			

予約受付時間 8・9・10・11・12・13・14・15・16・17・18・19・20・21・22時

ブライダルチェック＝○　婦人科検診＝○

- 夫婦での診療 …………●
- 患者への治療説明 ……●
- 使用医薬品の説明 ……●
- 治療費の詳細公開 ……●
- 治療費助成金扱い …有り
- タイミング療法 ………●
- 人工授精 ………………●
- 人工授精 (AID) ………×
- 体外受精 ………………●
- 顕微授精 ………………●
- 自然・低刺激周期採卵法 ●
- 刺激周期採卵法(FSH,hMG) ●
- 凍結保存 ………………●
- 男性不妊 ●連係施設あり
- 不育症 …………………●
- 妊婦検診………○8週まで
- 2人目不妊通院配慮 …○
- 腹腔鏡検査 ……………×
- 漢方薬の扱い …………●
- 新薬の使用 ……………●
- カウンセリング ………○
- 運動指導 ………………○
- 食事指導 ………………○
- 女性医師がいる ………○

料金目安
初診費用 千〜
体外受精費用 22万〜35万
顕微授精費用 27万〜40万

兵庫県

●神戸元町夢クリニック

神戸市

Tel.078-325-2121 神戸市中央区明石町44 神戸御幸ビル3F since 2008.11

医師8名 培養士12名
心理士0名

◆倫理・厳守宣言
医　師/する…■
培養士/する…■

診療日		月	火	水	木	金	土	日	祝祭日
	am	●	●	●	●	●	●	●	●
	pm	●	●	●	●	●		★	

予約受付時間 8・9・10・11・12・13・14・15・16・17・18・19・20・21・22時

ナチュプレチェック(妊娠ドック)＝●　婦人科検診＝×　★男性不妊外来 第2・4日曜15:00〜17:00

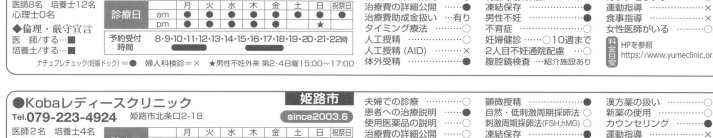

- 夫婦での診療 …………●
- 患者への治療説明 ……●
- 使用医薬品の説明 ……●
- 治療費の詳細公開 ……●
- 治療費助成金扱い …有り
- タイミング療法 ………○
- 人工授精 ………………○
- 人工授精 (AID) ………×
- 体外受精 ………………●
- 顕微授精 ………………●
- 自然・低刺激周期採卵法 ●
- 刺激周期採卵法(FSH,hMG) ×
- 凍結保存 ………………●
- 男性不妊 ………………●
- 不育症 …………………○
- 妊婦健診 ……○10週まで
- 2人目不妊通院配慮 …○
- 腹腔鏡検査 …紹介施設あり
- 漢方薬の扱い 紹介施設あり
- 新薬の使用 ……………○
- カウンセリング ………○
- 運動指導 ………………×
- 食事指導 ………………×
- 女性医師がいる ………○

料金目安
HPを参照
https://www.yumeclinic.or.jp

●Kobaレディースクリニック

姫路市

Tel.079-223-4924 姫路市北条口2-18 since2003.6

医師2名 培養士4名
心理士1名（内部）

◆倫理・厳守宣言
医　師/する…■
培養士/する…■

診療日		月	火	水	木	金	土	日	祝祭日
	am	●	●	●	●	●	●		
	pm	●	●		●	●			

予約受付時間 8・9・10・11・12・13・14・15・16・17・18・19・20・21・22時

ブライダルチェック＝×　婦人科検診＝○

- 夫婦での診療 …………○
- 患者への治療説明 ……●
- 使用医薬品の説明 ……○
- 治療費の詳細公開 ……○
- 治療費助成金扱い …有り
- タイミング療法 ………○
- 人工授精 ………………○
- 人工授精 (AID) ………×
- 体外受精 ………………●
- 顕微授精 ………………●
- 自然・低刺激周期採卵法 ○
- 刺激周期採卵法(FSH,hMG) ○
- 凍結保存 ………………●
- 男性不妊 ●連携施設あり
- 不育症 …………………○
- 妊婦健診 …8〜10週まで
- 2人目不妊通院配慮 …●
- 腹腔鏡検査 …●他施設で
- 漢方薬の扱い …………○
- 新薬の使用 ……………○
- カウンセリング ………●
- 運動指導 ………………×
- 食事指導 ………………×
- 女性医師がいる ………○

料金目安
初診費用 1千〜3千円
体外受精費用 30万〜35万円
顕微授精費用 35万〜40万円

- ● 岡山大学病院 Tel.086-223-7151 岡山市北区
- ● 名越産婦人科リプロダクションセンター Tel.086-293-0553 岡山市北区
- ● 岡山二人クリニック Tel.086-256-7717 岡山市北区
- さくらクリニック Tel.086-241-8188 岡山市南区
- ● 三宅医院 生殖医療センター Tel.086-282-5100 岡山市南区
- ● 岡南産婦人科医院 Tel.086-264-3366 岡山市南区
- ● ペリネイト母と子の病院 Tel.086-276-8811 岡山市中区
- ● 赤堀病院 Tel.0868-24-1212 津山市山下
- 石井医院 Tel.0868-24-4333 津山市沼
- ● 内田クリニック Tel.0852-55-2889 松江市浜乃木
- ● 八重垣レディースクリニック Tel.0852-52-7790 松江市東出雲町
- 家族・絆の吉岡医院 Tel.0854-22-2065 安来市安来町
- ● 島根大学医学部附属病院 Tel.0853-20-2389 出雲市塩冶町
- ● 島根県立中央病院 Tel.0853-22-5111 出雲市姫原
- 大田市立病院 Tel.0854-82-0330 太田市太田町

岡山

- くにかたウィメンズクリニック Tel.086-255-0080 岡山市北区

鳥取

- ● タグチIVFレディースクリニック Tel.0857-39-2121 鳥取市覚寺
- ● 鳥取県立中央病院 Tel.0857-26-2271 鳥取市江津
- ● ミオ・ファティリティ・クリニック Tel.0859-35-5211 米子市車尾南
- ● 鳥取大学医学部附属病院 Tel.0859-33-1111 米子市西町
- ● 彦名レディスライフクリニック Tel.0859-29-0159 米子市彦名町

島根

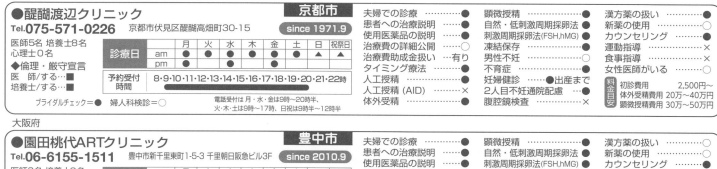

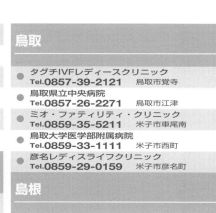

回生病院
Tel.0877-46-1011　坂出市室町

● 厚仁病院
Tel.0877-23-2525　丸亀市通町

● NHO 四国こどもとおとなの医療センター
Tel.0877-62-0885　善通寺市善通寺町

谷病院
Tel.0877-63-5800　善通寺市原田町

高瀬第一医院
Tel.0875-72-3850　三豊市高瀬町

愛媛

● 梅岡レディースクリニック
Tel.089-943-2421　松山市竹原町

● 矢野産婦人科
Tel.089-921-6507　松山市昭和町

● 福井ウイメンズクリニック
Tel.089-969-0088　松山市星岡町

● つばきウイメンズクリニック
Tel.089-905-1122　松山市北土居

● ハートレディースクリニック
Tel.089-955-0082　東温市野田

● こにしクリニック
Tel.0897-33-1135　新居浜市庄内町

● 愛媛労災病院
Tel.0897-33-6191　新居浜市南小松原町

サカタ産婦人科
Tel.0897-55-1103　西条市下島山甲

県立今治病院
Tel.0898-32-7111　今治市石井町

高知

愛宕病院
Tel.088-823-3301　高知市愛宕町

● レディスクリニックコスモス
Tel.088-820-6700　高知市追手筋

● 高知医療センター
Tel.088-837-3000　高知市池

小林レディスクリニック
Tel.088-805-1777　高知市竹島町

北村産婦人科
Tel.0887-56-1013　香美郡野市町

● 高知大学医学部附属病院
Tel.088-886-5811　南国市岡豊町

● 山口県立総合医療センター
Tel.0835-22-4411　防府市大字大崎

● 関門医療センター
Tel.083-241-1199　下関市長府外浦町

● 済生会下関総合病院
Tel.083-262-2300　下関市安岡町

総合病院山口赤十字病院
Tel.083-923-0111　山口市八幡馬場

● 新山口こうのとりクリニック
Tel.083-902-8585　山口市小郡花園町

● 山口大学医学部付属病院
Tel.0836-22-2522　宇部市南小串

なかむらレディースクリニック
Tel.0838-22-1557　荻市大字熊谷町

都志見病院
Tel.0838-22-2811　萩市江向

徳島

● 蕙愛レディースクリニック
Tel.088-653-1201　徳島市佐古三番町

● 徳島大学病院
Tel.088-631-3111　徳島市蔵本町

春名産婦人科
Tel.088-652-2538　徳島市南二軒屋町

徳島市民病院
Tel.088-622-5121　徳島市北常三島町

● 中山産婦人科
Tel.0886-92-0333　板野郡藍住町

徳島県鳴門病院
Tel.0886-85-2191　鳴門市撫養町

木下産婦人科内科
Tel.0884-23-3600　阿南市学原町

香川

● 高松市立みんなの病院
Tel.087-813-7171　高松市仏生山町

● 高松赤十字病院
Tel.087-831-7101　高松市番町

● よつばウィメンズクリニック
Tel.087-885-4103　高松市円座町

● 安藤レディースクリニック
Tel.087-815-2833　高松市多肥下町

香川大学医学部附属病院
Tel.087-898-5111　木田郡三木町

岡山

● 倉敷中央病院
Tel.086-422-0210　倉敷市美和

● 倉敷成人病クリニック 体外受精センター
Tel.086-422-2111　倉敷市白樂町

落合病院
Tel.0867-52-1133　真庭市落合垂水

広島

まつなが産科婦人科
Tel.084-923-0145　福山市三吉町

● 幸の鳥レディスクリニック
Tel.084-940-1717　福山市春日町

● よしだレディースクリニック内科・小児科
Tel.084-954-0341　福山市新涯町

● 竹中産婦人科クリニック
Tel.082-502-8212　広島市中区

● 広島中央通り香月産婦人科
Tel.082-546-2555　広島市中区

● 絹谷産婦人科クリニック
Tel.082-247-6399　広島市中区

● 広島HARTクリニック
Tel.082-244-3866　広島市南区

● IVFクリニックひろしま
Tel.082-264-1131　広島市南区

真田病院
Tel.082-253-1291　広島市南区

● 県立広島病院
Tel.082-254-1818　広島市南区

● 香月産婦人科
Tel.082-272-5588　広島市西区

● 笠岡レディースクリニック
Tel.0823-23-2828　呉市西中央

松田医院
Tel.0824-28-0019　東広島市八本松町

山口

周東総合病院
Tel.0820-22-3456　柳井市古開作

● 山下ウイメンズクリニック
Tel.0833-48-0211　下松市瑞穂町

● 徳山中央病院
Tel.0834-28-4411　周南市孝田町

中国・四国地区／ ピックアップ クリニックガイダンス

高知県

●レディスクリニックコスモス

高知市

Tel.088-861-6700　高知市杉井流6-27

since 2001.1

医師2名 培養士4名
心理士０名

◆倫理・厳守宣言
医　師/する…■
培養士/する…■

診療日		月	火	水	木	金	土	日	祝祭日
	am	●	●	●	●	●	●		
	pm	●	●		●	●	●		

予約受付時間　8・9・10・11・12・13・14・15・16・17・18・19・20・21・22時

ブライダルチェック＝○　婦人科検診＝○

夫婦での診療 …………●
患者への治療説明 ……○
使用医薬品の説明 ……○
治療費の詳細公開 ……○
治療費助成金扱い …有り
タイミング療法 ………○
人工授精 ………………○
人工授精 (AID) ………×
体外受精 ………………●
顕微授精 ………………●
自然・低刺激周期採卵法 ○
刺激周期採卵法(FSH,hMG) ●
凍結保存 ………………○
男性不妊 ………………○
不育症 …………………○
妊婦健診 ………………×
2人目不妊通院配慮 …○
腹腔鏡検査 ……………×
漢方薬の扱い …………○
新薬の使用 ……………○
カウンセリング ………○
運動指導 ………………×
食事指導 ………………○
女性医師がいる ………○

料金目安
初診費用　－
体外受精費用 20万～35万円
顕微授精費用 25万～40万円

● 古賀文敏ウイメンズクリニック
Tel.092-738-7711　福岡市中央区

● 中央レディスクリニック
Tel.092-736-3355　福岡市中央区

天神つじクリニック <男性不妊専門>
Tel.092-739-8688　福岡市中央区

ガーデンヒルズウィメンズクリニック
Tel.092-521-7500　福岡市中央区

さのウィメンズクリニック
Tel.092-739-1717　福岡市中央区

● セントマザー産婦人科医院
Tel.093-601-2000　北九州市八幡西区

● 齊藤シーサイドレディースクリニック
Tel.093-701-8880　遠賀郡芦屋町

野崎ウイメンズクリニック
Tel.092-733-0002　福岡市中央区

● 井上 善レディースクリニック
Tel.092-406-5302　福岡市中央区

● アイブイエフ詠田クリニック
Tel.092-735-6655　福岡市中央区

福岡

産婦人科麻酔科いわさクリニック
Tel.093-371-1131　北九州市門司区

● 石松ウイメンズクリニック
Tel.093-474-6700　北九州市小倉南区

● ほりたレディースクリニック
Tel.093-513-4122　北九州市小倉北区

●印は日本産科婦人科学会のART登録施設で、体外受精の診療を行っている施設です（2019年12月現在）

● 野田産婦人科医院　Tel.0986-24-8553　都城市蔵原町
● 丸田病院　Tel.0986-23-7060　都城市八幡町
宮崎大学医学部附属病院　Tel.0985-85-1510　宮崎市清武町

鹿児島

● 徳永産婦人科　Tel.099-202-0007　鹿児島市田上
● あかつきARTクリニック　Tel.099-296-8177　鹿児島市中央町
中江産婦人科　Tel.099-255-9528　鹿児島市中央町
● 鹿児島大学病院　女性診療センター　Tel.099-275-5111　鹿児島市桜ケ丘
マミィクリニック伊集院　Tel.099-263-1153　鹿児島市中山町
● レディースクリニックあいいく　Tel.099-260-8878　鹿児島市小松原
● 松田ウイメンズクリニック 不妊生殖医療センター　Tel.099-224-4124　鹿児島市山之口町
中村（哲）産婦人科内科　Tel.099-223-2236　鹿児島市樋之口町
みつお産婦人科　Tel.0995-44-9339　霧島市隼人町
● フィオーレ第一病院　Tel.0995-63-2158　姶良市加治木町
● 竹内レディースクリニック附設高度生殖医療センター　Tel.0995-65-2296　姶良市東餅田

沖縄

● ウイメンズクリニック糸数　Tel.098-869-8395　那覇市泊
産科・婦人科セントペアレント石間　Tel.098-858-0354　那覇市金城
● 豊見城中央病院　Tel.098-850-3811　豊見城市字上田
● 空の森クリニック　Tel.098-998-0011　島尻郡八重瀬町
Naoko女性クリニック　Tel.098-988-9811　浦添市経塚
● うえむら病院 リプロ・センター　Tel.098-895-3535　中頭郡中城村
● 琉球大学附属病院　Tel.098-895-3331　中頭郡西原町
● やびく産婦人科・小児科　Tel.098-936-6789　中頭郡北谷町

佐世保共済病院　Tel.0956-22-5136　佐世保市島地町

熊本

● 福田病院　Tel.096-322-2995　熊本市中央区
● 熊本大学医学部附属病院　Tel.096-344-2111　熊本市中央区
● ソフィアレディースクリニック水道町　Tel.096-322-2996　熊本市中央区
● 森川レディースクリニック　Tel.096-381-4115　熊本市中央区
● ＡＲＴ女性クリニック　Tel.096-360-3670　熊本市中央区
● 伊井産婦人科病院　Tel.096-364-4003　熊本市中央区
下川産婦人科病院　Tel.0968-73-3527　玉名市中
熊本労災病院　Tel.0965-33-4151　八代市竹原町
● 片岡レディスクリニック　Tel.0965-32-2344　八代市本町
愛甲産婦人科ひふ科医院　Tel.0966-22-4020　人吉市駒井田町

大分

● セント・ルカ産婦人科　Tel.097-547-1234　大分市東大通
● 大川産婦人科・高砂　Tel.097-532-1135　大分市高砂町
別府医療センター　Tel.0977-67-1111　別府市大字内竈
みよしクリニック　Tel.0973-24-1515　日田市三芳小渕町
● 大分大学附属病院　Tel.097-549-4411　由布市挾間町

宮崎

● 古賀総合病院　Tel.0985-39-8888　宮崎市池内町
● ゆげレディスクリニック　Tel.0985-77-8288　宮崎市橘通東
● とえだウィメンズクリニック　Tel.0985-32-0511　宮崎市高千穂通り
● 渡辺病院　Tel.0982-57-1011　日向市平岩

● 浜の町病院　Tel.092-721-0831　福岡市中央区
よしみつ婦人科クリニック　Tel.092-414-5224　福岡市博多区
● 蔵本ウイメンズクリニック　Tel.092-482-5558　福岡市博多区
原三信病院　Tel.092-291-3434　福岡市博多区
● 九州大学病院　Tel.092-641-1151　福岡市東区
● 福岡山王病院　Tel.092-832-1100　福岡市早良区
すみい婦人科クリニック　Tel.092-534-2301　福岡市南区
● 婦人科永田おさむクリニック　Tel.092-938-2209　糟屋郡粕屋町
● 福岡東医療センター　Tel.092-943-2331　古賀市千鳥
● 久留米大学病院　Tel.0942-35-3311　久留米市旭町
● いでウィメンズクリニック　Tel.0942-33-1114　久留米市天神町
● 高木病院　Tel.0944-87-0001　大川市酒見
● メディカルキューブ平井外科産婦人科　Tel.0944-54-3228　大牟田市明治町

佐賀

● 谷口眼科婦人科　Tel.0954-23-3130　武雄市武雄町
● おおくま産婦人科　Tel.0952-31-6117　佐賀市高木瀬西

長崎

● 岡本ウーマンズクリニック　Tel.095-820-2864　長崎市江戸町
● 長崎大学病院　Tel.095-849-7200　長崎市坂本町
● みやむら女性のクリニック　Tel.095-849-5507　長崎市川口町
杉田レディースクリニック　Tel.095-849-3040　長崎市松山町
まつお産科・婦人科クリニック　Tel.095-845-1721　長崎市石神町
山崎産婦人科医院　Tel.0957-64-1103　島原市湊町
レディースクリニックしげまつ　Tel.0957-54-9200　大村市古町

九州地区／ピックアップ クリニックガイダンス

九州・沖縄

福岡県

●アイブイエフ詠田クリニック

福岡市

Tel.092-735-6655　福岡市中央区天神1-12-1-6Ｆ

since1999.4

医師5名　培養士8名
心理士1名
◆倫理・厳守宣言
医　師/する…■
培養士/する…■

診療日		月	火	水	木	金	土	日	祝祭日
	am	●	●	●	●	●	●		
	pm	●	●		●		▲		

予約受付時間　8・9・10・11・12・13・14・15・16・17・18・19・20・21・22時

ブライダルチェック＝×　婦人科検診＝×

▲土曜日は9：00～15：00

夫婦での診療 …………●
患者への治療説明 ……●
使用医薬品の説明 ……●
治療費の詳細公開 ……●
治療費助成金扱い …有り
タイミング療法 ………△
人工授精 ………………●
人工授精 (AID) ………×
体外受精 ………………●

顕微授精 ………………●
自然・低刺激周期採卵法 ●
刺激周期採卵法(FSH,hMG) ●
凍結保存 ………………●
男性不妊　●連携施設あり
不育症 …………………○
妊婦健診………○8週まで
2人目不妊通院配慮 …△
腹腔鏡検査 ……………×

漢方薬の扱い …………△
新薬の使用 ……………●
カウンセリング ………●
運動指導 ………………●
食事指導 ………………○
女性医師がいる ………○

料金目安
初診費用　約5,000円～
体外受精費用　24万円～
顕微授精費用　32万円～

鹿児島県

●徳永産婦人科

鹿児島市

Tel.099-202-0007　鹿児島市田上2-27-17

since 2019.9

医師1名 培養士4名
心理士0名
◆倫理・厳守宣言
医　師/する…■
培養士/する…■

診療日		月	火	水	木	金	土	日	祝祭日
	am	●	●	●	●	●	●		
	pm	★	●		●	★			

予約受付時間　8・9・10・11・12・13・14・15・16・17・18・19・20・21・22時

ブライダルチェック＝○　婦人科検診＝●

午前9時～13時、午後15時～19時　★月・金午後15～18時

夫婦での診療 …………●
患者への治療説明 ……●
使用医薬品の説明 ……●
治療費の詳細公開 ……●
治療費助成金扱い …有り
タイミング療法 ………●
人工授精 ………………●
人工授精 (AID) ………×
体外受精 ………………●

顕微授精 ………………●
自然・低刺激周期採卵法 ●
刺激周期採卵法(FSH,hMG) ●
凍結保存 ………………●
男性不妊 ………………○
不育症 …………………●
妊婦健診 ……●出産まで
2人目不妊通院配慮 …○
腹腔鏡検査 ……………△

漢方薬の扱い …………●
新薬の使用 ……………●
カウンセリング ………●
運動指導 ………………●
食事指導 ………………●
女性医師がいる ………△

料金目安
初診費用　2,500円～
体外受精費用 18万～21万円
顕微授精費用 19万～26万円

不妊に悩む方への行政支援事業
問い合わせ窓口

＜各地区の助成金などの問合せ窓口です＞

太字は都道府県、政令指定都市、中核市です。

北海道・東北地区

北海道	子ども未来推進局 子育て支援課	tel : 011-231-4111
札幌市	不妊専門相談センター	tel : 011-622-4500
函館市	保健所健康づくり 母子保健課	tel : 0138-32-1533
旭川市	子育て支援部 子育て相談課 母子保健係	tel : 0166-26-2395
青森県	こどもみらい課 家庭支援グループ	tel : 017-734-9303
青森市	保健所健康づくり推進課 健康支援室	tel : 017-743-6111
八戸市	保健所健康づくり推進課	tel : 0178-43-9061
岩手県	保健福祉部 子ども子育て支援課	tel : 019-629-5459
盛岡市	子ども未来部 母子健康課	tel : 019-603-8303
宮城県	保健福祉部 子育て支援課 助成支援班	tel : 022-211-2532
仙台市	子供未来局 子供保健福祉課	tel : 022-214-8189
秋田県	健康推進課 母子・健康増進班	tel : 018-860-1426
秋田市	子ども未来部子ども健康課	tel : 018-883-1172
山形県	子ども家庭課 母子保健担当	tel : 023-630-2260
山形市	保健センター 母子保健第一係	tel : 023-647-2280
福島県	こども未来局 子育て支援課	tel : 024-521-7174
福島市	こども未来部こども政策課	tel : 024-525-7671
郡山市	子ども部 子ども支援課	tel : 024-924-3691
いわき市	こども家庭課	tel : 0246-27-8597

関東地区

茨城県	保健福祉部 子ども政策局 少子化対策課	tel : 029-301-3257
つくば市	健康増進課	tel : 029-836-1111
栃木県	こども政策課	tel : 028-623-3064
宇都宮市	子ども家庭課 子ども給付グループ	tel : 028-632-2296
栃木市	保険医療課	tel : 0282-21-2137
鹿沼市	保健福祉部 健康課	tel : 0289-63-8311
小山市	こども課	tel : 0285-22-9634
日光市	健康課	tel : 0288-21-2756
群馬県	こども未来部 児童福祉課	tel : 027-226-2606
前橋市	子育て支援課	tel : 027-220-5703
高崎市	健康課	tel : 027-381-6113
太田市	健康づくり課（太田市保健センター）	tel : 0276-46-5115
埼玉県	保健医療部健康長寿課 母子保健担当	tel : 048-830-3561
さいたま市	保健福祉局 保健所 地域保健支援課	tel : 048-840-2218
川口市	保健所 地域保健センター	tel : 048-256-2022
川越市	保健医療部 健康管理課	tel : 049-229-4124
越谷市	保健医療部 市民健康課	tel : 048-978-3511
熊谷市	健康づくり課	tel : 048-528-0601
秩父市	福祉部 保健センター	tel : 0494-22-0648
千葉県	児童家庭課 母子保健担当	tel : 043-223-2332
千葉市	健康支援課	tel : 043-238-9925
船橋市	保健所 地域保健課	tel : 047-409-3274
柏市	保健所 地域保健課	tel : 04-7167-1257
東京都	家庭支援課 母子医療助成担当	tel : 03-5320-4375
八王子市	健康部 保健対策課	tel : 042-645-5162
神奈川県	保健医療部健康増進課	tel : 045-210-4786
横浜市	こども家庭課 親子保健係 治療費助成担当	tel : 045-671-3874
川崎市	市民・こども局こども本部 こども保健福祉課	tel : 044-200-2450
相模原市	保健所 健康企画課	tel : 042-769-8345
横須賀市	こども健康課	tel : 046-824-7141
茅ヶ崎市	保健所 地域保健課 保健指導担当	tel : 0467-38-3314
厚木市	こども家庭課	tel : 046-225-2241
藤沢市	子ども青少年部 こども健康課	tel : 0466-25-1111

中部・東海地区

新潟県	福祉保健部 健康対策課 母子保健係	tel : 025-280-5197
新潟市	こども未来部こども家庭課	tel : 025-226-1205
上越市	健康づくり推進課	tel : 025-526-5111
長岡市	子ども家庭課	tel : 0258-39-2300
富山県	厚生部 健康課	tel : 076-444-3226
富山市	こども家庭部こども育成健康課	tel : 076-443-2248
小矢部市	小矢部市総合保健福祉センター内 健康福祉課	tel : 0766-67-8606
高岡市	児童育成課	tel : 0766-20-1376
氷見市	氷見市いきいき元気館内 市民部健康課	tel : 0766-74-8062
魚津市	魚津市健康センター	tel : 0765-24-0415
南砺市	保健センター	tel : 0763-52-1767
射水市	保健センター	tel : 0766-52-7070
石川県	健康福祉部 少子化対策監室 子育て支援課	tel : 076-225-1421
金沢市	健康総務課	tel : 076-220-2233
〃	泉野福祉保健センター	tel : 076-242-1131
〃	元町福祉健康センター	tel : 076-251-0200
〃	駅西福祉健康センター	tel : 076-234-5103
輪島市	健康推進課	tel : 0768-23-1136
珠洲市	福祉課 健康増進センター	tel : 0768-82-7742
加賀市	こども課	tel : 0761-72-7856
かほく市	健康福祉課	tel : 076-283-1117
白山市	健康増進課	tel : 076-274-2155
福井県	子ども家庭課 子ども・子育て支援グループ	tel : 0776-20-0341
福井市	福井市保健センター 母子保健係	tel : 0776-28-1256
勝山市	健康長寿課 健康増進グループ	tel : 0779-87-0888
敦賀市	健康管理センター	tel : 0770-25-5311
山梨県	子育て支援局 子育て政策課	tel : 055-223-1425
甲府市	健康衛生課	tel : 055-237-8950
大月市	福祉保健部 保健課	tel : 0554-23-8038
韮崎市	保健福祉センター	tel : 0551-23-4310
長野県	健康福祉部 保健疾病対策課	tel : 026-235-7141
長野市	健康課	tel : 026-226-9960
松本市	健康福祉部 健康づくり課	tel : 0263-34-3217
須坂市	健康福祉部 健康づくり課	tel : 026-248-1400
岡谷市	健康推進課	tel : 0266-23-4811
中野市	健康づくり課	tel : 0269-22-2111
千曲市	更埴保健センター	tel : 026-273-1111
佐久市	健康づくり推進課	tel : 0267-62-3189

中部・東海地区

岐阜県	健康福祉部 子育て支援課	tel : 058-272-1111
岐阜市	岐阜市保健所 健康増進課	tel : 058-252-7193
飛騨市	市民福祉部 市民健康課	tel : 0577-73-2948
静岡県	健康福祉部こども未来局 こども家庭課	tel : 054-354-2649
静岡市	子ども未来部 子ども家庭課	tel : 054-221-1161
浜松市	健康福祉部 健康増進課	tel : 053-453-6117
富士宮市	保健センター 母子保健係	tel : 0544-22-2727
島田市	健康づくり課 健康指導係	tel : 0547-34-3281
富士市	地域保健課 総務担当	tel : 0545-64-8994
沼津市	保健センター 健康づくり課	tel : 055-951-3480
袋井市	浅羽保健センター	tel : 0538-23-9222
〃	袋井保健センター	tel : 0538-42-7275
焼津市	健康増進課	tel : 054-627-4111
掛川市	保健予防課 母子保健係	tel : 0537-23-8111
御殿場市	保健センター 健康推進課	tel : 0550-82-1111
磐田市	子育て支援課	tel : 0538-37-2012
愛知県	健康医務部健康対策課 母子保健グループ	tel : 052-954-6283
名古屋市	子ども青少年局 子育て支援課	tel : 052-972-2629
豊橋市	保健所 こども保健課	tel : 0532-39-9153
岡崎市	保健所 健康増進課 母子保健2班	tel : 0564-23-6180
豊田市	子ども部 子ども家庭課	tel : 0565-34-6636
一宮市	中保健センター	tel : 0586-72-1121
〃	西保健センター	tel : 0586-63-4833
〃	北保健センター	tel : 0586-86-1611
春日井市	青少年子ども部 子ども政策課	tel : 0568-85-6170
三重県	健康福祉部 こども家庭局 子育て支援課	tel : 059-224-2248
四日市市	福祉総務課	tel : 059-354-8163
桑名市	子ども家庭課	tel : 0594-24-1172
鈴鹿市	子ども政策部　子ども政策課	tel : 0593-82-7661

近畿地区

滋賀県	健康医療福祉部 健康寿命推進課	tel : 077-528-3653
大津市	大津市保健所　健康増進課	tel : 077-528-2748
京都府	健康福祉部 こども・青少年総合対策室	tel : 075-414-4727
京都市	子ども若者未来部 育成推進課	tel : 075-746-7610
府内全域	詳しくは各市町村へお尋ね下さい。	
奈良県	保健予防課 保健対策係	tel : 0742-27-8661
奈良市	健康増進課	tel : 0742-34-5129
和歌山県	健康推進課 母子保健班、各保健所	tel : 073-441-2642
和歌山市	和歌山市保健所 地域保健課	tel : 073-433-2261
大阪府	保健医療部 保健医療室 地域保健課	tel : 06-6944-6698
大阪市	子ども青少年局 子育て支援部管理課	tel : 06-6208-9966
堺市	子ども青少年育成部 子ども育成課	tel : 072-228-7612
豊中市	保健所 健康増進課	tel : 06-6858-2800
高槻市	子ども未来部　子ども保健課	tel : 072-648-3272
枚方市	保健予防課	tel : 072-807-7625
東大阪市	保健所 母子保健・感染症課	tel : 072-960-3805
八尾市	健康まちづくり部健康推進課	tel : 072-993-8600
寝屋川市	健康部 保険事業室	tel : 072-812-2363
兵庫県	健康福祉部健康局 健康増進課	tel : 078-341-7711
神戸市	こども家庭局 家庭支援課	tel : 078-322-6513
姫路市	保健所 健康課	tel : 0792-89-1641
明石市	福祉局保健総務課	tel : 078-918-5414
尼崎市	保健所 健康増進担当	tel : 06-4869-3053
西宮市	健康増進グループ	tel : 0798-26-3667

中国・四国地区

鳥取県	子育て王国推進室 子育て応援課	tel : 0857-26-7148
鳥取市	中央保健センター 母子保健係	tel : 0857-20-3196
島根県	健康福祉部 健康推進課	tel : 0852-22-6130
松江市	子育て部 子育て支援課	tel : 0852-55-5326
岡山県	保健福祉部 健康推進課	tel : 086-226-7329
岡山市	保健所健康づくり課 母子歯科保健係	tel : 086-803-1264
倉敷市	健康づくり課 健康管理係	tel : 086-434-9820
呉市	呉市保健所 健康増進課	tel : 0823-25-3540
井原市	健康福祉部　健康医療課	tel : 0866-62-8224
新見市	福祉部 健康づくり課	tel : 0867-72-6129
真庭市	健康福祉部 健康推進課	tel : 0867-42-1050
広島県	健康福祉局子育て・少子化対策課	tel : 082-513-3175
広島市	こども家庭支援課	tel : 082-504-2623
福山市	福山市保健所健康推進課	tel : 084-928-3421
山口県	健康福祉部 こども政策課	tel : 083-933-2947
下関市	保健所　成人保健課	tel : 083-231-1446
県内全	詳しくは各健康福祉センターへお尋ね下さい。	
徳島県	保健福祉部 健康増進課	tel : 088-621-2220
香川県	子ども家庭課	tel : 087-832-3285
高松市	保健センター	tel : 087-839-2363
三豊市	健康福祉部 子育て支援課	tel : 0875-73-3016
愛媛県	健康衛生局 健康増進課	tel : 089-912-2400
松山市	健康づくり推進課	tel : 089-911-1870
四国中央市	保健センター	tel : 0896-28-6054
高知県	健康政策部 健康対策課	tel : 088-823-9659
高知市	母子保健課	tel : 088-855-7795

九州・沖縄地区

福岡県	保健医療介護部 健康増進課	tel : 092-643-3307
北九州市	子ども家庭部 子育て支援課	tel : 093-582-2410
福岡市	こども未来局 こども部 こども発達支援課	tel : 092-711-4178
	各区の保健福祉センター 健康課	
久留米市	子ども未来部 こども子育てサポートセンター	tel : 0942-30-9731
佐賀県	健康福祉部 男女参画・こども局 こども家庭課	tel : 0952-25-7056
長崎県	こども家庭課	tel : 095-895-2445
長崎市	こども健康課	tel : 095-829-1316
佐世保市	子ども未来部 子ども保健課	tel : 0956-24-1111
熊本県	子ども未来課	tel : 096-383-2209
熊本市	健康福祉局 子ども政策課	tel : 096-328-2156
大分県	福祉保健部 こども未来課	tel : 097-506-2712
大分市	大分市保健所 健康課	tel : 097-536-2562
臼杵市	子ども子育て課	tel : 0972-63-1111
竹田市	健康増進課	tel : 0974-63-4810
別府市	健康づくり推進課	tel : 0977-21-1117
宇佐市	子育て支援課 母子保健係	tel : 0978-32-1111
宮崎県	福祉保健部 健康増進課	tel : 0985-44-2621
宮崎市	宮崎市保健所 健康支援課	tel : 0985-29-5286
鹿児島県	くらし保健福祉部 子育て支援課	tel : 099-286-2466
鹿児島市	母子保健課	tel : 099-216-1485
霧島市	保健福祉部 健康増進課	tel : 0995-45-5111
沖縄県	保健医療部 地域保健課	tel : 098-866-2215
那覇市	那覇市保健所 地域保健課	tel : 098-853-7962

全国の不妊専門相談センター一覧

都道府県、指定都市、中核市が設置している不妊専門相談センターでは、不妊に悩む夫婦に対し、不妊に関する医学的・専門的な相談や不妊による心の悩み等について医師・助産師等の専門家が相談に対応したり、診療機関ごとの不妊治療の実施状況などに関する情報提供を行っています。（各センターの受付は祝祭日と年末年始を除きます）

厚生労働省一覧より（2019年7月1日現在）

北海道・東北地区

北海道 ●開設場所／旭川医科大学病院
（電話、面接方式）予約 **0166-68-2568**
電話及び面接相談日：毎週火曜日　11:00～16:00
面接予約受付：月～金曜日　10:00～16:00

札幌市○開設場所／札幌市不妊専門相談センター
（電話、面接方式）予約 **011-622-4500（専用）FAX：011-622-7221**
一般相談：電話・面接　月～金曜日　8:45～12:15　13:00～17:15
専門相談：面接相談（予約制）
医師による相談…毎月第1・3火曜日午後
不妊カウンセラーによる相談…毎月第2・4月曜日午後

青森県 ●開設場所／弘前大学医学部附属病院
（面接、Eメール方式）予約 **017-734-9303**　青森県こどもみらい課
相談日及び時間：金曜日　14:00～16:00
メール相談：サイト内のメールフォームより

青森市 ○開設場所／青森市保健所
（面接方式）予約 **017-743-6111**　青森市保健所　健康づくり推進課
面接：月1回　産婦人科医師等による面接　※要予約

八戸市 ○開設場所／八戸市保健所
（面接方式）予約 **0178-43-2298**　八戸市保健所　健康づくり推進課
面接：月1回　産婦人科医師等による面接　※要予約

岩手県●開設場所／岩手医科大学附属病院
（電話、面接方式）　予約 **:019-653-6251**
相談予約：産婦人科外来　火・水曜日　14:30～16:30

宮城県●開設場所／東北大学病院
（電話、面接方式）予約 **022-728-5225**
電話相談：毎週水曜日　9:00～10:00、毎週木曜日　15:00～17:00
面接相談：事前に電話で相談の上予約
毎週水曜日　9:00～10:00、毎週木曜日　15:00～17:00

仙台市 ○開設場所／東北大学病院
（電話、面接方式）予約 **022-728-5225**
電話相談：毎週水曜日　9:00～10:00、毎週木曜日　15:00～17:00
面接相談：事前に電話で相談の上予約
毎週水曜日　9:00～10:00、毎週木曜日　15:00～17:00

秋田県 ●開設場所／秋田大学医学部附属病院
（電話、面接、Eメール方式）　予約 **:018-884-6234**
電話相談：毎週水・金曜日　12:00～14:00
面接相談：**018-884-6666(予約専用)**　月～金　9:00～17:00
治療・費用など…毎週月曜日と金曜日14:00～16:00
心理的な相談…第1・3水曜日　14:00～16:00
メール相談：サイト内のメールフォームより

山形県 ●開設場所／山形大学医学部附属病院
（電話、面接方式）予約 **023-628-5571**
予約受付日：月・水・金 9:00～12:00
電話及び面接相談日：火・金曜日　15:00～16:00

福島県●開設場所／<専門相談>福島県立医科大学附属病院生殖医療センター内
<一般相談>各保健福祉事務所
（電話、面接方式）

（専門相談）相談日時：予約制 毎週木曜日 13:30～16:30　予約は以下の各保健福祉事務所で受け付けます。

（一般相談）

県北保健福祉事務所	024-535-5615	会津保健福祉事務所	0242-27-4550
県中保健福祉事務所	0248-75-7822	南会津保健福祉事務所	0241-62-1700
県南保健福祉事務所	0248-21-0067	相双保健福祉事務所	0244-26-1186

相談日時：月～金曜日　9:00～17:00

郡山市 ○開設場所／こども総合支援センター
（面接方式）予約 **024-924-3691**
面接相談：奇数月に専門相談日を開設　事前に電話で相談の上予約

関東地区

茨城県 ●開設場所／県三の丸庁舎、県南生涯学習センター
（面接方式）予約 **029-241-1130**　茨城県産科婦人科医会
相談日及び時間：県三の丸庁舎　第1･4日曜日 14:00～17:00
第2･3木曜日 17:15～20:15
県南生涯学習センター　第1･3木曜日 18:00～21:00
第2･4日曜日 9:00～12:00
メール相談：http://www.ibaog.jp（サイト内のメールフォームより）

栃木県 ●開設場所／とちぎ男女共同参画センター「パルティ」
（電話、面接、Eメール方式）予約 **028-665-8099**
電話相談：火～土曜日及び第4日曜日　10:00～12:30、13:30～16:00
面接相談：毎月1回　14:00～16:00
メール相談：funin.fuiku-soudan@parti.jp

群馬県 ●開設場所／群馬県健康づくり財団
（面接方式）予約 **027-269-9966**
面接相談：予約受付　月～金曜日 9:00～17:00
相談日　：第1・第3木曜日　10:00～15:30

埼玉県 ●開設場所／埼玉医科大学総合医療センター、埼玉県助産師会
（面接方式）
相談日及び時間：埼玉医科大学総合医療センター　予約 **049-228-3674**
毎週火曜日・金曜日　16:00～17:30
（電話方式）
相談日及び時間：埼玉県助産師会　予約 **048-799-3613**
毎週月曜日・金曜日　10:00～15:00
第1・第3土曜日　11:00～15:00、16:00～19:00

さいたま市 ○開設場所／さいたま市保健所
（電話、面接方式）　相談(予約)専用電話：**048-840-2233**
電話相談：　月・木・金曜日　10:00～16:00
カウンセラーによる面接相談：月1回　10:00～11:35（要予約）

川越市 ○開設場所／埼玉医科大学総合医療センター
（面接方式）　相談(予約)専用電話：**049-228-3674**
相談日：毎週火・金曜日 16:00～18:00

川口市 ○開設場所／埼玉医科大学総合医療センター
（面接方式）　相談(予約)専用電話：**049-228-3674**
相談日：毎週火・金曜日 16:00～18:00

越谷市 ○開設場所／埼玉医科大学総合医療センター
（面接方式）　相談(予約)専用電話：**049-228-3674**
相談日：毎週火・金曜日 16:00～18:00

千葉県 ●開設場所／県内４健康福祉センター
（電話、面接方式）

松戸健康福祉センター	047-361-2138	毎月第2火曜日 13:30～15:00
印旛健康福祉センター	043-483-1135	偶数月第2木曜日 午後
長生健康福祉センター	0475-22-5167	相談日時はお問合せください
君津健康福祉センター	0438-22-3744	偶数月第1火曜日または第3木曜日 14:00～16:00

※松戸のみ助産師等による電話相談あり（毎月第2火曜日 9:00～11:30）
※面接相談は予約制

関東地区

千葉市 ○開設場所／千葉市保健所
（電話、面接方式）**043-238-9925**（健康支援課）
保健師による電話相談：月～金曜日　8:30～17:30
医師・助産師による面接相談：毎月1回水曜日午後（電話で要予約）

東京都 ●開設場所／東京都不妊・不育ホットライン
（電話方式）**03-3235-7455**
相談日時：毎週火曜日　10:00～16:00

神奈川県 ●開設場所／ 不妊・不育専門相談センター（平塚保健福祉事務所内）
（電話、面接方式）
助産師電話相談専用電話番号：**0463-34-6717**（相談日のみ）
医師等面接相談予約電話番号：**045-210-4786**（月～金曜日8:30～17:15)
相談日　毎月2～3回　助産師電話相談： 9:00～11:30
医師等面接相談：14:00～16:00　(相談日は神奈川県ホームページ参照)

横浜市 ○開設場所／横浜市立大学附属市民総合医療センター
（面接方式）
予約電話番号：こども青少年局こども家庭課親子保健係 **045-671-3874**
（月～金曜日 8:45～17:00受付)
相談日：月2～3回　原則第1水曜日（奇数月）、第2水曜日、第4水曜日
16:00～17:00（年4回、原則第3水曜日 16:30～17:00 男性不妊専門相談日あり）

川崎市 ○開設場所／川崎市ナーシングセンター
（面接方式）**044-711-3995**
面接相談：毎月1回土曜日　9:30～11:30
専門医師や不妊症看護認定看護師による面接

相模原市 ○開設場所／ウェルネスさがみはら
（面接、電話方式）**042-769-8345**（相模原市健康企画課、面接予約兼用）
電話相談：月1回 相談日の午前9:00～11:30
面接相談：月1回 相談日の午後13:00～15:30（事前予約制）

横須賀市 ○開設場所／不妊・不育専門相談センター（こども健康課内）
（電話、面接、Eメール方式）予約 **046-822-9818**
電話・面接相談：月～金曜日　8:30～17:00
医師による相談：年6回（要予約）
メール相談：chaw-cfr@city.yokosuka.kanagawa.jp

中部・東海地区

新潟県 ●開設場所／新潟大学医歯学総合病院
（電話、面接、Eメール方式）予約 **025-225-2184**（平日 10:00～16:00)
電話・面接相談：毎週火曜日　15:00～17:00（要予約）
メール相談：sodan@med.niigata-u.ac.jp

富山県 ●開設場所／富山県民共生センター「サンフォルテ」内
（電話、面接方式）予約 **076-482-3033**
電話相談：火、木、土曜日　9:00～13:00　水、金曜日　14:00～18:00
面接相談：火、木、土曜日　14:00～18:00　水、金曜日　9:00～13:00（要予約）

石川県 ●開設場所／石川県医師会・日赤共同ビル1階
（電話、面接、Eメール方式）予約 **076-237-1871**
面接相談：月～土曜日　9:30～12:30　火曜日　18:00～21:00　（要予約）
メール相談：funin@pref.ishikawa.lg.jp
＜泌尿器科医師による男性不妊専門相談＞
面接（要予約）年４回 14:00～16:00（**076-237-1871**）

福井県 ●開設場所／福井県看護協会会館
（電話、面接方式）予約 **0776-54-0080**
電話相談：毎週月・水曜日　13:30～16:00
面接相談（要予約）
医師による面接相談：毎週水曜日　16:00～17:00、毎月第2火曜日 15:00～16:00
助産師による面接相談：毎週水曜日 13:30～16:00

山梨県 ●開設場所／不妊専門相談センター ルピナス
（電話、面接、Eメール方式）予約 **055-223-2210**
電話相談：毎週水曜日　15:00～19:00　担当者：保健師
面接相談（要予約/電話相談日に受付）：第2、第4水曜日　15:00～19:00
担当者：専門医師、心理カウンセラー
メール相談：kosodate@pref.yamanashi.lg.jp

長野県 ●開設場所／長野県看護協会会館
（電話、面接、Eメール方式）予約 **0263-35-1012**
電話相談：0263-35-1012（専用）　相談日時：毎週火・木曜日　10:00～16:00
面接相談（要予約/電話相談日に受付）：
相談員：不妊相談コーディネーターの場合　毎月第3土曜日　13:00～16:00
産婦人科医師による場合　第4木曜日　13:30～16:00
メール相談： funin@nursen.or.jp　相談員：不妊相談コーディネーター(助産師)

長野市 ○開設場所／長野市保健所
（電話、面接方式）予約 **026-226-9963**
電話相談：平日8:30～17:00、保健師による相談（随時）
面接相談：毎月第３水曜日の13:00～16:00
不妊カウンセラー（助産師又は保健師）による個別相談(予約制)

岐阜県 ●開設場所／岐阜県健康科学センター内
（電話、面接、Eメール方式）予約 **058-389-8258**
電話相談：月・金曜日　10:00～12:00　13:00～16:00
面接相談：予約制
メール相談：c11223a@pref.gifu.lg.jp

静岡県 ●開設場所／静岡県庁舎内
（電話、面接方式）予約 **054-204-0477**
電話相談：毎週火曜日 10:00～19:00、土曜日 10:00～15:00
面接相談（予約制）：月2回（第2、4土曜日）10:00～15:00

浜松市 ○開設場所／健康増進課「はままつ女性の健康相談」
（面接方式）予約 **053-453-6188**
相談日及び相談時間：月～金曜日 13:00～16:00
医師による面接相談：要予約。開催日等詳細はお問合せください。

愛知県 ●開設場所／名古屋大学医学部附属病院
（電話、面接、Eメール方式）予約 **052-741-7830**
電話相談：月曜日・木曜日 10:00～13:00、第1・3水曜日 18:00～21:00
面接相談：(医師)火曜日 16:00～17:00、19:00～19:30
(カウンセラー)第1・3月曜日、第2・4木曜日　13:30～14:30
メール相談：ホームページ上で受付

名古屋市 ○開設場所／名古屋市立大学病院
（電話方式）予約 **052-851-4874**
相談日及び相談時間：毎週 火曜日 12:00～15:00、金曜日 9:00～12:00

豊田市 ○開設場所／豊田市役所
（面接方式）予約 **0565-34-6636**
相談日及び相談時間：広報とよた毎月１日号に日時を掲載
不妊症看護認定看護師による相談（１回の相談は45分以内）

豊橋市 ○開設場所／豊橋市保健所こども保健課
（電話、面接方式）電話 **0532-39-9160**
相談日及び相談時間：月～金曜日 8:30～17:15
※予約不要、随時相談可

岡崎市 ○開設場所／岡崎市保健所
（面接方式）予約 **0564-23-6084**
相談日及び相談時間：毎月第４金曜日の午後（2日前までの事前予約必要）

三重県 ●開設場所／三重県立看護大学
（電話、面接方式）予約 **059-211-0041**
電話相談：毎週火曜日　10:00～16:00
面接相談：毎週火曜日　※要予約（第5火曜日、年末年始、祝日を除く）

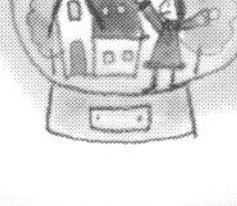

近畿地区

滋賀県 ●開設場所／滋賀医科大学医学部附属病院
（電話、面接、Eメール方式）　予約 **077-548-9083**
電話相談：月曜日～金曜日 9:00～16:00
面接相談：要予約　毎週水曜日の15:00～16:00
メール相談：http://www.sumsog.jp/（サイト内のメールフォームより）

大津市 ○開設場所／大津市総合保健センター内
（電話、面接方式）　予約 **077-528-2748**
電話相談：月曜～金曜日　10:00～16:00　（要予約）
面接相談：月曜～金曜日　10:00～16:00（１人45分まで。電話予約が必要）

京都府 ●開設場所／きょうと子育てピアサポートセンター内
・妊娠出産・不妊ほっとコール
（電話、面接方式）電話 **075-692-3449**
電話相談：月～金曜日　9:15～13:15、14:00～16:00
面接相談：随時実施（要予約）

・仕事と不妊治療の両立支援コール
相談内容：不妊治療と仕事の両立に関する相談
（電話、面接方式）予約 **075-692-3467**
相談日：毎月１回 第１金曜日
相談時間：9:15～13:15
相談対応者：専門相談員（看護師・精神保健福祉士・産業カウンセラー等の有資格者）
面接相談：随時実施（要予約）

京都市 ○開設場所／京都府助産師会（京都府助産師会館）
（電話、面接方式）　予約 **075-841-1521**（月～金曜日　10:00～15:00）
相談日：第1木曜日, 第3土曜日 14:00～16:00（ただし,7,9,12,3月は第1木曜日のみ）

大阪府 ●開設場所／ドーンセンター（大阪府立女性総合相談センター）
（電話、面接方式）予約 **06-6910-8655**
電話相談：第1・第3水曜日 10:00～19:00　第2・第4水曜日 10:00～16:00
第4土曜日　13:00～16:00（第5水曜日、水曜日の祝日、年末年始を除く）
面接相談：第4土曜日　16:00～17:00　予約・問合せ電話番号　**06-6910-1310**
面接相談予約受付時間：火曜日～金曜日 13:30～18:00　18:45～21:00
土曜日・日曜日 9:30～13:00　13:45～18:00

堺市 ○開設場所／不妊症・不育症相談　(堺市総合福祉会館など)
（面接方式）予約 各保健センター

堺保健センター	072-238-0123	西保健センター	072-271-2012
ちぬが丘保健センター	072-241-6484	南保健センター	072-293-1222
中保健センター	072-270-8100	北保健センター	072-258-6600
東保健センター	072-287-8120	美原保健センター	072-362-8681

面接相談：助産師（要予約）月１回（第4木曜日）13:00～16:00（相談時間45分間）

兵庫県 ●開設場所／男女共同参画センター、兵庫医科大学病院内
（電話、面接方式）　電話 **078-360-1388**
・不妊・不育専門相談
電話相談：毎月第1、3土曜日　10:00～16:00
面接相談：男女共同参画センター(要予約) 予約専用電話：**078-362-3250**
原則 第2土曜日 14:00～17:00 助産師
第4水曜日 14:00～17:00 産婦人科医師
面接相談：兵庫医科大学病院内(完全予約) 予約専用電話：**078-362-3250**
原則 第1火曜日 14:00～15:00　産婦人科医師

・男性不妊専門相談：神戸市内
電話相談：電話：**078-360-1388**　原則 第1,第3土曜日　10:00～16:00　助産師（不妊症看護認定看護師）
面接相談(完全予約）：予約専用電話：**078-362-3250**
原則 第1水曜日 15:00～17:00　泌尿器科医師
第2土曜日 14:00～17:00　助産師

西宮市 ○開設場所／西宮市保健所
（電話方式）予約 **0798-26-3667**
相談日及び時間：月～金曜日　9:00～17:30

明石市 ○開設場所／あかし保健所
（面接方式）予約 **078-918-5414**（保健総務課）
相談日及び時間：原則毎月第4水曜日　13:30～16:30（広報あかしに日時を掲載）

奈良県 ●開設場所／奈良県医師会館内
（電話、面接方式）　予約 **0744-22-0311**
電話相談：金曜日　13:00～16:00　助産師
面接相談：第2金曜日（要予約）13:00～16:00　産婦人科医師

和歌山県 ●開設場所／こうのとり相談：県内３保健所
（電話、面接、Eメール方式）　予約 岩出保健所 **0736-61-0049**
湯浅保健所 **0737-64-1294**　田辺保健所 **0739-26-7952**
電話相談：月～金曜日 9:00～17:45（保健師）
面接相談：要予約（医師）
メール相談：e0412004@pref.wakayama.lg.jp

和歌山市 ○開設場所／和歌山市保健所　地域保健課
（電話、面接方式）予約 **073-488-5120**
保健師による電話相談:(月)～(金)8:30～17:15
医師による面接相談:毎月第1水曜日　13:00～15:15(予約制)

中国地区

鳥取県 ●開設場所／鳥取県東部不妊専門相談センター（鳥取県立中央病院内）
鳥取県西部不妊専門相談センター（ミオ・ファティリティ・クリニック内）
（電話、面接、Eメール方式）
・鳥取県東部不妊専門相談センター　：電話番号**0857-26-2271**
電話・面接相談：毎週火・金・土曜日 8:30～17:00　毎週水・木曜日 13:00～17:00（要予約）
ＦＡＸ相談：0857-29-3227
メール相談：funinsoudan@pref.tottori.lg.jp
・鳥取県西部不妊専門相談センター　：電話番号**0859-35-5223**
電話相談：月～水、金曜日　14:00～17:00
面接相談：木・土曜日　14:00～17:00　（要予約）
メール相談：seibufuninsoudan@mfc.or.jp

島根県 ●開設場所／島根県立中央病院
（電話、面接、Eメール方式）　予約 **0853-21-3584**
電話相談：月～金曜日 15:00～17:00
面接相談：予約により実施　担当：医師
メール相談：funinshimane@spch.izumo.shimane.jp

岡山県 ●開設場所／岡山大学病院内「不妊、不育とこころの相談室」
（電話、面接、E メール方式）　予約 **:086-235-6542**
電話、面接相談：月・水・金 13:00～17:00、毎月 第1土・日曜日10:00～13:00
メール相談：funin@okayama-u.ac.jp

広島県 ●開設場所／広島県不妊専門相談センター（広島県助産師会内）
（電話、面接、Eメール、FAX方式）電話・FAX番号：**082-870-5445**
電話相談：火・水・金曜日 15:00～17:30　木・土曜日　10:00～12:30
面接相談：要予約　金曜日15:00～17:00（助産師）　月1回　医師による相談は電話で確認の上
ＦＡＸ相談：電話相談時間以外に受付、原則１週間以内に返信
メール相談：広島県助産師会のホームページ中のメールフォームより

山口県 ●開設場所／山口県立総合医療センター
（電話、面接、Eメール方式）予約：**0835-22-8803**
電話相談：保健師又は助産師　毎日9:30～16:00
面接相談：要予約　臨床心理士　第1・第3月曜日　14:00～16:00（祝日の場合は他の曜日等に変更）
産婦人科医師　随時　(予約後、相談日時を調整)
メール相談：nayam119@ymghp.jp（保健師、助産師）

下関市 ○開設場所／下関市立唐戸保健センター（下関市役所本庁舎新館３階）
（電話、面接方式）　不妊専門相談の開催日は、下関市ホームページ参照
予約・問い合わせ先：下関市保健部健康推進課　083-231-1447

四国地区

徳島県 ●開設場所／不妊・不育相談室（徳島大学病院内）
（面接方式）　予約 **088-633-7227**
予約受付日：火曜日 9:30～12:00、月曜日、木曜日 13:30～17:00
相談日：不妊・不育相談日　毎週月・木曜日15:00～17:00
　　　　不育相談日　毎週火曜日　9:30～12:00

香川県 ●開設場所／不妊・不育症相談センター（香川県看護協会内）
（電話、面接、Eメール方式）　予約 **:087-816-1085**
電話相談：月～金曜日　10:00～16:00
面接相談：専門医による来所相談：月1～2回
　　　　　心理カウンセラーによる来所相談：月2回　13:30～16:00（予約制）
メール相談：サイト内のメールフォームより

愛媛県 ●開設場所／心と体の健康センター
（電話、面接方式）　予約: **089-927-7117**
電話相談：毎週水曜日 13:00～16:00
面接相談：月1回（予約制）
予約受付日：毎週水曜日 13:00～16:00

高知県 ●開設場所／高知医療センター内『ここから相談室』
（電話、面接方式）　予約：**070-5511-1679**
面接予約受付日：電話受付　毎週水曜日、第３土曜日 9:00～12:00
　　　　　　　　メール受付：kokokara@khsc.or.jp
電話相談：毎週水曜日、毎月第3土曜日 9:00～12:00
面接相談：毎月第1水曜日 13:00～16:20　（男性不妊専門相談有り）

九州・沖縄地区

福岡県 ●開設場所／県内３ヵ所の不妊専門相談センター・女性の健康支援センター
（電話、面接方式）
電話相談：毎週月～金曜日 9:00～17:00
（宗像・遠賀保健福祉環境事務所:**0940-37-4070**、嘉穂・鞍手保健福祉環境事務所:**0948-29-0277**、北筑後保健福祉環境事務所:**0946-22-4211**）
面接相談：宗像・遠賀保健福祉環境事務所：第3金曜日13:00～16:00
（予約制）嘉穂・鞍手保健福祉環境事務所：第1水曜日13:30～16:30
　　　　　北筑後保健福祉環境事務所：偶数月の第3金曜日13:30～16:30

北九州市 ●開設場所／小倉北区役所健康相談コーナー内（専門相談）
（電話、面接方式）　予約 **093-571-2305**
電話相談：月～金曜日　9:00～12:00、13:00～17:00
医師による面接相談：1回/月（要予約）

福岡市 ●開設場所／福岡市役所 地下１階
（電話、面接方式）　予約 **080-3986-8872**
電話相談：月、火、木曜日　10:00～18:00、水、金曜日　13:00～19:00、
　　　　　第2・４土曜日　13:00～17:00
面接相談：　月、火、木曜日　10:00～18:00、水、金曜日　13:00～19:00、
　　　　　　第2・４土曜日　13:00～17:00（予約優先）

佐賀県 ●開設場所／佐賀中部保健福祉事務所、各保健福祉事務所
（電話、面接方式）　予約 **0952-33-2298**
＜佐賀中部保健福祉事務所＞（専門相談）
●相談専門ﾀﾞｲﾔﾙ：0952-33-2298 月～金曜日 9:00～17:00
●専門医・ｶｳﾝｾﾗｰ面接：第3水曜日15:00～17:00（要予約）
●保健師面接相談：月～金曜日 9:00～17:00
＜各保健福祉事務所母子保健福祉担当＞（一般相談）

鳥栖	0942-83-2172	伊万里	0955-23-2102
唐津	0955-73-4228	杵 藤	0954-23-3174

●電話/面接相談 月～金曜日 9:00～17:00

長崎県 ●開設場所／県内8保健所
（電話、面接方式）　予約 各保健所

西彼保健所	095-856-5159	五島保健所	0959-72-3125
県央保健所	0957-26-3306	上五島保健所	0959-42-1121
県南保健所	0957-62-3289	壱岐保健所	0920-47-0260
県北保健所	0950-57-3933	対馬保健所	0920-52-0166

電話及び面接相談：月曜日～金曜日　9:00～17:45

熊本県 ●開設場所／熊本県女性相談センター（熊本県福祉総合相談所内）
（電話、面接方式）　予約 **096-381-4340**
電話相談：月～土曜日　9:00～20:00
面接相談：原則 第4金曜日　14:00～16:00　担当：産婦人科医師

大分県 ●開設場所／大分県不妊専門相談センター（大分大学附属病院内）
（電話、面接、Eメール方式）　予約 **097-586-6368**
電話相談：火～土曜日　10:00～16:00
面接相談：・不妊カウンセラー（専任助産師）による面接相談　随時
（予約制）・医師による面接相談　週1回
　　　　　・臨床心理士による面接相談　月2～3回
　　　　　・胚培養士による面接相談　月2回
メール相談：hopeful@oita-u.ac.jp（随時受付）

宮崎県 ●開設場所／不妊専門相談センター「ウイング」
（電話、面接方式）要予約
・中央保健所　0985-22-1018　月～金曜日　9:30～15:30
（面接方式）
・都城保健所　0986-23-4504　第4金曜日　9:30～15:30
・延岡保健所　0982-33-5373　第1木曜日　9:30～15:30

鹿児島県 ●開設場所／＜専門相談＞鹿児島大学病院
　　　　　　　　　　　＜一般相談＞県内13保健所
（電話、面接、Eメール方式）
＜専門相談窓口＞　鹿児島大学病院　電話 **099-275-6839**
電話相談：月・金曜日　15:00～17:00
メール相談：funin@pref.kagoshima.lg.jp
＜一般相談窓口＞　各保健所

指宿保健所	0993-23-3854	志布志保健所	099-472-1021
加世田保健所	0993-53-2315	鹿屋保健所	0994-52-2103
伊集院保健所	099-273-2332	西之表保健所	0997-22-0777
川薩保健所	0996-23-3165	屋久島保健所	0997-46-2024
出水保健所	0996-62-1636	名瀬保健所	0997-52-5411
大口保健所	0995-23-5103	徳之島保健所	0997-82-0149
姶良保健所	0995-44-7951		

電話相談：月～金曜日　8:30～17:00
面接相談：月～金曜日　8:30～17:00

鹿児島市 ●開設場所／鹿児島中央助産院
（電話、面接、Eメール方式）　予約 **099-210-7559**
電話相談：水曜日　10:00～17:00
面接相談：要予約
メール相談：so-dan@k-midwife.or.jp

沖縄県 ●開設場所／不妊専門相談センター（沖縄県看護協会）
（電話、面接、Eメール方式）　予約 **098-888-1176**
電話相談：水･木･金曜日　13:30～16:30
面接相談：:月１～2回　14:00～17:00（要予約）
メール相談：woman.h@oki-kango.or.jp

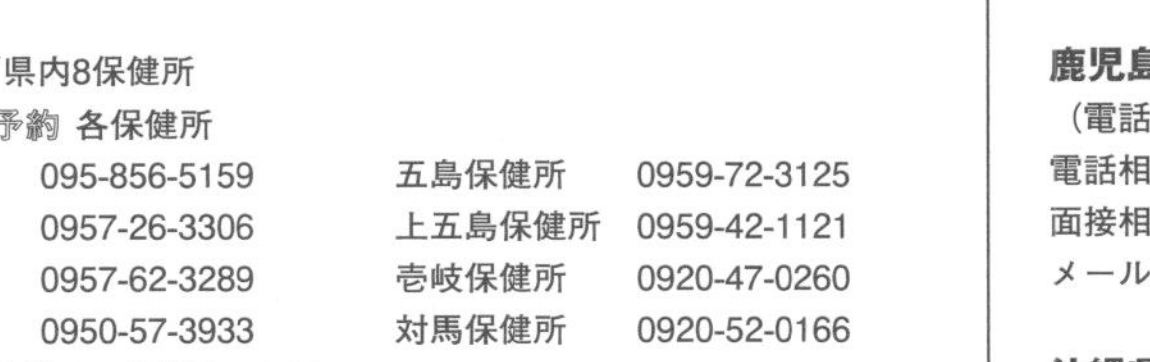

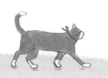

〔 編集後記 〕

本誌・ママになりたいシリーズでは、「妊娠しやすいからだづくり」をテーマに、過去数回の特集号を発行してきました。早くは 2007 年に手がけ、不妊症に悩む方のうち、一人でも多くの方が妊娠して子宝に恵まれるよう祈りながら、編集してまいりました。

どうしたら妊娠しやすいからだになれるのか、そう思う人はとても多いことと思います。

そして、いろいろな情報を集めていくことでしょう。それは大切なことですが、情報を集めすぎて難しいことになってしまったのでは元も子もありません。ですから、i-wish... ママになりたい編集部では、今回の特集を「今日からできること」と題して、シンプルにより現実的に考えてみました。基本的な生活で大事なことは、特別なことではなく、栄養に偏りのない生活を送り、定期的に運動をして、健康を維持することです。そしてご夫婦が理解し合って過ごすこと。それらを再確認していくことで、今日からできることが見つけられるよう、編集しました。

難しいことでなく、ポジティブに今日から取り組んでいただくことで、より多くの方にお子さんができるよう願い、毎号同様に不妊治療の現状や最前線にも目を向けた記事を掲載して、みなさまにお届けいたします。

i-wish... ママになりたい

妊娠しやすいからだづくり
今日からできること

発行日 ｜ 2020 年 1 月 20 日
発行人 ｜ 谷高　哲也
構成 & 編集 ｜ 不妊治療情報センター・funin.info
発行所 ｜ 株式会社シオン　電話 03-3397-5877
〒 167- 0042
東京都杉並区西荻北 2-3-9
グランピア西荻窪 6 F
発売所 ｜ 丸善出版株式会社　電話 03-3512-3256
〒 101- 0051
東京都千代田区神田神保町 2-17
神田神保町ビル 6F
印刷・製本 ｜ シナノ印刷株式会社

ISBN978-4-903598-69-7
© Cion Corporation 2020

本書の内容の一部あるいは全体を無断で複写複製することは制作者の権利侵害になりますので、あらかじめシオン宛に許諾を得てください。

i-wish ママになりたい

vol.59

体外受精と顕微授精 2020

次号のご案内

〔 特集 〕
★ 体外受精を必要とする夫婦って？ 原因について
★ 体外受精を受ける前に
★ 体外受精の治療方法

ー 本当に体外受精が必要なの？
ー 排卵誘発方法は、何を選べばいい？
ー 受精方法は、通常の体外受精？ それとも顕微授精？
ー 胚移植の治療周期は、どうすればいい？

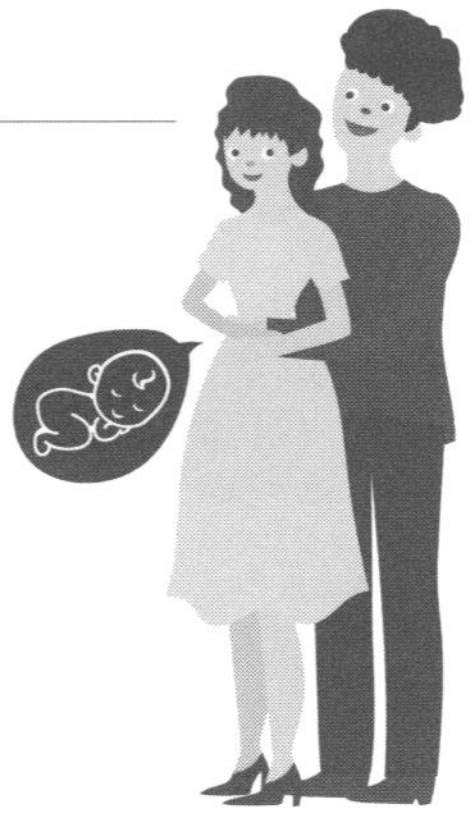

〔 不妊治療 最前線 〕

★ ドクター・インタビュー

〔 そのほか 〕
★ ママなり応援レシピ
★ ママなり教室
★ 全国不妊治療施設一覧
★ 全国不妊相談センター一覧
ほか

発売予定　　2020 年 3 月

内容は、変更になることがあります。

i-wish ママになりたい は、どこで買えるの？

i-wish ママになりたい は、年に 4 回発行しております。
全国の書店やインターネット書店などでお買い求めいただけます。

★ i-wish ショップ 楽天市場店
https://www.rakuten.co.jp/i-wishshop/

★ i-wish ショップ
http://funin.shop-pro.jp/